普通高等医学院校护理学类专业第二轮教材

人体解剖学

（第2版）

（供护理学类专业用）

主　编　徐旭东　武志兵
副主编　金昌洙　郝　莉　杨方玖　周正丽
编　者　（以姓氏笔画为序）
　　　　王海燕（内蒙古医科大学）
　　　　刘尚清（川北医学院）
　　　　劳梅丽（海南医学院）
　　　　李　进（潍坊医学院）
　　　　李建忠（长治医学院）
　　　　杨方玖（遵义医科大学）
　　　　陈　乔（江西中医药大学）
　　　　武志兵（长治医学院）
　　　　金昌洙（滨州医学院）
　　　　周正丽（西南医科大学）
　　　　郝　莉（河南中医药大学）
　　　　柳新平（济宁医学院）
　　　　侯建成（烟台南山学院）
　　　　徐旭东（济宁医学院）
　　　　郭春霞（上海中医药大学）

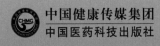
中国健康传媒集团
中国医药科技出版社

内 容 提 要

本教材是"普通高等医学院校护理学类专业第二轮规划教材"之一，系根据本套教材编写总体原则、要求和人体解剖学教学大纲的基本要求及课程特点编写而成，紧密对接新医科建设对护理学教育改革的新要求，满足新时代医疗卫生事业对人才培养的新需求。其内容按器官系统描述共分20章。并设有"学习目标""案例引导""知识链接""目标检测"及"护理应用解剖"等模块，每章末附以"思维导图"总结。同时配套数字化在线学习资源，从而使教材内容立体化、生动化，易教易学。纸质教材上配有部分视频内容的二维码，便于学生随时扫码学习相关内容。本教材具有概念简明，表达准确，逻辑条理清晰，内容深入浅出、易懂，图文并茂等特点。

本教材主要供全国普通高等医学院校护理学类专业师生教学使用，也可作为其他相关专业的医务工作者学习和参考用书。

图书在版编目（CIP）数据

人体解剖学/徐旭东，武志兵主编. — 2 版. —北京：中国医药科技出版社，2022. 7

普通高等医学院校护理学类专业第二轮教材

ISBN 978 – 7 – 5214 – 3219 – 0

Ⅰ. ①人… Ⅱ. ①徐… ②武… Ⅲ. ①人体解剖学 – 医学院校 – 教材 Ⅳ. ①R322

中国版本图书馆 CIP 数据核字（2022）第 081564 号

美术编辑 陈君杞

版式设计 友全图文

出版 **中国健康传媒集团** | 中国医药科技出版社

地址 北京市海淀区文慧园北路甲 22 号

邮编 100082

电话 发行：010 – 62227427 邮购：010 – 62236938

网址 www. cmstp. com

规格 889mm × 1194mm $\frac{1}{16}$

印张 20

字数 598 千字

初版 2016 年 8 月第 1 版

版次 2022 年 7 月第 2 版

印次 2024 年 6 月第 4 次印刷

印刷 河北环京美印刷有限公司

经销 全国各地新华书店

书号 ISBN 978 – 7 – 5214 – 3219 – 0

定价 56. 00 元

获取新书信息、投稿、为图书纠错，请扫码联系我们。

为了贯彻《中共中央、国务院中国教育现代化2035》"加强创新型、应用型、技能型人才培养规模"的战略任务要求，落实《国务院办公厅关于加快医学教育创新发展的指导意见》，紧密对接新医科建设对医学教育改革的新要求，满足新时代医疗卫生事业对人才培养的新需求，中国医药科技出版社在教育部、国家药品监督管理局的领导下，通过走访主要院校对2016年出版的全国普通高等医学院校护理学类专业"十三五"规划教材进行了广泛征求意见，有针对性地制定了第2版教材的出版方案，旨在赋予再版教材以下特点。

1.立德树人，融入课程思政

把立德树人贯穿、落实到教材建设全过程的各方面、各环节。课程思政建设应体现在知识技能传授中厚植爱国主义情怀，加强品德修养、增长知识见识、培养奋斗精神灌输，不断提高学生思想水平、政治觉悟、道德品质、文化素养等。医学教材着重体现加强救死扶伤的道术、心中有爱的仁术、知识扎实的学术、本领过硬的技术、方法科学的艺术的教育，培养医德高尚、医术精湛的人民健康守护者。

2.精准定位，培养应用人才

体现《国务院办公厅关于加快医学教育创新发展的指导意见》"立足基本国情，以服务需求为导向，以新医科建设为抓手，着力创新体制机制，分类培养研究型、复合型和应用型人才"的医学教育目标，结合医学教育发展"大国计、大民生、大学科、大专业"的新定位，注重人才培养从疾病诊疗提升拓展为预防、诊疗和康养，以健康促进为中心，服务生命全周期、健康全过程的转变，精准定位教材内容和体系。教材编写应体现以医疗卫生事业需求为导向，以岗位胜任力为核心，以培养医工、医理、医文学科交叉融合的高素质、强能力、精专业、重实践的本科护理人才培养目标。

3.适应发展，优化教材内容

教材内容必须符合行业发展要求：体现医疗机构对护理人才在临床实践能力、沟通交流能力、服务意识和敬业精神等方面的要求；体现临床程序贯穿于教学的全过程，培养学生的整体临床意识；体现国家相关执业资格考试的有关新精神、新动向和新要求；注重吸收行业发展的新知识、新技术、新方法，体现学科发展前沿，并适当拓展知识面，为学生后续发展奠定必要的基础；满足以学生为中心而开展的各种教学方法的需要，充分发挥学生的主观能动性。

4.遵循规律，注重"三基""五性"

教材内容应注重"三基"（基本知识、基础理论、基本技能）、"五性"（思想性、科学性、先进性、启发性、适用性）；"内容成熟、术语规范、文字精炼、逻辑清晰、图文并茂、易教易学"；注意"适用性"，即以普通高等学校医学教育实际和学生接受能力为基准编写教材，满足多数院校的教学需要。

5.创新模式，提升学生能力

在不影响教材主体内容的基础上要保留"案例引导""学习目标""知识链接""目标检测"模块，去掉"知识拓展"模块。进一步优化各模块的内容，培养学生理论联系实践的实际操作能力、创新思维能力和综合分析能力；增强教材的可读性和实用性，培养学生学习的自觉性和主动性。

6.丰富资源，优化增值服务内容

搭建与教材配套的中国医药科技出版社在线学习平台"医药大学堂"（数字教材、教学课件、图片、视频、动画及练习题等），实现教学信息发布、师生答疑交流、学生在线测试、教学资源拓展等功能，促进学生自主学习。

本套教材凝聚了省属院校高等教育工作者的集体智慧，体现了凝心聚力、精益求精的工作作风，谨此向有关单位和个人致以衷心的感谢！

尽管所有参与者尽心竭力、字斟句酌，教材仍然有进一步提升的空间，敬请广大师生提出宝贵意见，以便不断修订完善！

数字化教材编委会

主　编　徐旭东　武志兵

副主编　金昌洙　郝　莉　杨方玖　周正丽

编　者　（以姓氏笔画为序）

王海燕（内蒙古医科大学）

刘尚清（川北医学院）

劳梅丽（海南医学院）

李　进（潍坊医学院）

李建忠（长治医学院）

杨方玖（遵义医科大学）

陈　乔（江西中医药大学）

武志兵（长治医学院）

金昌洙（滨州医学院）

周正丽（西南医科大学）

郝　莉（河南中医药大学）

柳新平（济宁医学院）

侯建成（烟台南山学院）

徐旭东（济宁医学院）

郭春霞（上海中医药大学）

　　《人体解剖学》第 1 版自 2016 年出版后，受到使用者的欢迎和好评。为贯彻中共中央、国务院《中国教育现代化 2035》"加强创新型、应用型、技能型人才培养规模"的战略任务要求，落实《国务院办公厅关于加快医学教育创新发展的指导意见》，紧密对接新医科建设对护理学教育改革的新要求，满足新时代医疗卫生事业对人才培养的新需求；以提高质量作为教育改革发展的核心任务，满足"坚持以岗位需求为导向""大力培养临床实用型人才""注重护理实践能力的提高""增强人文关怀意识"的教育目标要求。同时，教材是教育教学的关键要素、立德树人的基本载体，需要充分发挥教材铸魂育人、关键支撑、固本培元等功能和作用，强化培养学生临床实践能力、独立分析问题和解决问题的评判性思维能力，建设满足以能力为本位的高素质、强能力、精专业、重实践的应用型本科护理学人才培养需求的教材内容和体系。所以，我们启动了第 2 版《人体解剖学》的编写工作。

　　《人体解剖学》由全国 14 所高等医学院校具有多年人体解剖学教学经验的专家、教师编写而成。本教材按器官系统描述，内容共六篇 20 章，着重介绍了正常人体的基本形态结构，并与护理临床实践密切联系。本版教材切实贯彻文化育人、教材育人、课程育人的宗旨，使教材更加突出育人导向，既遵循学科规律，又贴近学生实际及护理职业需求。内容精练、重点突出、图文并茂。在内容上满足"三基、五性"的要求，文字描述精心锤炼，让学生可以更好地理解各知识点；在目标要求上体现出知识、技能和素养的三维育人目标，素养目标包括坚定学生理想信念、激发学生家国情怀、增强学生法治意识、提升学生护理职业素养。在编写形式上构思新颖，引入"案例引导"为楔子，各章节设置了"学习目标""知识链接""目标检测""护理应用解剖"，每章末以"思维导图"形式，提纲挈领归纳总结核心知识点。教材以岗位胜任力为核心，注重与新医学、医学人文的交叉融合，注重引入医学科学发展的新知识、新技术、新方法，体现护理学科发展前沿，以培养素质高、能力强、专业精、重实践的本科护理学人才为培养目标。突出了对学生创新意识和创新能力的培养，开阔了学生学习的视野，达到了实用性、创新性与科学性密切结合的目的。

　　本教材与时俱进，适应数字化、网络化、智能化的多媒体融合时代需求，除纸质教材外，还增加了数字化资源，即 PPT、微课视频、在线习题等，实现了纸质教材与数字化教材相融合，形成了全方位、立体化教材。本教材的专业名词以全国自然科学名词审定委员会公布的《人体解剖学名词》为准，重点解剖学名词附有英文。

　　本教材是以普通高等医学院校护理类本科教育实际和学生接受能力为基准，参考国家护理执业资格考试大纲编写而成，主要适用于高等医学院校护理学专业的教学，也可作为其他相关专业的医务工作者学习和参考用书。本教材的编写工作得到了各位编者及其工作单位的密切配合、通力合作，在此表示衷心的感谢！

　　本教材的出版希望能为护理学专业的解剖学教学贡献一份力量，虽然编者做了最大的努力，但在内容的编排和取舍、深度和广度、教材育人与护理专业融合程度等方面尚有不足之处和缺憾；受编者水平所限，书中难免有不妥和疏漏之处，我们热情欢迎广大同仁和使用本教材的师生们不吝赐教、批评指正，以使本教材质量不断提高，日臻完善。

编　者
2022 年 5 月

目 录 CONTENTS

第一篇　运动系统

第二篇　内脏学

第六篇　内分泌系统

绪　论

一、人体解剖学的定义及其在医学中的地位

人体解剖学（human anatomy）是研究正常人体形态结构的科学，属于生物学中形态学的范畴。学习人体解剖学的任务在于掌握人体器官的形态结构特征、位置与毗邻、生长发育规律及其相关功能，为后续学习医学基础课程和临床课程奠定基础。

人体是一个神奇而又奥妙无穷的整体，人体解剖学就是探索和解开人体奥秘的科学，是医学课程中重要的组成部分，只有正确认识人体的形态结构，才能对人体的正常生理功能和异常的病理发展过程做出正确的理解和判断，从而进一步对人体可能存在的疾病实施正确的预防、诊断和治疗。所以说，人体解剖学是踏入医学殿堂的一块厚重的基石，是医学科学中一门重要的必修课。此外，在实际的医学诊疗、护理工作中有大量术语来源于解剖学。

人体解剖学是一门历史悠久的科学，它是伴随着医学的发展而发展起来的一门学科，由于科学技术进步、研究方法更新，其研究范围不断扩大和加深，逐步分化出许多新的分支学科。

广义的解剖学包括解剖学、组织学、细胞学和胚胎学。通过肉眼直接来观察人体形态结构和解剖操作为主的解剖学又称巨视解剖学，又可分为系统解剖学和局部解剖学。借助显微镜等为主要手段观察人体结构的组织学、细胞学及胚胎学等又称为微视解剖学。

系统解剖学（systematic anatomy）是按人体器官功能系统（如运动系统、消化系统、呼吸系统、泌尿系统、生殖系统、脉管系统、感觉器、神经系统和内分泌系统等），阐述人体正常器官的形态结构及其发生发展规律的科学。

局部解剖学（regional anatomy）是在系统解剖学的基础上，按人体的某一局部（如头部、颈部、胸部等），由浅入深侧重研究该局部的层次、组成结构及相互位置关系的科学。

随着人类的进步和科学的发展，由于研究的角度、手段和目的不同，人体解剖学又分出若干门类。从临床应用角度研究人体形态结构的学科，称临床解剖学；运用 X 线技术研究人体器官形态结构的学科，称 X 线解剖学；为 X 线计算机断层成像、超声或磁共振成像等的应用，研究人体不同层面上器官的形态结构、毗邻关系的学科，称断层解剖学；研究人体生长发育、年龄变化的学科，称生长（或年龄）解剖学；分析研究运动器官形态，提高运动效率为目的的学科，称运动解剖学；还有研究人体外形轮廓和结构比例，为绘画造型打基础的艺术解剖学等。

二、人体结构及分部

构成人体最基本的形态和功能单位是细胞（cell），细胞和细胞间质构成组织（tissue）。构成人体的基本组织有四种，即上皮组织、结缔组织、肌组织和神经组织。几种不同的组织组合成具有一定形态并完成一定生理功能的结构称器官，如心、肝、肺、肾等。若干器官组合起来共同完成某种生理功能，构成系统。各系统在神经体液的调节下，彼此联系，相互协调，互相影响，共同构成一个完整的有机体。人体有运动、消化、呼吸、泌尿、生殖、内分泌、脉管、感觉器和神经等系统。

人体在外形上可以分为十个局部，每一局部又可分为若干小的局部。人体的主要局部有：头部、颈部、胸部、背部、腹部、盆部与会阴部、左右上肢及左右下肢。其中，上肢与下肢合称四肢（图绪 -1）。

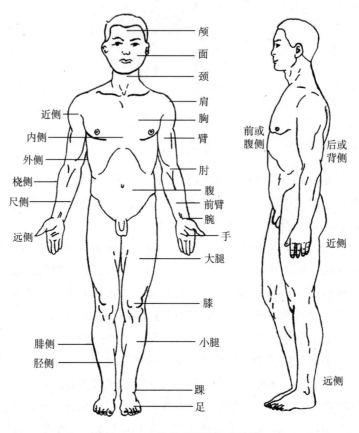

颅
面
颈
肩
近侧　　　胸
内侧　　　臂
外侧
肘
桡侧
尺侧　　　腹
　　　　前臂
腕
远侧　　　手
大腿
膝
腓侧　　　小腿
胫侧
踝
足

前或腹侧　　　后或背侧
近侧
远侧

图绪－1　人体的分部与标准姿势

三、人体解剖学的基本术语 📱微课

为了便于准确描述人体各部、各器官的位置关系，必须制定和使用公认的统一标准和描述用语，以便统一认识，避免混淆与误解，为此确定了人体标准姿势和方位术语。学习人体解剖学必须准确掌握这些基本知识。

1. 标准姿势　亦称解剖学姿势（图绪－1），是为了阐明人体各部和各器官结构的位置关系而特别规定的一种标准姿势，即身体直立，面向前，两眼平视正前方，双足并立，足尖向前，上肢在躯干两侧自然下垂，手掌向前。不管被观察对象处于何种位置，均应以此标准姿势来描述人体结构。

2. 方位术语　以标准姿势为准，使用规定的方位术语，可以正确地描述各结构的相互位置关系。

（1）上（superior）和下（inferior）　是描述器官或结构距颅顶或足底的相对远近关系的术语。近颅者为上，近足者为下。在比较解剖学中，则称为颅侧（cranial）和尾侧（caudul）。

（2）前（anterior）和后（posterior）　是指距身体前、后面距离相对远近的名词。近腹面者为前，又称腹侧（ventral）；近背面者为后，又称背侧（dorsal）。

（3）内侧（madial）和外侧（lateral）　是描写人体各局部或器官、结构与人体正中矢状面相对距离大小的术语。以身体正中矢状面为准，距正中矢状面近者为内侧，远者为外侧。在四肢，由于前臂尺骨、桡骨并列，尺骨在内侧、桡骨在外侧，故在前臂也可以用尺侧（ulnaral）代替内侧，外侧也称桡侧（radial）；下肢小腿胫骨、腓骨并列，小腿的内侧也称胫侧（tibial），外侧也称腓侧（fibular）。

（4）内（internal）和外（external）　是描述空腔器官或体腔的相对位置的术语。近内腔者为内，远离内腔者为外。

（5）浅（superficlial）和深（profundal）　是指与皮肤表面的相对距离的术语。近体表者为浅，离体表远者为深。在四肢，则根据距肢体根部的距离是远或是近而有远侧（distal）和近侧（proximal）之分。

3. 轴和面 为了准确地表达和理解人体在标准姿势下关节运动及整体或局部的形态结构的位置，设定了相互垂直的三个轴及三个面（图绪-2）。

（1）轴（axis）

1）垂直轴 为上下方向，垂直于水平面（地平面）的轴。

2）矢状轴 为前后方向的水平轴，与垂直轴直角相交。

3）冠状轴 为左右方向的水平轴，与上述两轴垂直相交。

（2）面（plane）

1）矢状面 即按前后方向将人体纵切为左、右两部，其断面即矢状面。将人体分为左右相等两半的矢状面，称正中矢状切面（正中面）。

2）冠状面 于左右方向，将人体纵断为前、后两部，其纵切面即冠状面。

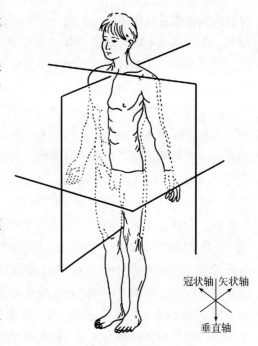

冠状轴　矢状轴

垂直轴

图绪-2　人体的轴和面

3）水平面 与上述两面相垂直，将人体横断为上、下两部的面称水平面。

在描述器官的切面时，则以器官的长轴为准，沿其长轴所作的切面为纵切面。与长轴垂直的切面为横切面。

四、学习人体解剖学的基本观点和方法

人体解剖学是一门形态学科，其特点是结构较复杂、描述内容多、解剖名词多、不易记忆和掌握。因此，学习人体解剖学就必须掌握科学的学习方法，运用科学的逻辑思维，在分析的基础上进行归纳综合，运用理论联系实际的方法去探讨、研究人体，才能达到全面正确地认识人体形态结构特征的目标。

1. 运用进化发展的观点指导学习 人类是自灵长类动物经过长期进化演变发展而来，是物种进化的产物。人的个体发生和器官的发生过程也反映出这种演变过程，因而全面系统地探讨人体的由来及其发生发展规律，可加深对人体形态结构的理解。即使现代社会，人类的形态结构依然在自然因素、社会因素的影响下不断地演化发展；人类胚胎的发生、出生后的成长发育直至衰老死亡也在持续不断的变化，个体间也存在有千差万别。不同人体，相同器官的位置、形态结构基本"相同"，但受各种因素的影响也会出现异常、变异、畸形。例如会出现多毛症、多乳房症、多趾（指）、双子宫、马蹄肾等。因此，只有运用进化发展的观点来学习解剖学，才能正确、全面认识人体。

2. 以形态与功能相互影响的观点指导学习 人体每个器官都有一定的形态结构来完成其特定的功能，器官的形态结构是完成正常功能的物质基础，功能的变化也会影响器官的形态结构，使与之相适应。例如，人的上、下肢与四足动物的前、后肢为同源器官，形态结构相仿，功能类似。由于直立行走、劳动及使用工具，使得前、后肢功能逐渐分化、演变，人的上肢（尤其是手）从支撑体重演变成为握持工具、能从事技巧性劳动的器官，下肢则成为支持体重和维持直立的器官，因而上、下肢的形态及功能有着明显的差异。坚持锻炼及劳动，可使肌肉发达，骨骼粗壮；长期卧床，肢体的废用，则导致肌肉萎缩，骨质疏松。

3. 用局部与整体统一的观点指导学习 人体是由许多器官系统或局部组成的有机统一整体，每个

器官或局部都是整体不可分割的一部分，它们在结构及功能上，既互相联系又互相影响。局部的变化或损伤、器官的病变会影响到相邻的局部或器官，也能影响到整体。我们在学习人体解剖学要从器官系统、局部着手，注意各器官在整体中的地位和作用，要善于从整体的角度来认识局部结构与器官，防止"一叶障目"，片面、孤立地认识器官与局部。

4. 用理论与实际相结合的观点指导学习　学习的目的是为了更好地应用所掌握的知识解决实际问题，只有学懂记牢才能灵活运用。人体解剖学是一门形态学科，名词多，形态描述多，倘若不求甚解、囫囵吞枣般地死记硬背，则如同嚼蜡，索然无味，往往事倍功半。因此，学好解剖学必须坚持理论联系实际，做到以下几点：①图文结合，图形是可将名词概念形象化，学习时要做到文字和图形并重，使两者结合，以建立初步形体印象，帮助理解和记忆。②理论知识与观察实物（标本、模型等）相结合，学习时要勤于观察标本或模型，通过认真的观察、辨识、活体触摸，比较分析它们的共性与个性，建立形体概念，在理解的基础上进行记忆，这是学好解剖学最重要、最基本的方法，正可谓"百闻不如一见"。③理论知识与临床应用相结合，形态学基础是为临床实际服务的，在学习人体形态结构的过程中，适度联系临床应用，可激发学习兴趣，增强对某些结构重要性的理解认识。

5. 充分利用各种学习资源　在互联网发达的今天，网络学习、自主学习已经成为获取知识的重要手段，广泛利用各种学习资源，如网络课程、精品课程、微课、视频、课件和素材库等资源补充课堂学习的局限性，逐步实现满足个性化学习要求的自主学习。要有终身学习的观点，终身学习在解剖学的学习地位越来越高，重要性也越来越突出，新的诊断技术和治疗技术层出不穷，给解剖学带来许多新问题，如 fMRI、PET 等先进影像技术的出现，使学习者要从人体断面层次来研究和认识器官结构。所以，学习、掌握解剖学知识是艰苦的，要树立正确的科学精神和学习目的，与时俱进，激发学习和求知激情，营造创新性学习氛围，并在学习中养成科学思维和独立工作能力，不断改进学习方法，才能学好人体解剖学。党的二十大报告指出：推进健康中国建设。要把保障人民健康放在优先发展的战略位置。深入开展健康中国行动和爱国卫生运动，倡导文明健康生活方式。作为一名医学生，更重要的是，在学习过程中要把个人的未来发展与国家健康战略的需求结合起来，锻造救死扶伤的道术，厚植心中有爱的仁术，磨砺本领过硬的技术，努力成为具有开创精神和国际视野的医德高尚、医术精湛的人民健康守护者。

（徐旭东）

书网融合……

微课

第一篇
运动系统

　　运动系统由骨、骨连结和骨骼肌组成，占成人体重的60%～70%，执行支持、保护和运动功能。全身各骨以不同形式连结构成骨骼，支持体重，保护内脏，维持体姿，赋予人体基本形态，并为骨骼肌提供了广阔的附着点。骨还是重要的造血器官，并存储体内大量的钙、磷等矿物质。骨骼肌是运动系统的动力装置，跨过一个或多个关节，在神经系统的支配下，收缩牵拉其所附着的骨，以骨连结为枢纽，产生杠杆运动。骨和骨连结是运动系统的被动部分，骨骼肌则是运动系统的主动部分。

第一章 骨 学

PPT

📓**学习目标**

知识目标

1. 掌握 骨的分类；椎骨的一般形态及各部椎骨的特征；颅骨的分部、各骨的名称；颅底内面观；翼点的构成；骨性鼻腔的构成及鼻旁窦的位置、开口；上肢骨的组成，肩胛骨、肱骨、尺骨、桡骨的形态；下肢骨的组成，髋骨、股骨、胫骨、髌骨的形态。

2. 熟悉 骨的构造；胸骨、肋的分部与形态；各颅骨的位置；颅底外面观，颞窝、颞下窝，眶，新生儿颅的特点；锁骨的位置与形态；腓骨的位置与形态；腕骨、跗骨的组成及排列。

3. 了解 骨化学成分和物理特性；各颅骨的形态分部，额区；掌骨、指骨的组成与形态；跖骨和趾骨的形态、数目。

技能目标

1. 能在临床操作中熟练应用所学体表标志。

2. 能够准确描述骨的形态、分类和结构。

3. 能运用骨学知识分析正常或异常的形态与结构。

素质目标

1. 培养运动系统相关疾病的急救素养。

2. 培养良好的职业道德和一定逻辑思维推理能力。

3. 培养学生珍爱生命、敬畏生命的精神以及对科学的严谨态度，提高团队合作的能力。

第一节 总 论

骨是以骨组织为主体构成的坚硬器官，具有一定的形态和构造，表面有骨膜包被，髓腔及小梁间隙有骨髓，骨膜内含有丰富的血管、神经，能不断进行新陈代谢和生长发育，并有修复、再生和改建的能力。经常锻炼可促进骨的良好发育和结实粗壮，长期废用则出现骨质疏松。骨是体内钙和磷的贮备仓库。骨髓具有造血功能。

一、骨的分类 📱微课1-1

成人骨有206块，除6块听小骨（锤骨、砧骨、镫骨各2块）属于感觉器官外，其余均属于运动系统。按照不同的分类方法分为不同的种类。

（一）按部位分

骨可分为颅骨、躯干骨和四肢骨三部分（图1-1）。颅骨和躯干骨位于人体中轴线上，合称为中轴骨。四肢骨分别位于上、下肢。

（二）按形态分

骨可分为长骨、短骨、扁骨及不规则骨四类（图1-2）。

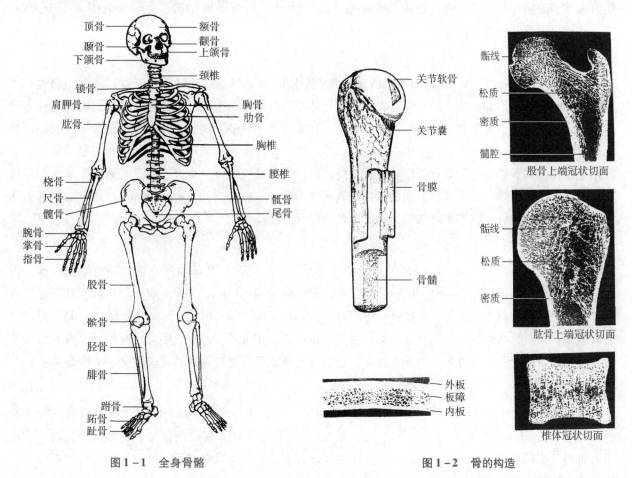

图1-1　全身骨骼　　　　　　　　　　　　图1-2　骨的构造

1. 长骨（long bone）　呈长管状，分布于四肢，可分为一体两端。体又称骨干（diaphysis），体表有1~2个血管出入的孔，称滋养孔。体内有髓腔（medullary cavity），容纳骨髓。两端膨大称骺（epiphysis），表面有光滑的关节面，与相邻关节面构成关节。骨干与骺相邻的部分称干骺端（metaphysis），幼年时期覆盖透明软骨，称骺软骨（epiphysial cartilage）。骺软骨细胞不断分裂增殖和骨化，使骨不断加长。成年后，骺软骨骨化，骨干与骺融为一体，遗留的痕迹称骺线（epiphysial line）。骺软骨损伤会导致儿童长骨骨骺与干骺端之间形成骨性连结，即骨桥，使骺板全部或部分提前闭合，造成肢体缩短和（或）成角畸形。

2. 短骨（short bone）　形似立方体，多成群分布于连结牢固且运动灵活的部位，如腕骨和跗骨。

3. 扁骨（flat bone）　多呈板状，参与构成体腔的壁，起保护作用，如颅盖骨、肋骨和胸骨等。

4. 不规则骨（irregular bone）　形状不规则，如椎骨、蝶骨。有些不规则骨内有与外界相通的腔洞，称含气骨（pneumatic bone），如上颌骨、额骨。

位于某些肌腱内的扁圆形小骨，称籽骨（sesamoid bone），在运动中可减少摩擦和改变力的方向，如髌骨。

二、骨的构造 🅔 微课1-2

（一）骨质

骨质由骨组织构成，包括骨密质和骨松质（图1-2）。骨密质（compact bone）质地致密，耐压性强，分布于骨的表面。骨松质（spongy bone）呈海绵状，由相互交织的骨小梁（trabeculae）排列而成，配布于骨的内部，骨小梁按照骨所承受的压力和张力的方向排列，因而骨能承受较大的重量。颅盖骨表层为密质，分别称外板和内板。外板厚而坚韧，富有弹性；内板薄而松脆，故颅骨骨折多见于内板。内、外板之间为骨松质，称板障（diploe），有板障静脉经过。

（二）骨膜

骨膜（periosteum）由纤维结缔组织构成，含有丰富的血管和神经，对骨的营养、再生和感觉有重要作用。除关节面的部分外，新鲜骨的表面都覆有骨膜。骨膜可分为内、外两层。外层致密，有许多胶原纤维束穿入骨质，使之固着于骨面。内层疏松，有成骨细胞和破骨细胞，具有产生新骨质、破坏原骨质和重塑骨的功能，幼年期骨膜细胞功能活跃，促进骨的发育生长；成年时二者处于相对平衡状态。当骨发生损伤，如骨折时，骨膜重新启动成骨功能，促进骨折部位的修复愈合。如骨膜剥离太多或损伤过大，则骨折愈合困难。衬在骨髓腔内面和骨松质间隙内的骨膜称骨内膜（endosteum），是一层菲薄的结缔组织，也含有成骨细胞和破骨细胞，具有造骨和破骨的功能。

（三）骨髓

骨髓（bone marrow）充填于骨髓腔和骨松质间隙内。胎儿和幼儿体内所有的骨髓有造血功能，内含不同发育阶段的红细胞和某些白细胞，呈红色，称红骨髓（red bone marrow）。5 岁以后，长骨骨干内的红骨髓逐渐被脂肪组织代替，呈黄色，称黄骨髓（yellow bone marrow），失去造血能力。但在慢性失血或重度贫血时，黄骨髓能转化为红骨髓，恢复造血功能。在椎骨、髂骨、肋骨、胸骨及肱骨和股骨等长骨的骺内，终身都是红骨髓。因此，临床常选髂前上棘或髂后上棘等处进行骨髓穿刺，检查骨髓象。

（四）骨的血管、淋巴管和神经

1. 血管　长骨的动脉包括滋养动脉、干骺端动脉、骺动脉及骨膜动脉。滋养动脉是长骨的主要动脉，一般有 1 ~ 2 支，经骨干的滋养孔进入骨髓腔，分支分布于骨干密质的内层、骨髓和干骺端，在成年人可与干骺端动脉及骺动脉的分支吻合。干骺端动脉和骺动脉均发自邻近动脉，从骺软骨附近穿入骨质。不规则骨、扁骨和短骨的动脉来自骨膜动脉或滋养动脉。

2. 淋巴管　骨膜的淋巴管很丰富，但骨质内是否存在淋巴管尚有争论。

3. 神经　伴滋养血管进入骨内，分布到哈佛管的血管周围间隙中，主要为内脏传出纤维，分布到血管壁；躯体传入纤维则多分布于骨膜。骨膜对张力或撕扯的刺激较为敏感，故骨脓肿和骨折常引起剧痛。

三、骨的化学成分和物理性质　🅴 微课 1 - 3

骨主要由有机质和无机质组成。有机质主要是骨胶原纤维束和黏多糖蛋白，构成骨的支架，赋予骨弹性和韧性。无机质主要是碱性磷酸钙，使骨坚硬。脱钙骨（去掉无机质）仍具原骨形状，柔软而有弹性；煅烧骨（去掉有机质）形状不变，脆而易碎。两种成分的比例，随年龄的增长而发生变化。幼儿的骨有机质和无机质各占一半，弹性较大，柔软，易发生变形，在外力作用下不易骨折或折而不断，称青枝骨折。成年人的骨有机质和无机质比例约为 3：7，最为合适，具有较大的硬度和一定的弹性，较坚韧。老年人的骨组织无机质所占比例更大，又因激素水平下降，影响钙、磷的吸收和沉积，骨质出现多孔性，骨组织的总量减少，表现为骨质疏松症，此时骨的脆性较大，易发生骨折。

⊕ **知识链接**

骨组织工程

　　骨组织工程是继软骨组织之后研究的热点之一。Vacanti 等 1993 年将小牛骨膜细胞种植于多层编织的聚羟基乙酸（polyglycolic acid）支架中，然后移植于裸鼠体内，结果证实，骨膜细胞可以增殖成为骨；Crane 等全面提出了骨组织工程研究的概念、方法、现状和前景，引起了广大学者的关注。近年来，骨组织工程研究进展主要有两个方面，一是骨组织诱导，二是细胞传输。和其他组织的组织工程研究原理和方法一样，骨组织工程的研究主要也是集中在种子细胞、支架材料和骨的构建三个方面。

第二节　中轴骨

⇒ **案例引导**

　　患者，女，63 岁，间断性腰背痛 6 年，加重 3 个月而就诊。近 6 年来，患者腰背部疼痛，活动及劳累时加重。近 1 年发现身高也有明显变矮。近 3 个月来，腰背痛渐加重，严重时翻身、上下楼受限。体检：老年女性，神态清醒，一般情况尚可。腰椎侧弯，第 1 腰椎棘突压痛明显。实验室及影像学检查结果显示，全身骨密度较低，第 12 胸椎、第 1 腰椎楔形变，呈压缩性骨折。

　　提问：

　　1. 中轴骨包括哪些？

　　2. 构成脊柱的骨主要有哪些？

　　3. 参与构成脊柱各部位的骨有哪些特征？

一、躯干骨 ⓔ 微课 1-4

　　躯干骨由 24 块椎骨、1 块骶骨、1 块尾骨、1 块胸骨和 12 对肋组成。

（一）椎骨

　　未成年时，椎骨为 32 或 33 块，包括颈椎 7 块、胸椎 12 块、腰椎 5 块、骶椎 5 块、尾椎 3～4 块。成年后，5 块骶椎融合成 1 块骶骨，3～4 块尾椎融合成 1 块尾骨。

　　1. 椎骨的一般形态　椎骨（vertebrae）由前方的椎体和后方的椎弓组成（图 1-3）。

　　（1）椎体（vertebral body）　呈短圆柱状，是椎骨负重的主要部分。上、下面借椎间盘与相邻椎骨相接。椎体后面与椎弓共同围成椎孔（vertebral foramen）。各椎孔贯通，构成容纳脊髓的椎管（vertebral canal）。

　　（2）椎弓（vertebral arch）　是附着于椎体后方的弓形骨板。连接椎体的缩窄部分，称椎弓根（pedicle of vertebral arch），其上、下缘各有一凹陷，分别称椎上、椎下切迹。相邻椎骨的椎上、下切迹共同围成椎间孔（intervertebral foramina），有脊神经和血管通过。两侧椎弓根向后内扩展变宽的部分，称椎弓板（lamina of vertebral arch），两板在后正中线会合。由椎弓发出 7 个突起：①棘突（spinous process），1 个，由椎弓后面正中伸向后方或后下方，尖端可在体表扪到。②横突（transverse process），1 对，从椎弓根与椎弓板交界处伸向两侧。它们都是肌和韧带的附着处。③关节突（articular process），2 对，在椎弓根与椎弓板结合处分别向上、下方突起，即上、下关节突，相邻关节突构成关节突关节。

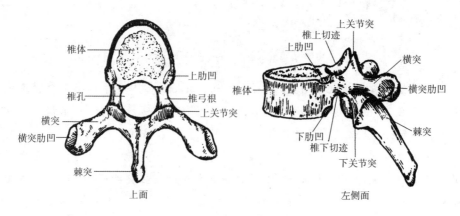

图 1-3　胸椎

2. 各部椎骨的主要特征

（1）胸椎（thoracic vertebrae）　椎体横断面呈心形，其两侧面上、下缘分别有上、下肋凹，与肋头相关节（图 1-3）。横突末端有横突肋凹与肋结节相关节。关节突的关节面几乎呈冠状位，上关节突的关节面朝向后，下关节突的关节面则朝向前。棘突较长，向后下方倾斜，呈叠瓦状排列。

（2）颈椎（cervical vertebrae）　椎体较小，横断面呈椭圆形（图 1-4）。上、下关节突的关节面几乎呈水平位。第 3～7 颈椎体上面侧缘向上突起，称椎体钩（uncus corporis vertebrae）。椎体钩与上位椎体下面的两侧唇缘相接，形成钩椎关节，又称 Luschka 关节。如椎体钩过度增生肥大，可使椎间孔狭窄，压迫脊神经，产生颈椎病的症状和体征。颈椎椎孔较大，呈三角形。横突有孔，称横突孔（transverse foramen），有椎动脉通过。第 6 颈椎横突末端前方的结节特别隆起，称颈动脉结节。

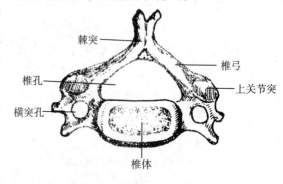

图 1-4　颈椎（上面）

当头部出血时，可用手指将颈总动脉压于此结节，进行暂时止血。第 2～6 颈椎的棘突较短，末端分叉。

第 1 颈椎又名寰椎（atlas）（图 1-5），呈环状，无椎体、棘突和关节突，由前弓、后弓及侧块组成。前弓较短，后面正中有齿突凹，与枢椎的齿突相关节。侧块连接前后两弓，上面各有一椭圆形的上关节凹，与枕髁相关节；下面有圆形的下关节面与枢椎上关节面相关节。后弓较长，上面有横行的椎动脉沟，有椎动脉通过。

第 2 颈椎又名枢椎（axis）（图 1-6），特点是椎体向上伸出齿突，与寰椎齿突凹相关节。

第 7 颈椎又名隆椎（porminent vertebra），棘突特长，末端不分叉，活体易于触及，常作为计数椎骨序数的标志。

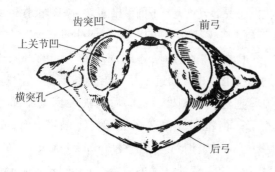

图 1-5　寰椎

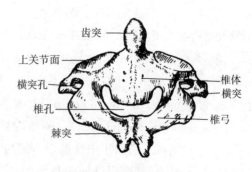

图 1-6　枢椎（上面）

（3）腰椎（lumbar vertebrae） 在全部椎骨中椎体最粗壮，横断面呈肾形，椎孔呈卵圆形或三角形。上、下关节突粗大，关节面几呈矢状位，棘突宽短，呈板状，水平伸向后方（图1-7）。各棘突间的间隙较大，临床上常于此作腰椎穿刺术。

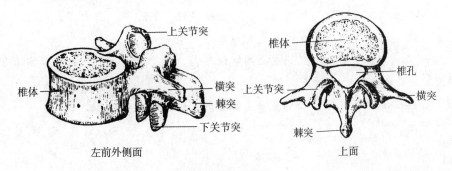

左前外侧面　　　　　　　　　　　　　上面

图1-7　腰椎

（4）骶骨（sacrum，sacral bone） 由5块骶椎融合而成，呈三角形，底向上，承接第5腰椎体；尖向下，与尾骨相接；盆面（前面）凹陷，上缘中份向前隆凸称岬（promontory）。盆面中部有四条横线，是椎体融合的痕迹。横线两端有4对骶前孔；背面粗糙隆凸，正中线上有骶正中嵴，嵴外侧有4对骶后孔（图1-8）。骶前、后孔均与骶管相通，分别有骶神经前、后支通过。骶管上通椎管，下端的开口称骶管裂孔（sacral hiatus），裂孔两侧有向下突出的骶角（sacral comu），骶管麻醉常以骶角作为标志。骶骨外侧部上份有耳状面与髂骨耳状面构成的骶髂关节，耳状面后方骨面凹凸不平称骶粗隆。

（5）尾骨（coccyx） 由3~4块退化的尾椎融合而成（图1-8）。上接骶骨，下端游离为尾骨尖。

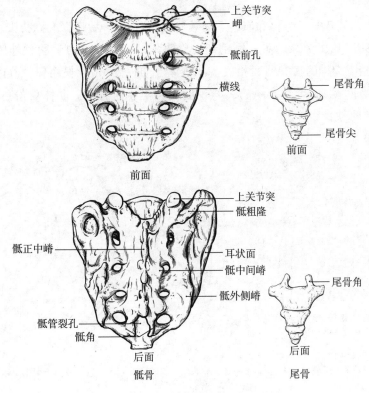

前面　　　　　　　　　　　　　前面

后面　　　　　　　　　　　　　后面

骶骨　　　　　　　　　　　　　尾骨

图1-8　骶骨和尾骨

⊕ **知识链接**

椎骨的临床应用

第6颈椎横突末端前方有颈动脉结节，颈总动脉经过其前外侧。头面部出血时，可平环状软骨平面，于胸锁乳突肌前缘向后内压迫，进行暂时止血。

腰椎棘突呈板状，水平后伸，且棘突之间空隙较大，便于进行穿刺。因此，临床常选择在第3~4或4~5腰椎棘突之间进行腰穿。

骶管裂孔是骶骨麻醉的部位，骶角是确定骶管裂孔位置的体表标志。

（二）胸骨

胸骨（sternum）位于胸前壁正中，前凸后凹，分柄、体和剑突三部分（图1-9）。胸骨柄（manubrium stemi）上宽下窄，上缘中份为颈静脉切迹（jugular notch），两侧有锁切迹与锁骨相连结。柄外侧缘上份接第1肋。柄与体连接处微向前突，称胸骨角（sternal angle），可在体表扪及，两侧的肋切迹与第2肋软骨相连结，是计数肋的重要标志。胸骨角向后平对第4胸椎体下缘。胸骨体（body of sternum）呈长方形，外侧缘接第2~7肋软骨。剑突（xiphoid process）薄而细长，形状变化较大，下端游离。

（三）肋

肋（ribs）由肋骨和肋软骨组成，共12对。第1~7对肋前端直接与胸骨连接，称真肋。其中，第1肋与胸骨柄为软骨结合，第2~7肋与胸骨构成微动的胸肋关节。第8~12对肋不直接与胸骨相连，称假肋。其中，第8~10对肋依次与上位肋软骨相连，形成肋弓（costal arch）；第11~12对肋前端游离于腹后壁肌层中，称浮肋。

肋骨（costal bone）属扁骨，分体和前、后两端（图1-10）。后端膨大称肋头（costal head），有关节面与胸椎的上、下肋凹相关节。肋头外侧稍细，称肋颈（costal neck）。肋颈外侧的突起，称肋结节（costal tubercle），与相应胸椎的横突肋凹相关节。肋体（shaft of rib）长而扁，分内、外两面和上、下两缘。内面近下缘处有肋沟（costal groove），容纳肋间神经、血管等。肋体后份急转处称肋角（costal angle）。前端稍宽，与肋软骨相接。

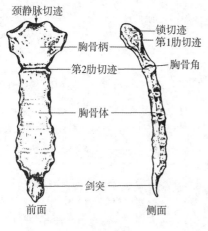

图1-9　胸骨

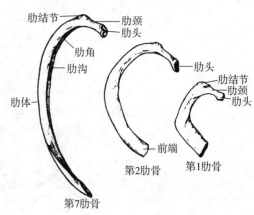

图1-10　肋骨

第1肋骨扁宽而短，分上、下面和内、外缘，无肋角和肋沟。近内缘处上面前份有前斜角肌结节，为前斜角肌附着处。其前、后方分别有锁骨下静脉沟和锁骨下动脉沟。第2肋骨为过渡型。第11、12肋骨无肋结节、肋颈及肋角。

肋软骨（costal cartilage）位于各肋骨的前端，由透明软骨构成，终身不骨化。

⊕ **知识链接**

肋沟的临床意义

肋骨体内面下缘有肋沟，肋沟内有肋间后血管、神经通过。故临床上对有胸腔积液的患者常用胸膜腔穿刺术抽取积液，胸液较多时一般取肩胛线或腋后线；通常沿第7~8肋间下位肋骨上缘进针，避免损伤肋间血管、神经。

二、颅骨 📱 微课 1-5

颅（skull）位于脊柱上方，由23块颅骨围成（中耳的3对听小骨未计入），颅骨多为扁骨或不规则骨（图1-11，图1-12）。除下颌骨和舌骨以外，其他颅骨借缝或软骨牢固连结。颅分后上部的脑颅和前下部的面颅，二者以眶上缘和外耳门上缘的连线分界。

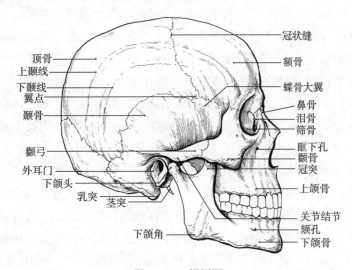

图 1-11 颅侧面

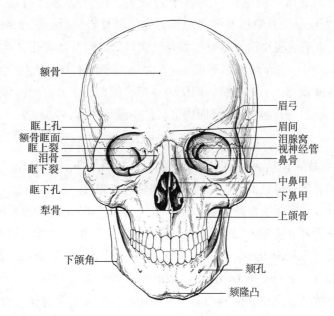

图 1-12 颅前面

（一）脑颅骨

脑颅由8块脑颅骨围成。包括不成对的额骨、筛骨、蝶骨和枕骨，成对的颞骨和顶骨，它们共同构成颅腔。颅腔的顶是穹窿形的颅盖（calvaria），由额骨、顶骨和枕骨构成。颅腔的底由中部的蝶骨、后方的枕骨、两侧的颞骨、前方的额骨和筛骨构成。筛骨只有一小部分参与脑颅，其余构成面颅。

1. 额骨（frontal bone）　位于颅的前上方，分三部分。①额鳞：是瓢形或贝壳形的扁骨，内含空腔，称额窦；②眶部：为后伸的水平位薄骨板，构成眶上壁；③鼻部：位于两侧眶部之间，呈马蹄铁形，缺口处为筛切迹。

2. 筛骨（ethmoid bone）　为最脆弱的含气骨。位于两眶之间，参与构成鼻腔上部、鼻腔外侧壁和鼻中隔。此骨额状切面呈"巾"字形，分三部分。①筛板：水平状骨板，上有筛孔，构成鼻腔的顶，筛板的前份有向上伸出的骨嵴称鸡冠；②垂直板：自筛板中线下垂，居正中矢状位，构成骨性鼻中隔上部；③筛骨迷路：位于垂直板两侧，由菲薄骨片围成许多小腔，称筛窦。迷路内侧壁具有两个卷曲小骨片，即上、中鼻甲。迷路外侧壁骨质极薄，构成眶的内侧壁，称眶板。

3. 蝶骨（sphenoid bone）　形似蝴蝶，居颅底中央，分一体、两翼、一突。①蝶骨体：中间部的立方形骨块，内含蝶窦，分为左右两半，分别向前开口于鼻腔。体上面呈马鞍状，称蝶鞍，中央凹陷为垂体窝（hypophysial fossa）。②蝶骨大翼：由体两侧向外上方发出，分为凹陷的大脑面、前内侧的眶面和外下方的颞面。大翼根部由前内向后外有圆孔（foramen rotundum）、卵圆孔（foramen ovale）和棘孔（foramen spinosum），分别通过重要的神经和血管。③蝶骨小翼：呈三角形的薄板，从体的前上份发出。上面是颅前窝的后部，下面构成眶上壁的后部。小翼后内侧角处有视神经管（optic canal），小翼与大翼间的裂隙为眶上裂（superior orbital fissure）。④蝶骨翼突：从体与大翼连接处下垂，向后敞开，形成翼突内侧板和翼突外侧板。

4. 颞骨（temporal bone）　参与构成颅底和颅腔侧壁，形状不规则，以外耳门为中心分三部分。①鳞部：位于外耳门前上方，呈鳞片状。②鼓部：位于下颌窝后方，为弯曲的骨片。从前、下、后三面围绕外耳道。③岩部：呈三棱锥形，尖指向前内，对着蝶骨体。底与颞鳞、乳突部相接。前面靠近尖端有光滑的三叉神经压迹，中央有弓状隆起，隆起前外下方较薄骨板称鼓室盖。后面中央部有一大孔，称内耳门（internal acoustic pore），通入内耳道。下面中央有颈动脉管外口，向前内通入颈动脉管（carotid canal）。此管先垂直上行，继而折向前内，开口于岩部尖，称颈动脉管内口，与破裂孔相通。茎突（styloid process）是位于颈动脉管外口后外侧的细长骨突。颞骨岩部后份位于外耳门后方肥厚的突起称乳突（mastoid process），内有乳突小房；茎突根部与乳突根部之间有茎乳孔（stylomastoid foramen）。

5. 枕骨（occipital bone）　位于颅的后下部，呈勺状。前下部有枕骨大孔（foramen magnum），枕骨借此孔分为4部分：前为基底部，后为枕鳞，两侧为侧部，侧部的下方有椭圆形关节面，称枕髁。

6. 顶骨（parietal bone）　外隆内凹，呈四边形，位于颅顶中部，左右各一。

（二）面颅骨

面颅由15块面颅骨构成，包括成对的上颌骨、腭骨、颧骨、鼻骨、泪骨、下鼻甲骨及不成对的犁骨、下颌骨和舌骨。面颅骨围成骨性眶腔、骨性鼻腔和骨性口腔。

1. 下颌骨（mandible）　为面颅骨最大者，分一体两支（图1-13）。①下颌体有上、下两缘及内、外两面。下缘圆钝，为下颌底；上缘构成牙槽弓，有容下颌牙牙根的牙槽。体外面正中凸向前为颏隆凸。前外侧面有一对颏孔（mental foramen）。内面正中有一对小棘，称颏棘。其下外方有一椭圆形浅窝，称二腹肌窝。②下颌支（ramus of mandible）是由体向后上方高耸的方形骨板，末端有两个突起，前方的称冠突，后方的称髁突，两突之间的凹陷为下颌切迹。髁突上端的膨大为下颌头（head of mandible），与下颌窝相关节，头下方较细处是下颌颈（neck of mandible）。下颌支后缘与下颌底相交处，称下颌角（angle of mandible）。下颌支内面中央有下颌孔（mandibular foramen），孔前缘有伸向上后的骨突，称下颌小舌。

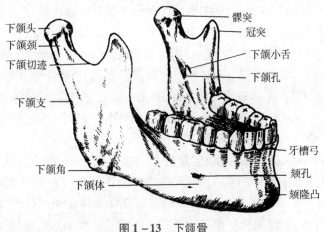

图1-13 下颌骨

2. 舌骨（hyoid bone） 位于下颌骨后下方，呈马蹄铁形。中间部称体，向后外有大角，向上有小角。

3. 犁骨（vomer） 组成鼻中隔后下份。

4. 上颌骨（maxilla） 成对，位于面部中央，分体和4个突。体内有上颌窦，分眶面、颞下面、鼻面及前面。前面上份有眶下孔。眶面构成眶的下壁，有眶下沟，向前下通眶下管。额突向上方，接额骨、泪骨和鼻骨。牙槽突由体向下伸出。颧突伸向外侧，接颧骨。腭突向内侧伸出，组成骨腭前份。

5. 腭骨（palatine bone） 呈"L"形，分水平板和垂直板两部分，水平板组成骨腭的后份，垂直板构成鼻腔外侧壁的后份。

其他面颅骨：鼻骨上窄下宽，构成鼻背的基础；泪骨位于眶内侧壁的前份；下鼻甲附于上颌体和腭骨垂直板的鼻面上；颧骨位于眶的外下方，形成面颊的骨性突起。

（三）颅的整体观

1. 颅底内面观 颅底内面凹凸不平，自前向后有三个呈阶梯状加深的陷窝，分别称颅前、中、后窝（图1-14）。各窝中有诸多孔、裂、管，大都与颅底外面相通。

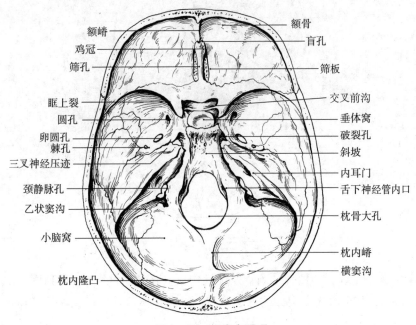

图1-14 颅底内面观

（1）颅前窝（anterior cranial fossa） 位置最高，由额骨眶部、筛骨筛板和蝶骨小翼构成。正中线上由前至后有额嵴、盲孔、鸡冠等结构。筛板上有筛孔通鼻腔。

（2）颅中窝（middle cranial fossa） 由蝶骨体及大翼、颞骨岩部等构成。中间狭窄，两侧宽，以颞骨岩部的上缘及鞍背与颅后窝分界。中央是蝶骨体，上面有垂体窝，窝前外侧有视神经管通入眶腔，管口外侧有突向后方的前床突。垂体窝前方有横行的交叉前沟及圆形的骨隆起即鞍结节，后方横位骨隆起是鞍背。鞍背两侧角向上突起为后床突。垂体窝、鞍结节及鞍背合称蝶鞍，其两侧浅沟为颈动脉沟，沟向前外侧通入眶上裂，沟后端有孔称破裂孔（foramen lacerum），续于颈动脉管内口。蝶鞍由前内向后外，依次有圆孔、卵圆孔和棘孔。脑膜中动脉沟自棘孔向外上方走行。弓状隆起与颞鳞之间的薄骨板为鼓室盖，岩部尖端有一浅窝，称三叉神经压迹。

（3）颅后窝（posterior cranial fossa） 位置最深，主要由枕骨和颞骨岩部后面构成。窝中央有枕骨大孔，孔前上方的平坦斜面称斜坡（clivus）。孔前外缘有舌下神经管内口，孔后上方可见十字状隆起，其交汇处称枕内隆凸（internal occipital protuberance）。由此向上延续为上矢状窦沟，该沟向下续于枕内嵴，向两侧续于横窦沟，横窦沟继续转向前下内走行，改称乙状窦沟，末端终于颈静脉孔（jugular foramen）。颞骨岩部后面有内耳门，通内耳道。

2. 颅底外面观 颅底外面高低不平，神经血管通过的孔裂甚多（图1–15）。由前向后可见由两侧牙槽突合成的牙槽弓和由上颌骨腭突与腭骨水平板构成的骨腭。骨腭正中有腭中缝，其前端有切牙孔，通切牙管；近后缘两侧有腭大孔。骨腭上方被鼻中隔后缘（犁骨）分成左右两部分的是鼻后孔。鼻后孔两侧的垂直骨板即翼突内侧板。翼突外侧板根部后外方，可见较大的卵圆孔和较小的棘孔。鼻后孔后方中央可见枕骨大孔，后者前方为枕骨基底部，与蝶骨体直接结合（25岁以前借软骨结合）；枕骨大孔两侧有枕髁，髁前外侧稍上有舌下神经管外口；髁后方有不恒定的髁管开口。枕髁外侧，枕骨与颞骨岩部交界处有一不规则的孔，称颈静脉孔，其前方为颈动脉管外口。颈静脉孔的后外侧，有细长的茎突，茎突根部后方有茎乳孔。颧弓根部后方的凹陷称下颌窝，与下颌头相关节。窝前缘的隆起，称关节结节。蝶骨、枕骨基底部和颞骨岩部会合处，围成不规则的破裂孔，为软骨所封闭。

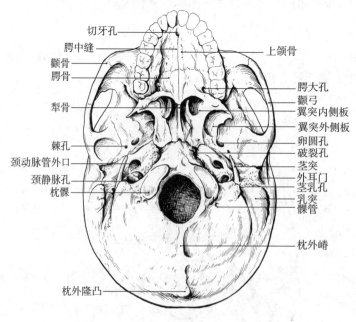

图1–15 颅底外面

3. 颅侧面观 由额骨、蝶骨、顶骨、颞骨及枕骨构成（图1–11），可见到面颅的颧骨和上、下颌骨。侧面中部有外耳门，其后方为乳突，前方是颧弓，二者在体表均可摸到。颧弓将颅侧面分为上方的颞窝和下方的颞下窝。

（1）颞窝　上界为颞线，起自额骨与颧骨相接处，弯向上后，经额骨、顶骨，转向下前达乳突根部。颞窝前下部较薄，额、顶、颞、蝶骨会合处呈"H"形缝，此处最为薄弱，称翼点（pterion）。其内面有脑膜中动脉前支通过，临床 X 线检查及手术中应注意。

（2）颞下窝（infratemporal fossa）　是上颌体和颧骨后方与下颌支之间的不规则间隙。容纳咀嚼肌和血管、神经等，向上与颞窝通连。窝前壁为上颌体和颧骨，内侧壁为翼突外侧板，外侧壁为下颌支；下壁与后壁空缺。此窝上方借卵圆孔和棘孔与颅中窝相通，前方借眶下裂通眶，向内侧借上颌骨与蝶骨翼突之间的翼上颌裂通翼腭窝。

翼腭窝（pterygopalatine fossa）位于颞下窝的内侧，即上颌骨体、蝶骨翼突和腭骨之间的狭窄间隙。此窝向后经圆孔通颅中窝，经翼管通颅底外面，向前经眶下裂通眶，向内经蝶腭孔通鼻腔，向外通颞下窝，向下经腭大管出腭大孔通口腔。

⊕ 知识链接

翼 点

翼点是额骨、顶骨、颞骨和蝶骨大翼 4 骨相交处所形成的"H"状骨缝，位于颞窝内，颧弓中点上方两横指（或 3.5~4cm）处。此处骨质菲薄，内有脑膜中动脉前支通过，且深面有运动性语言中枢（中央前回三分之一）。此处受暴力打击易骨折，骨折易损伤血管，形成硬膜外血肿。在临床手术中，翼点开颅也是重要的手术路径之一，即翼点入路：通过去掉部分额骨、颞骨和蝶骨大翼，从外侧面开颅和显露脑组织。

4. 颅前面观　分为额区、眶、骨性鼻腔和骨性口腔（图 1-12）。

（1）额区　为眶以上的部分，由额鳞构成。两侧可见隆起的额结节，结节下方有与眶上缘平行的弓形隆起，称眉弓。左右眉弓间的平坦部，称眉间。眉弓与眉间均为重要的体表标志。

（2）眶（orbit）　为一对四棱锥形深腔，可分上、下、内侧、外侧四壁，容纳眼球及附属结构。①底：即眶口，略呈四边形，向前下外倾斜。眶上缘中内 1/3 交界处有眶上孔或眶上切迹，眶下缘中份下方有眶下孔。②尖：指向后内，尖端有视神经管口，借此管，眶向后通颅中窝。③上壁：由额骨眶部及蝶骨小翼构成，分隔眶与颅前窝，前外侧份有泪腺窝，容纳泪腺。④内侧壁：最薄，由前向后为上颌骨额突、泪骨、筛骨眶板和蝶骨体，与筛窦和鼻腔相邻。前下份有泪囊窝，此窝向下经鼻泪管（nasal acrimal canal）通鼻腔。⑤下壁：主要由上颌骨构成，壁下方为上颌窦。下壁和外侧壁交界处后份，有眶下裂（inferior orbital fissure）向后通颞下窝和翼腭窝，裂中部有向前行的眶下沟，向前续于眶下管，管开口于眶下孔。⑥外侧壁：较厚，由颧骨和蝶骨大翼构成。外侧壁与上壁交界处的后份，有眶上裂向后通颅中窝。

（3）骨性鼻腔（bony nasal cavity）　位于面颅中央，界于两眶和上颌骨之间，由犁骨和筛骨垂直板构成的骨性鼻中隔将其分为左右两半（图 1-16）。

鼻腔的顶主要由筛板构成，有筛孔通颅前窝。底为骨腭，前端有切牙管通口腔。外侧壁由上而下有三个向下的弯曲，即上鼻甲、中鼻甲、下鼻甲，鼻甲下方为相应的上、中、下鼻道。上鼻甲后上方与蝶骨之间有蝶筛隐窝。中鼻甲后方有蝶腭孔，通向翼腭窝。鼻腔前方开口为梨状孔，后方开口为鼻后孔，通咽腔。

（4）鼻旁窦（paranasal sinuses）　是上颌骨、额

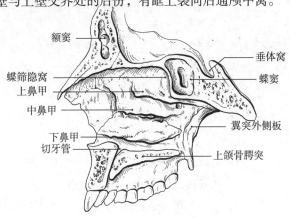

图 1-16　鼻腔外侧壁

骨、蝶骨及筛骨内的腔隙，位于鼻腔周围并开口于鼻腔（图1-16）。①额窦（frontal sinus）：居眉弓深面，左右各一，开口于中鼻道前部。②筛窦（ethmoidal sinuses）：也称筛小房，位于筛骨迷路内，分前、中、后筛窦。前、中筛窦开口于中鼻道，后筛窦开口于上鼻道。③蝶窦（sphenoidal sinus）：居蝶骨体内，向前开口于蝶筛隐窝。④上颌窦（maxillary sinus）：最大，在上颌体内。窦顶为眶下壁，底为上颌骨牙槽突，与第1、2磨牙及第2前磨牙紧邻。前壁的凹陷处称尖牙窝，骨质最薄。内侧壁即鼻腔外侧壁，借上颌窦裂孔通中鼻道。窦口高于窦底，故窦内积液时直立体位不易引流。

（5）骨性口腔（oral cavity）　由上颌骨、腭骨及下颌骨围成。顶即骨腭，前壁及外侧壁由下颌骨和上颌骨的牙槽突围成。

（四）新生儿颅的特征和出生后的变化

胎儿时期，由于脑及感觉器官发育早，而咀嚼和呼吸器官尤其是鼻旁窦尚不发达，所以脑颅比面颅大得多。新生儿面颅占全颅的1/8（图1-17），而成人为1/4。额结节、顶结节和枕鳞都是骨化中心部位，发育明显，从颅顶观察，新生儿颅呈五角形。额骨正中缝尚未愈合，额窦尚未发育，眉弓及眉间不明显。颅顶各骨尚未完全发育，骨缝间充满纤维组织膜，在多骨交接处，间隙的膜较大，称颅囟（cranial fontanelles）。前囟（额囟）（anterior fontanelle）最大，呈菱形，位于矢状缝与冠状缝相接处。后囟（枕囟）（posterior fontanelle）位于矢状缝与人字缝会合处，呈三角形。另外，还有顶骨前下角的蝶囟和顶骨后下角的乳突囟。前囟在生后1~2岁时闭合，其余各囟都在出生后不久闭合。

从出生到7岁是颅的生长期，此期颅生长最快，因出牙和鼻旁窦相继出现，使面颅迅速扩大。从7岁到性成熟期是相对静止期，颅生长缓慢，但逐渐出现性别差异。性成熟期到25岁为成长期，性别差异更加明显，额部向前突出，眉弓、乳突和鼻旁窦发育迅速，下颌角显著，骨面的肌和筋膜附着痕迹明显。颅底诸骨为软骨化骨，成年后，蝶枕软骨结合变为骨性结合。

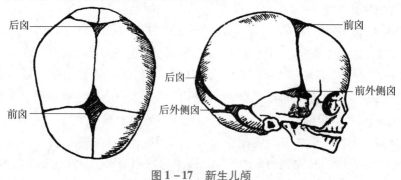

图1-17　新生儿颅

第三节　附肢骨

⇒案例引导

　　患者，男，35岁，驾驶摩托车不慎摔倒，右肘部着地受伤，急诊入院。体检：患者一般情况良好，生命体征平稳。右肘部肿胀，右臂中部压痛、肿胀、畸形，可及反常活动及骨擦感。测量发现右上臂较左上臂短。

　　提问：

　　1. 附肢骨包括哪些？各又分哪几部分？

　　2. 此病例最有可能的骨折是什么？

　　3. 此部位骨折，最有可能损伤哪些血管、神经？

附肢骨包括上、下肢骨，均由肢带骨和自由肢骨组成。

一、上肢骨 e 微课1-6

（一）上肢带骨

1. 锁骨（clavicle）　呈"～"形弯曲，位于胸廓前上方皮下，全长可在体表扪到（图1-18）。内侧端粗大称胸骨端，有关节面与胸骨柄相关节。外侧端扁平，称肩峰端，有小关节面与肩胛骨肩峰相关节。内侧2/3凸向前，呈三棱柱形；外侧1/3凸向后，呈扁平形；二者之间交界处较薄弱，锁骨骨折多发生在此处。锁骨如同一个杠杆，将肩胛骨支撑远离胸廓，以保证上肢的灵活运动。

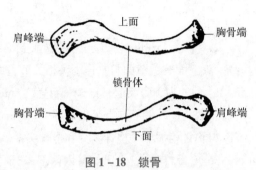

图1-18　锁骨

2. 肩胛骨（scapula）　为三角形扁骨，贴于胸廓后外面，界于第2~7肋之间（图1-19），分二面、三缘和三个角。腹侧面凹陷，称肩胛下窝（subscapular fossa）；背侧面有横行的肩胛冈（spine of scapula），冈上、下方的浅窝分别称冈上窝（supraspinous fossa）和冈下窝（infraspinous fossa）。肩胛冈向外侧延伸为肩峰（acromion），与锁骨的肩峰端相接。上缘短而薄，外侧份有肩胛切迹，切迹外侧有向前的指状突起称喙突（coracoid process）。内侧缘薄而锐利邻近脊柱，又称脊柱缘。外侧缘肥厚邻近腋窝，又称腋缘。上角即上缘与脊柱缘汇合处，平对第2肋。下角为脊柱缘与腋缘汇合处，平对第7肋或第7肋间隙，可作为计数肋的标志。外侧角最肥厚，有一呈梨形的关节盂（glenoid cavity），与肱骨头相关节。关节盂上、下方分别有盂上结节和盂下结节。肩胛冈、肩峰、肩胛骨下角、内侧缘及喙突均可在体表扪到，是重要的体表标志。

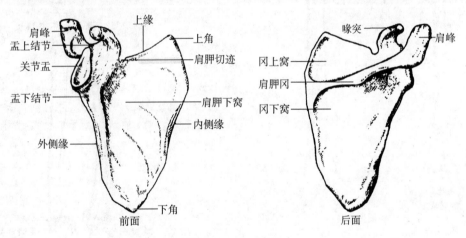

图1-19　肩胛骨

（二）自由上肢骨

1. 肱骨（humerus），属于长骨，分为一体、两端。上端有朝向上后内方的肱骨头（head of humerus），头周围的环形沟为解剖颈（anatomical neck）。肱骨头的外侧和前方分别有大结节（greater tubercle）和小结节（lesser tubercle），它们向下各延伸为大结节嵴和小结节嵴，两结节间的纵沟称为结节间沟（图1-20）。上端与体交界处稍细，称外科颈（surgical neck），是较易骨折之处。

肱骨体上半部呈圆柱形，下半部呈三棱柱形。外侧面中部有粗糙的三角肌粗隆（deltoid tuberosity），为三角肌附着处。后面中部，有一自内上斜向外下的桡神经沟（sulcus for radial nerve），桡神经和肱深动脉沿此沟经过，肱骨中部骨折可能伤及桡神经。

肱骨下端较扁，外侧份有半球状的肱骨小头（capitulum of humerus），与桡骨相关节；肱骨小头前面上方有桡窝；内侧份有肱骨滑车（trochlea of humerus），与尺骨形成关节。滑车前面上方有冠突窝；滑车后面上方有鹰嘴窝，伸肘时容纳尺骨鹰嘴。小头外侧和滑车内侧的突起分别为外上髁（lateral epicondyle）和内上髁（medial epicondyle）。内上髁后方有尺神经沟，尺神经由此经过。下端与体交界处，即肱骨内、外上髁稍上方，骨质较薄弱，受暴力可发生肱骨髁上骨折。肱骨大结节和内、外上髁都可在体表扪到。

2. 桡骨（radius） 位于前臂外侧部，分一体、两端（图1-21）。上端有膨大的桡骨头（head of radius），头上面有关节凹与肱骨小头相关节，周围的环状关节面与尺骨相关节。头下方为桡骨颈（neck of radius），颈的内下方突起，称桡骨粗隆（radial tuberosity）。桡骨体呈三棱柱形，内侧缘为薄锐的骨间缘。下端前凹后凸，外侧有向下突出的茎突（styloid process）。下端内面有尺切迹，与尺骨头相关节，下面有腕关节面与腕骨相关节。桡骨茎突和桡骨头在体表可扪到。

3. 尺骨（ulna） 居前臂内侧部，分一体、两端（图1-21）。上端粗大，前面有一半圆形滑车切迹（trochlear notch），与肱骨滑车相关节。切迹后上方的突起称鹰嘴（olecranon），前下方为冠突（coronoid process）。冠突外侧面有桡切迹，与桡骨头相关节；冠突下方有粗糙的尺骨粗隆（ulnar tuberosity）。尺骨体上段粗，下段细，外缘锐利，为骨间缘，与桡骨的骨间缘相对。下端为尺骨头（head of ulna），其前、外、后有环状关节面与桡骨的尺切迹相关节，下面光滑借三角形的关节盘与腕骨隔开。头后内侧为尺骨茎突。在正常情况下，尺骨茎突比桡骨茎突约高1cm。鹰嘴、后缘、尺骨头和茎突都可在体表扪到。

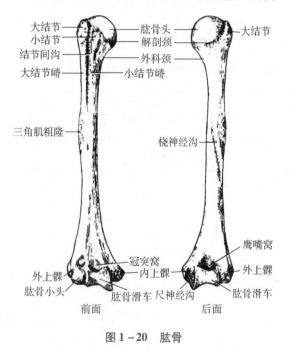

图1-20 肱骨

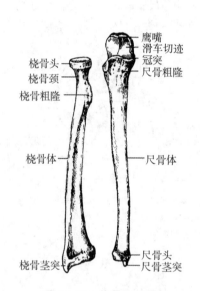

图1-21 桡骨和尺骨

4. 手骨 包括腕骨、掌骨和指骨（图1-22）。

（1）**腕骨（carpal bones）** 共8块。排成近侧和远侧两列。近侧列由桡侧向尺侧为手舟骨（scaphoid bone）、月骨（lunate bone）、三角骨（triquetral bone）和豌豆骨（pisiform bone）；远侧列为大多角骨（trapezium bone）、小多角骨（trapezoid bone）、头状骨（capitate bone）和钩骨（hamate bone）。8块腕骨连接形成一掌面凹陷的腕骨沟。各骨相邻的关节面，形成腕骨间关节。手舟骨、月骨和三角骨近端形成的椭圆形关节面，与桡骨腕关节面及尺骨头下方的关节盘构成桡腕关节。

（2）**掌骨（metacarpal bones）** 共5块，由桡侧向尺侧，依次为第1~5掌骨。掌骨近端为底，接腕骨；远端为头，接指骨；中间部为体。第1掌骨短而粗，其底有鞍状关节面，与大多角骨的鞍状关节面相关节。

（3）指骨（phalanges of fingers）　属长骨，共 14 块。拇指有 2 节，分别为近节和远节指骨，其余各指为 3 节，分别为近节、中节和远节指骨。每节指骨的近端为底，中间部为体，远端为滑车。远节指骨远端掌面粗糙，称远节指骨粗隆。

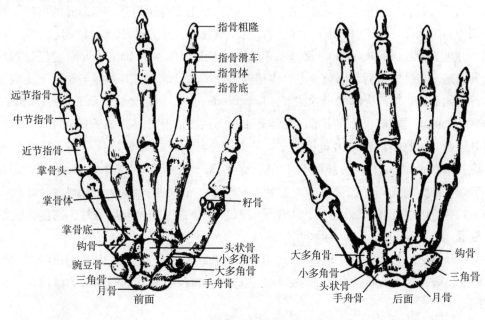

图 1-22　手骨

二、下肢骨 微课 1-7

（一）下肢带骨

1. 髋骨（hip bone）　属于不规则骨，上部扁阔，中部窄厚，有朝向下外的髋臼，下部有闭孔（图 1-23）。左、右髋骨与骶、尾骨围成骨盆。髋骨由髂骨、耻骨和坐骨组成，三骨汇合于髋臼，16 岁左右完全融合。

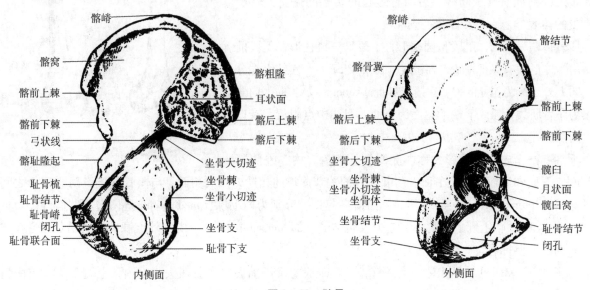

图 1-23　髋骨

（1）髂骨（ilium）　构成髋骨上部，分为髂骨体和髂骨翼。髂骨体构成髋臼的上 2/5，翼上缘肥厚，形成弓形的髂嵴（iliac crest）。髂嵴前端为髂前上棘（anterior superior iliac spine），后端为髂后上棘

（posterior superior iliac spine）。髂前上棘后方 5～7cm 处，髂嵴外唇向外突起为髂结节（tubercle of iliac crest），它们都是重要的体表标志。在髂前、后上棘的下方各有髂前下棘和髂后下棘。髂后下棘下方有深陷的坐骨大切迹（greater sciatic notch）。髂骨翼内面为髂窝（iliac fossa），髂窝下界为弓状线（arcuate line）。髂骨翼后下方耳状面与骶骨耳状面相关节。耳状面后上方有髂粗隆，与骶骨间借韧带相连结。

（2）坐骨（ischium）　构成髋骨下部，分坐骨体和坐骨支。坐骨体组成髋臼的后下 2/5，后缘有三角形的突起，称坐骨棘（ischial spine），棘下方有坐骨小切迹（lesser sciatic notch）。坐骨棘与髂后下棘之间为坐骨大切迹。坐骨体下后部向前、上、内延伸为较细的坐骨支，其末端与耻骨下支结合。坐骨体与坐骨支移行处的后部是粗糙隆起的坐骨结节（ischial tuberosity），是坐骨最低部，可在体表扪到。

（3）耻骨（pubis）　构成髋骨前下部，分体和上、下两支。耻骨体组成髋臼前下 1/5。与髂骨体的结合处为髂耻隆起，由此向前内伸出耻骨上支，其末端急转向下，成为耻骨下支。耻骨上支上面有锐嵴，称耻骨梳（pecten pubis），向后移行于弓状线，向前终于耻骨结节（pubic tubercle），是重要体表标志。耻骨结节到中线为耻骨嵴，也可在体表扪到。耻骨上、下支相互移行处内侧为耻骨联合面（symphysial surface），两侧联合面借软骨相接，构成耻骨联合。耻骨下支伸向后下外，与坐骨支结合，耻骨与坐骨共同围成闭孔（obturator foramen）。

髋臼（acetabulum）　由髂、坐、耻三骨的骨体汇合而成的深窝。窝内半月形关节面称月状面（lunate surface）。窝的中央未形成关节面的部分为髋臼窝。髋臼边缘下部的缺口为髋臼切迹。活体有髋臼横韧带封闭。

（二）自由下肢骨

1. 股骨（femur）　是人体最长、最结实的长骨，约占人体身高的 1/4，分一体、两端（图 1-24）。

上端有朝向内上的股骨头（femoral head），与髋臼相关节。股骨头中央稍下有小的股骨头凹。头下外狭细处为股骨颈（neck of femur）。颈体连接处上外侧的隆起为大转子（greater trochanter），内下方的小突起为小转子（lesser trochanter）。大、小转子之间前面有转子间线，后面有隆起的转子间嵴。大转子是重要的体表标志，可在体表扪到。

股骨体略弓向前，上段呈圆柱形，中段呈三棱柱形，下段前后略扁。体后面有纵行骨嵴，称粗线（linea aspera）。粗线上端分叉，向上外延续为粗糙的臀肌粗隆（gluteal tuberosity），向上内侧延续为耻骨肌线。粗线下端的骨面为腘面。粗线中点附近，有口朝下的滋养孔。

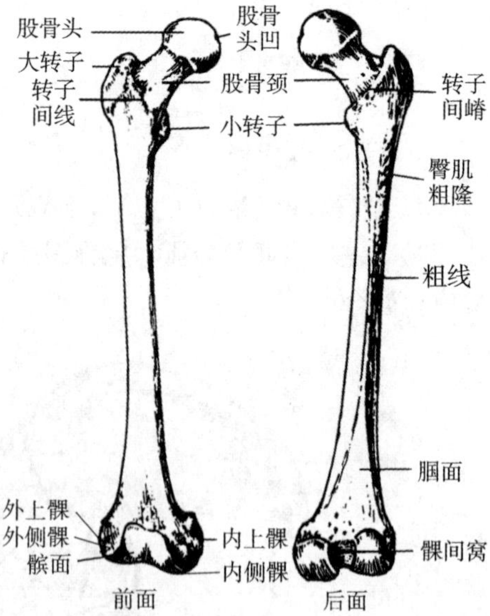

图 1-24　股骨（右侧）

下端有两个向后下的膨大称内侧髁和外侧髁，内、外侧髁的前面、下面和后面都有关节面。两髁前方的关节面彼此相连，形成髌面，与髌骨相接。两髁后份之间为髁间窝（intercondylar fossa）。两髁侧面最突起处，分别为内上髁（medial epicondyle）和外上髁（lateral epicondyle）。内上髁上方的小突起为收肌结节（adductor tubercle）。内、外上髁及收肌结节皆是在体表可扪到的重要标志。

2. 髌骨（patella）　是人体最大的籽骨，位于股骨下端前面，在股四头肌腱内，上宽下尖，前面粗糙，后面为关节面，与股骨髌面相关节（图 1-25）。髌骨可在体表扪到。

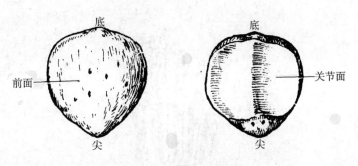

图 1-25　髌骨（右侧）

3. 胫骨（tibia）　位于小腿内侧部（图 1-26）。上端膨大，向两侧突出为内侧髁和外侧髁。两髁上面各有一上关节面，与股骨髁形成关节。两上关节面之间的粗糙小隆起称髁间隆起（intercondylar eminence）。外侧髁后下方有腓关节面与腓骨头相关。上端前面的隆起称胫骨粗隆（tibial tuberosity）。内、外侧髁和胫骨粗隆于体表均可扪到。胫骨体呈三棱柱形，较锐的前缘和平坦的内侧面直接位于皮下，外侧缘有小腿骨间膜附着的骨间缘。后面上份有斜向下内的比目鱼肌线。胫骨体上、中 1/3 交界处，有向上开口的滋养孔。胫骨下端稍膨大，其内下方为内踝（medial malleolus）。胫骨下端的下面和内踝的外侧面有关节面与距骨相关节。胫骨下端的外侧面有腓切迹与腓骨相接。内踝可在体表扪到。

4. 腓骨（fibula）　位于胫骨外后方（图 1-26）。上端为腓骨头（fibular head），有腓骨头关节面与胫骨相关节。头下方缩细为腓骨颈（neck of fibula）。腓骨体内侧缘有骨间缘，有小腿骨间膜附着，内侧近中点处，有向上开口的滋养孔。腓骨下端膨大为外踝（latemr malleolus）。其内侧面的上外踝关节面，与距骨相关节。腓骨头和外踝都可在体表扪到。

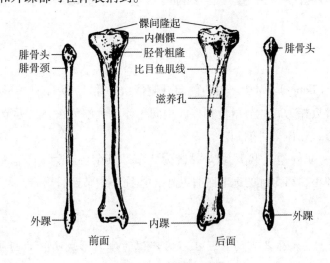

图 1-26　胫骨和腓骨

5. 足骨　包括跗骨、跖骨和趾骨（图 1-27）。

（1）跗骨（tarsal bones）　7 块，属短骨。分前、中、后三列。后列包括上方的距骨（talus）和下方的跟骨（calcaneus）；中列为位于距骨前方的足舟骨（navicular bone）；前列为内侧楔骨（medial cuneiform bone）、中间楔骨（intermedius cuneiform bone）、外侧楔骨（lateral cuneiform bone）及跟骨前方的骰骨（cuboid bone）。

跗骨几乎占据全足的一半，与下肢支持和负重功能相适应，距骨上面有前宽后窄的距骨滑车，与内、外踝和胫骨的下关节面相关节。距骨下方与跟骨相关节，跟骨后端为粗大的跟骨结节。距骨前接足舟骨，足舟骨内下方的骨隆起为舟骨粗隆，是重要体表标志。足舟骨前方与 3 块楔骨相关节，外侧的骰骨与跟骨相接。

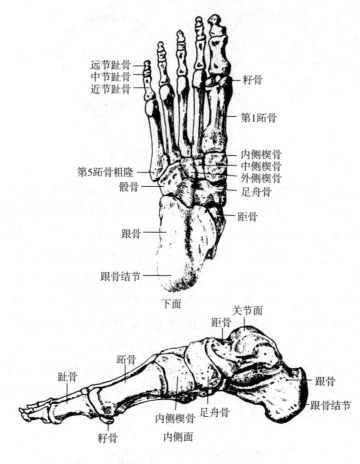

图 1-27　足骨

（2）跖骨（metatarsal bones）　5 块。由内侧向外侧依次为第 1~5 跖骨，形状和排列大致与掌骨相当，但比掌骨粗大。跖骨近端为底，与跗骨相接，中间为体，远端为头，与近节趾骨相接。第 5 跖骨底向后突出为第 5 跖骨粗隆，在体表可扪到。

（3）趾骨（phalanges of toes）　共 14 块。姆趾为 2 节，其余各趾为 3 节。形态和命名与指骨相同。姆趾骨粗壮，其余趾骨细小，第 5 趾的远节趾骨甚小，往往与中节趾骨融合。

❀ 护理应用解剖

1. 重要的骨性标志　人体各部的骨，在不同部位的体表形成明显的凸起或凹陷，临床上可作为诊疗操作的定位标志。

（1）躯干骨　隆椎棘突、第 1 胸椎至第 5 腰椎棘突、骶角、胸骨角、颈静脉切迹、剑突、肋弓。

（2）颅骨　眉弓、眶上切迹（孔）、颧弓、下颌角、下颌头、下颌支、乳突、翼点。

（3）上肢骨　锁骨、肩峰、肩胛冈、肩胛骨下角、肱骨大结节、肱骨内上髁、肱骨外上髁、尺神经沟（肱骨）、尺骨鹰嘴、尺骨茎突、桡骨茎突、手舟骨、豌豆骨、掌骨头、指骨。

（4）下肢骨　髂嵴、髂前上棘、髂后上棘、髂结节、坐骨结节、耻骨结节、股骨大转子、股骨内上髁、股骨外上髁、髌骨、胫骨粗隆、腓骨头、内踝、外踝、跟骨结节。

2. 肌内注射的解剖定位法　肌内注射最常用的注射部位为臀大肌，其次为臀中肌、臀小肌、股外侧肌及上臂三角肌。

（1）臀大肌注射定位法　①十字法：从臀裂顶点向左或向右侧划一水平线，然后从髂嵴最高点作一垂线，将一侧臀部分为四个象限，其外上象限避开内角为注射部位。②连线法：从髂前上棘至尾骨作一连线，其外上1/3处为注射部位。

（2）臀中肌、臀小肌注射定位法　①构角法：以示指尖和中指尖分别置于髂前上棘与髂嵴下缘处，在髂嵴、示指、中指之间构成一个三角形区域，此区域即为注射部位。②三横指法：髂前上棘外侧三横指处（以患者的手指宽度为标准）。

（3）股外侧肌注射定位法　取大腿中段外侧，膝关节上10cm，髋关节下10cm处，宽约7.5cm。此处大血管神经干很少通过，且注射范围较广，适用于多次注射或2岁以下幼儿注射。

（4）上臂三角肌注射定位法　取上臂外侧，肩峰下2～3横指处。此处肌肉较薄，只可作小剂量注射。

答案解析

目标检测

一、选择题

1. 有关红骨髓的说法，正确的选项是（　）

   A. 成人存在于髓腔内

   B. 不存在于板障内

   C. 胎儿期造血，成年期不造血

   D. 髂骨、胸骨、椎骨内终生保存红骨髓

   E. 以上全不对

2. 骶管麻醉的穿刺部位正对位置是（　）

   A. 骶角　　　　　B. 骶管裂孔　　　　　C. 骶前孔　　　　　D. 骶后孔　　　　　E. 骶岬

3. 关于人字缝的描述，正确的选项是（　）

   A. 由顶骨与枕骨构成　　　　　B. 由顶骨与额骨构成

   C. 由额顶枕颞骨构成　　　　　D. 由枕骨与蝶骨构成

   E. 由两侧顶骨构成

4. 关于骶骨的描述，正确的选项是（　）

   A. 有5对骶前孔　　　　　B. 由4块骶椎融合而成

   C. 与第4腰椎相关节　　　　　D. 骶管内有脊髓通过

   E. 于骶角处可寻骶管裂孔进行神经阻滞麻醉

5. 关于脊柱的描述，正确的选项是（　）

   A. 共由24块椎骨连结而成

   B. 椎间盘的厚度约占脊柱全长的1/2

   C. 有颈、胸、腰、骶四个生理弯曲

   D. 由于胸部椎间盘较薄，故该处运动幅度较大

   E. 仅能作少量的屈、伸运动

二、思考题

1. 骨按形态如何分类？试着在骨骼标本上指出每一块骨的形态分类。

2. 从体表通过哪些标志可以确定棘突和肋骨的序数？

3. 腰穿选择在何处？为什么？

4. 胸骨位于何处？分几部分？胸骨角有何临床意义？

5. 全身可触摸到的骨性标志有哪些？请在自己或者同学身上试着触摸验证。

三、综合题

患者，女，50 岁，车祸致颈、胸部疼痛、活动受限 1 小时。受伤时意识清楚，无头晕，后枕部、颈背部、腰背部疼痛及肿胀，伴活动障碍由我院救护车接回就诊。入院查体：一般情况好，颈椎棘突压痛明显、活动障碍。双侧上下肢感觉、运动正常。X 线显示第 3、第 5 颈椎骨折及第 12 胸椎骨折。

问题：（1）简述椎骨的一般形态。

（2）试述各部椎骨的典型特征？在实验室如何区分颈椎、胸椎、腰椎标本？

（3）查阅资料并讨论，椎骨骨折的危险性有哪些？

（侯建成）

书网融合……

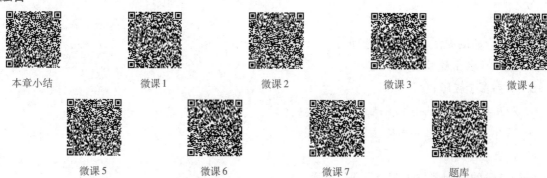

| 本章小结 | 微课1 | 微课2 | 微课3 | 微课4 |

| 微课5 | 微课6 | 微课7 | 题库 |

第二章 关节学

学习目标

知识目标

1. 掌握 关节的基本结构、辅助结构；椎间盘和黄韧带，脊柱的整体观及其运动；胸廓的组成，肋弓；颞下颌关节的组成及结构特点；肩关节、肘关节和桡腕关节的组成、结构特点及运动；骨盆的组成及大、小骨盆的界线；髋关节、膝关节和踝关节的组成、结构特点及运动。

2. 熟悉 关节的分类和运动形式；胸廓的形态和特点；腕关节的分类和运动；骨盆的性别差异和结构特点；髋关节、膝关节和踝关节的分类。

3. 了解 直接连结的特点及分类；颅骨的直接连结及作用；手骨的连结及运动；足骨的连结及运动。

技能目标

1. 能够准确触摸人体主要关节周围的骨性标志。

2. 能够在自己身体上准确作出主要关节的运动形式。

素质目标

1. 培植良好的职业素养及团队精神。

2. 培植严谨科学的工作态度和实事求是的工作作风。

第一节 总 论

案例引导

患者，男，21 岁，足球运动员。比赛时被铲倒后，右腿剧烈疼痛，不能伸膝。右膝关节伴有较严重的扭曲，紧急送医院就诊。检查可见：右膝明显肿胀、压痛，关节屈伸困难并疼痛，右膝关节不能完全屈曲；活动时关节内有异响和异物感，自感有轻度的交锁。右下肢不能单独站立。

提问：

1. 骨与骨之间的连接装置包括哪些？

2. 从解剖学的角度，一个关节应该从哪些方面来认识？

3. 如何来理解膝关节是全身最复杂的关节？

骨与骨之间借纤维结缔组织、软骨或骨相连，形成骨连结。按骨连结的不同方式，可分为直接连结和间接连结两大类（图 2 – 1）。

一、直接连结

直接连结可分为纤维连结（fibrous joint）、软骨连接（cartilaginous joint）和骨性结合（synostosis），特点是较牢固，不活动或者活动范围非常小。

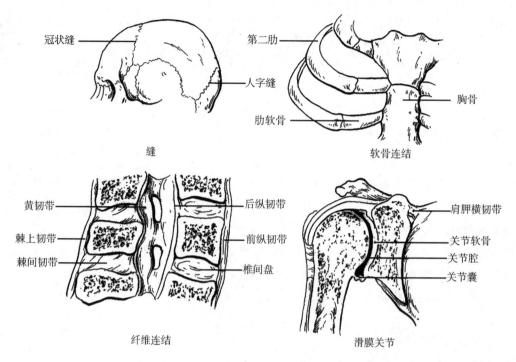

图 2-1 骨连结的类型

（一）纤维连结

两骨间以纤维结缔组织相连的连接方式称为纤维连结，分为：①韧带连结，连结两骨的结缔组织纤维较长，呈致密束状，称韧带（ligament），如椎骨棘突的棘间韧带、胫腓骨下端的胫腓韧带；也有成膜状者，如前臂骨间膜、闭孔膜等。②缝（suture），两骨间有很薄的纤维结缔组织，如各颅骨间的缝连结。颅的缝老年时可骨化成骨性结合。

（二）软骨连结

两骨间以软骨相连的连结方式称为软骨连结，可分为：①透明软骨结合（syncondrosis），如颅底蝶骨体与枕骨基底部的蝶枕结合、第 1 肋以其肋软骨与胸骨结合。②纤维软骨结合（symphysis），如椎间盘和骨盆的耻骨联合。

（三）骨性结合

两骨之间以骨组织连接，形成骨性结合。身体一些部位的纤维连结或透明软骨结合可骨化而形成骨性结合，如各骶椎间的骨性结合，髂、耻、坐骨在髋臼处的骨性结合等。

二、间接连结

间接连结又称滑膜关节（synovial joint），常简称关节（articulation）（图 2-2），是骨连结的最高级分化形式，其特点是两骨相对面之间存在间隙（关节腔），两骨是借结缔组织构成的关节囊和韧带连结；其特性是两骨间可以活动。

（一）关节的基本结构

1. 关节面（articular surfaces） 为构成关节的两个骨的接触面（至少 2 个），一般多为一凹一凸，即关节窝和关节头。关节面上覆有关节软骨（articular cartilage），多为透明软骨，极少数关节为纤维软骨。软骨微细结构似呈海绵状，微孔隙内可吸附一些滑液，故此关节软骨不仅能承受巨大压力，并具有

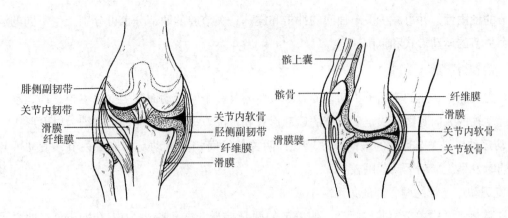

腓侧副韧带
关节内韧带
滑膜
纤维膜

关节内软骨
胫侧副韧带
纤维膜
滑膜

髌上囊
髌骨
滑膜襞

纤维膜
滑膜
关节内软骨
关节软骨

图2-2 滑膜关节的构造

一定的压缩性和弹性，而且非常光滑，摩擦系数小，有利于两骨间的活动。关节软骨能耐受关节终身运动的摩擦（指没有损伤和病变），且能减轻冲击、吸收震荡，以保护器官。关节软骨无血管和神经，其营养来源于其邻近滑膜的血管网、滑液和软骨深面骨松质的血液。

2. 关节囊（articular capsule） 由致密结缔组织构成的纤维囊，附着于两骨的关节面周缘及其邻近骨面，并与骨膜延续。关节囊连结两骨，并形成封闭的关节腔。关节囊由以下两层膜构成。

（1）**纤维膜（fibrous membrane）** 通常称纤维层，居关节囊的外层，由致密纤维结缔组织构成，有丰富的血管、淋巴管和神经。纤维层的厚薄和紧张度因各关节运动幅度及关节所在部位不同而有差别。下肢关节负重大而活动相对较小，关节囊纤维层坚厚紧张；运动灵活的上肢关节纤维层则薄而松弛。关节囊纤维层局部增厚，形成囊韧带，可加强骨间的连结，并限制关节过度运动。如纤维层很薄，甚至部分缺如，则形成关节囊的薄弱点，是易发生关节脱臼的部位。

（2）**滑膜（synovial membrane）** 通常称滑膜层，是关节囊的内层，由疏松结缔组织及被覆其表面的特殊的滑膜细胞构成，色淡红，柔薄湿润，光滑。滑膜衬贴于纤维层内面并延续于关节软骨的周缘。有的关节滑膜层于纤维层薄弱或缺如处成囊状膨出，即称滑膜囊，也有的滑膜囊不与关节腔相通。滑膜分泌滑液于窄隙状的关节腔，滑液量少，是透明、色淡黄的蛋白样黏液，有润滑、防腐蚀和营养关节软骨的作用。滑膜能吸收滑液，以保持关节腔压力稳定；并能从关节腔移去其他物质（如炎症渗出物等）。有的关节滑膜形成褶皱突向关节腔，称滑膜襞。有的关节滑膜形成细小的突起，称滑膜绒毛。

3. 关节腔（articular cavity） 是滑膜、关节软骨共同围成的窄隙，其内有少量滑液。关节腔为密闭而呈负压的腔隙，对维持关节的稳固性有一定作用。正常关节腔仅容纳0.13~2ml滑液。

（二）关节的辅助结构

每个（滑膜）关节除具备上述三个基本结构外，不同关节为了适应其主要功能（运动或负重），而具有韧带、关节唇、关节盘三者之一或两个结构，以增加关节的稳固性或灵活性（图2-2）。

1. 韧带（ligaments） 连结于两骨之间的致密纤维结缔组织束称为韧带，可加强关节的稳固性。位于关节囊外的囊外韧带，其中有的与关节囊纤维层结合，有的不与关节囊结合而呈独立的束。位于关节囊内的囊内韧带，其表面有滑膜包被。

2. 关节唇（articular labrum） 是附着于关节窝周缘的纤维软骨环，有加深关节窝、增大关节面和增加关节稳固性的作用。

3. 关节盘（articular disc） 是位于两关节面之间的纤维软骨板，其周缘附着于关节囊纤维层，而关节滑膜终止于盘的附着缘，盘表面无滑膜。关节盘将关节腔分隔成两部分，并使两关节面更为适合，增加了关节的稳固性，并可减少关节面间的冲击和震荡；关节腔的两部分也可分别产生不同的运动，从而增加整个关节的运动形式和范围。

（三）关节的运动

以关节为支点，在肌的牵引下，活动的骨绕关节的某一个轴活动而产生空间移位，即运动。关节面的形态、运动轴的方向和数目决定着关节的运动形式和范围。关节所有运动可归纳为以下形式。

1. 滑动运动　是关节运动的最简单的形式，两关节面间相互滑动。在许多关节，滑动可与其他形式的运动同时发生。滑动运动范围较小。

2. 角度运动　连结的两骨间的角度减小或加大。

（1）屈伸运动　沿关节冠状轴运动，使关节的两骨接近，夹角减小为屈（flexion）；两骨远离，角度加大为伸（extension）。少数关节例外，详见各关节。

（2）收展运动　绕关节矢状轴运动，使活动的骨向正中线移动，称为内收（adduction）；离开正中线者称为外展（abduction）。手指是向中指中线、足趾是向第二趾中线靠拢为内收；离开中线者称外展。

（3）旋转运动　活动骨绕关节垂直轴旋转，骨的前面向内侧旋转称旋内（medial rotation）；骨前面向外侧旋转称旋外（lateral rotation）。前臂桡骨下端交叉于尺骨下端之前称旋前（pronation）；桡骨恢复平行于尺骨称旋后（supination），此一组运动是桡骨沿一近于垂直的特定运动轴的旋转（见前臂关节）。

（4）环转运动　骨的一端在原位（关节内）运动，另一端作圆周运动，整个骨在空间运动的轨迹是一个圆锥形，这个运动称为环转运动（circumduction）。凡能沿冠状轴和矢状轴运动的关节都能作环状运动。环转运动实际是屈、外展、伸和内收的依次连续运动。

（四）关节的分类

关节按其关节面的形态、运动轴的多少和运动的方式，分类如下。

1. 单轴关节　具有一个运动轴，关节仅能沿此轴作一组运动，包括两种形式。

（1）屈戌关节（hinge joint）　又名滑车关节。关节头呈滑车状，另一骨有与其相适应的关节窝。通常是沿冠状轴作屈、伸运动，如手指间关节。

（2）车轴关节（trochoid joint or pivot joint）　关节头的关节面呈圆柱状，关节窝常由骨和韧带连成的环构成，可沿垂直轴作旋转运动，如桡尺近侧关节和寰枢正中关节等。

2. 双轴关节　有两个相互垂直的运动轴，关节可沿此两轴作两组运动，也可进行环转运动。包括两种形式。

（1）椭圆关节（ellipsoidal joint）　关节头呈椭圆形凸面，关节窝呈相应凹面，可沿冠状轴作屈、伸运动；沿矢状轴作收、展运动，并可作环转运动，如桡腕关节。

（2）鞍状关节（sellar joint or saddle joint）　相对两关节面都呈鞍状，互为头和窝，可沿两轴作屈、伸、收、展和环转运动，如拇指腕掌关节。

3. 多轴关节　具有三个相互垂直的运动轴，可作各种方向的运动。也包括两种形式。

（1）球窝关节（ball-and-socket joint or spheroidal joint）　关节头呈球形，较大，关节窝浅小，与关节头的接触面积不到1/3，如肩关节。有的关节窝特深，包绕关节头1/2以上，称杵臼关节，亦属球窝关节，如髋关节，但运动幅度受到一定限制。掌指关节亦属球窝关节，但因其侧副韧带较强，旋转运动受限。

（2）平面关节（plane joint）　两骨的关节面均较平坦而光滑，但仍有一定的弯曲或弧度，也可列入多轴关节，可作多轴性的滑动或转动，如腕骨间关节和跗跖关节等。

关节的血管、淋巴管和神经

1. 血管和淋巴管 关节的动脉主要来自附近动脉的分支，在关节周围形成动脉网，由网分出细支进入关节囊达纤维层和滑膜深层，形成滑膜动脉网。该网在近关节软骨边缘处终止。关节囊各层均有淋巴管丛，淋巴经输出管汇入局部深淋巴结。关节软骨无血管和淋巴管。

2. 关节的神经 支配运动关节的肌肉的神经均分出关节支，分布于关节囊纤维层。滑膜和关节软骨无神经分布。感觉神经传导关节的痛觉、位置觉、运动觉、震动觉、压觉和牵张感觉。

第二节　中轴骨连结

中轴骨连结包括躯干骨的连结和颅骨的连结。

一、躯干骨的连结

躯干骨的连结包括椎骨之间的连结构成的脊柱和由 12 块胸椎、12 对肋和 1 块胸骨连结构成的胸廓。

（一）脊柱

脊柱（vertebral column）是人体的中轴，由 24 块椎骨、1 块骶骨和 1 块尾骨借骨连结而成，上端连结于颅，骶尾部与下肢带骨连结。

1. 椎骨的连结 有韧带连结、软骨连结和滑膜关节连结。

（1）椎体间的连结 相邻椎体间有椎间盘、前纵韧带和后纵韧带连结。

1）椎间盘（intervertebral discs） 是纤维软骨，牢固连结相邻两椎骨的相对面（从枢椎到第 1 骶椎）。椎间盘的中央稍偏后的部分是柔软而富弹性的胶状物质，称髓核（nucleus pulposus），是胚胎脊索的残留物。盘的周围部分称纤维环（annulus fibrosus），由多层呈同心圆排列的纤维软骨环构成，纤维环较坚韧。椎间盘除牢固连结椎骨外，尚有弹性垫的作用，既可缓冲外力对脊柱和颅的震荡，以保护脑和脊髓，又因其弹性受力时压缩、去力后复原，故使椎骨间可有微小的前屈、后伸和侧屈运动（图 2－3）。

椎间盘形状与所在处椎体上下面的形状相似，但在脊柱各段其厚薄有差别，胸上部最薄，而腰部最厚；且同一椎间盘前后部也有不同，颈段和腰段椎间盘前部较后部稍厚（是形成脊柱颈、腰段向前凸的原因，胸段后凸完全是

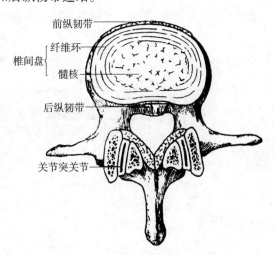

图 2－3　椎间盘和关节突关节

由胸椎体的形状造成的）。椎间盘除其周围部从邻近血管获取血供以外，其余大部无血供，其营养物质是从邻近椎体骨松质内血液弥散而来。幼年整体血运良好，随年龄增长，血运逐渐变差，椎间盘易发生退行性变，过度的负重和劳损可导致纤维环破裂，髓核膨出，形成椎间盘突出症。由于椎间盘前方有宽而强厚的前纵韧带，而后方是薄而窄的后纵韧带，故髓核常向后外侧脱出，以致压迫脊神经根和脊髓。一般以下腰部椎间盘脱出常见，而颈部者少见。但颈部椎间盘易发生退行性变，以致椎间隙变窄。

2）前纵韧带（anterior longitudinal lig） 位于椎体前面，呈宽扁带状，较强韧，上达颅底枕骨大孔

前方，下至第 1 或第 2 骶椎椎体。韧带的纤维与椎体边缘和椎间盘连结紧密，而与椎体前面连结疏松（图 2-4）。前纵韧带有限制脊柱过度后伸的作用。

3）后纵韧带（posterior longitudinal lig） 位于椎体后面、椎管前壁，呈窄而薄弱的带状（图 2-3）。向上达枢椎体后面续于覆膜，向下至骶管前壁。后纵韧带有限制脊柱过度前屈的作用。

（2）椎弓间的连结 有韧带连结和滑膜关节连结。

1）黄韧带（ligamenta flava） 连结于相邻的两椎弓板间，由黄色的弹力纤维构成，参与构成椎管后壁，有限制脊柱过度前屈的作用（图 2-4）。临床上作腰椎穿刺时，针头刺入黄韧带时有较强的阻力感，穿过后有明显的落空感。

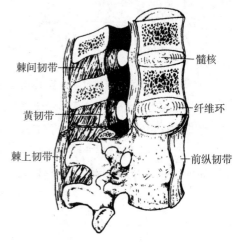

图 2-4 椎骨间连结

2）关节突关节（zygapophysial joints） 由相邻椎骨的上、下关节突构成，属平面关节，只能作轻微滑动，但各椎骨之间的运动总和则很大。

3）棘间韧带（interspinal ligament） 位于相邻各椎骨棘突之间（图 2-4）。

4）棘上韧带（supraspinal ligament） 连于各椎骨棘突尖端之间的纵行韧带，并与棘间韧带融合，两韧带有限制脊柱前屈的作用（图 2-4）。在颈部棘上韧带扩展成一矢状位薄膜，向上附于枕外隆凸和枕外嵴，向下至第 7 颈椎棘突，称项韧带（ligamentum nuchae）。

5）横突间韧带（intertransverse ligament） 位于相邻椎骨横突之间，腰部该韧带常较厚。

（3）寰椎与枕骨及枢椎的连结 包括寰枕关节和寰枢关节（图 2-5）。

1）寰枕关节（alantooccipital joint） 由枕骨髁与寰椎侧块上关节凹构成，为椭圆关节，关节囊松弛，两侧寰枕关节为一联合关节，头部沿冠状轴可作俯、仰运动，沿矢状轴可作侧屈运动。寰椎与枕骨间还有以下韧带连结：①寰枕后膜连于寰椎后弓上缘与枕骨大孔后缘之间。②寰枕前膜连于寰椎前弓上缘与枕骨大孔前缘之间，中部有前纵韧带加强。

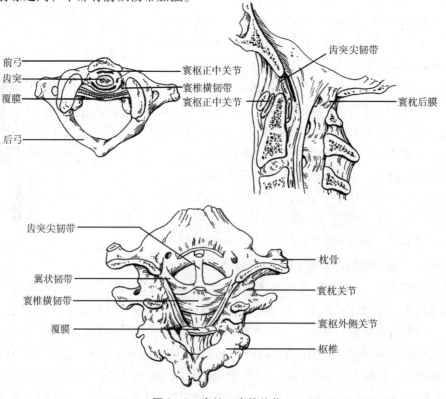

图 2-5 寰枕、寰椎关节

2）寰枢关节（alantoaxial joint） 包括3个关节：①寰枢外侧关节，有2个，由寰椎侧块下关节面与枢椎上关节面构成，关节囊薄而松弛，其内侧和后部有韧带加强；②寰枢正中关节，由枢椎齿突与寰椎前弓后面的齿突凹以及寰椎横韧带构成。寰枢关节只能沿齿突垂直轴运动，使头连同寰椎作旋转运动。寰枢、寰枕两关节一起运动，头部可作俯仰、侧屈、旋转和环转运动。寰枢关节有以下韧带加强其稳固性：齿突尖韧带由齿突尖至枕骨大孔前缘；翼状韧带由齿突尖向外上方至枕髁内侧；寰椎横韧带附着于寰椎左、右侧块之间，韧带强厚，能防止齿突后退（损伤脊髓）。从韧带中部向上发一纤维束附于枕骨大孔前缘，向下发一纤维束附于枢椎体后面，因此，横韧带与其上、下两纤维束构成寰椎十字韧带；覆膜是一坚韧的薄膜，从枕骨斜坡向下，覆盖于寰枢正中关节及上述韧带的后面，向下移行于后纵韧带。

⊕ **知识链接**

寰枢关节

寰枢关节是脊柱的特殊关节，通常指第1颈椎寰椎和第2颈椎枢椎之间连结的总称，包括3个独立的关节，即2个寰枢外侧关节和1个寰枢正中关节。头部旋转运动的90%发生于此，不但运动灵活，且周围有许多韧带连接枕骨、寰椎、枢椎及其他颈椎加强，寰椎横韧带附着于寰椎两侧块前方，并与前弓共同构成骨纤维结构，包绕并限制齿状突过度活动，保护寰枢椎稳定。外伤时，如当头颅部遭受突然屈曲作用时，头部的动能大部分集中在横韧带上，齿状突恰在其中央部，形成一种"切割"外力，可造成横韧带损伤甚至断裂，可出现寰枢关节的脱位或半脱位，齿突后移，使脊髓受压，造成严重损伤，甚者可立即致命。

2. 脊柱的整体观及其运动

（1）脊柱的整体观（图2-6） 成人脊柱全长约70cm，女性稍短。站立时，椎间盘受重力压挤，其脊柱较静卧时短2~3cm。全部椎间盘的厚度相当于脊柱全长的1/4，老年人因椎间盘变薄，椎体骨质萎缩，脊柱可变短。①从前面观察脊柱，可见椎体自上而下逐渐变大，至第2骶椎止，在其下又逐渐变小，这与脊柱承担身体大半部体重有关。从前面看，正常人脊柱有轻度侧屈，惯用右手者脊柱上部略凸向右侧，而下部则代偿性略凸向左侧。②从后面观察脊柱，可见所有椎骨棘突连贯形成纵嵴，位于背部正中线上。隆椎棘突长而平伸向后，在体表可触及；胸椎棘突细长，斜向后下方，呈叠瓦状；腰椎棘突呈板状，水平伸向后方，棘突间有空隙，这是临床在此作腰椎穿刺的形态基础。③从侧面观察脊柱，可见成人脊柱有4个生理性弯曲：颈曲和腰曲凸向前，分别因出生后抬头和直立而形成；胸曲和骶曲凸向后，为胎儿时期的原始弯曲。颈曲和腰曲的形成使身体重心垂线后移，以维持前后平衡，保持直立。脊柱弯曲的意义还在于增加了脊柱的弹性，缓冲震荡，保护脑、脊髓和内脏器官。

（2）脊柱的运动 相邻两个椎骨之间的运动范围很小，但整个脊柱的运动范围却很大。脊柱可沿冠状轴作屈伸运动，沿矢状轴作侧屈运动，沿垂直轴作旋转运动，此外，尚可作环转运动。各段脊柱的运动方向和幅度，与各段椎体的形态和宽窄、椎间盘的厚薄，特别是关节面的形状和方向有关。此外，还与周围结构对其运动有无限制、个体年龄、体质、锻炼程度等有关。颈段椎体较小，椎间盘相对较厚，关节突关节面平，呈向后下的斜面，关节囊松弛，故颈段脊柱屈伸及旋转运动范围较大，也可作侧屈运动。胸段脊柱参与胸廓构成，关节突关节面为冠状面，棘突伸向后下方，呈叠瓦状，故限制脊柱作屈伸和侧屈运动。在腰部，椎间盘最厚，关节突关节面近似矢状位，棘突平伸向后，间距大，有利于屈伸运动；但旋转和侧屈运动幅度则很小。腰骶连结运动很小，而骶尾连结尾骨可向后活动，产妇分娩时可使骨盆出口前后径增大。

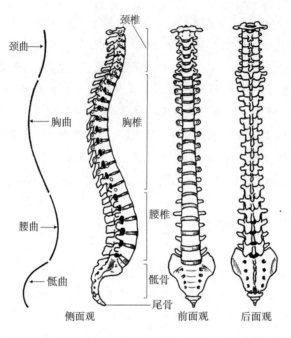

图 2-6　脊柱

⊕ **知识链接**

椎间盘的临床意义

脊柱的运动属于联合运动，检查脊柱的屈伸、侧屈和旋转三组运动，是诊断脊柱疾患的重要步骤之一。椎间盘作为连结椎骨的重要结构，椎间盘纤维环的后部及后纵韧带较薄弱，外伤和退行性病变时，使椎间盘向后方或后外侧突出，使椎管或椎间孔狭窄，压迫脊髓和脊神经。椎间盘突出多发生于腰部（常见于第 4~5 腰椎或第 5 腰椎与骶骨之间）。

3. 脊柱的常见畸形和变异

（1）脊柱裂（spina bifida）　胚胎发育中，部分椎骨两侧椎弓板融合不全，脊柱后正中线处出现裂隙，称脊柱裂。脊髓被膜可由此膨出。脊柱裂常见于下腰部和骶部。

（2）腰椎骶化和骶椎腰化　前者是第 5 腰椎与骶骨融合，后者是第 1 骶椎不融合于骶骨，形态类似腰椎。

（3）椎骨数目变异　胸椎可增至 13 个或减至 11 个；腰椎可增至 6 个或减至 4 个；骶椎可有 4~10 个；尾椎可减为 3 个或完全缺如。

（二）胸廓的连结

胸廓由 12 块胸椎、12 对肋、1 块胸骨和它们之间的连结共同构成。

1. 肋椎关节（costovertebral joint）　是肋骨与胸椎之间的关节，肋头关节由肋头的关节面与相应的椎体肋凹构成；肋横突关节由肋结节关节面与相应胸椎横突肋凹构成。两个关节均有韧带加强，它们属联合关节，运动轴是通过肋颈长轴由前内向后外的线，运动时，肋颈沿此轴旋转，使肋前部上伸、下降，以扩大、缩小胸廓的前后径和横径。

2. 肋与胸骨的连结　第 1 肋通过第 1 肋软骨与胸骨柄构成软骨结合；第 2~7 肋以其肋软骨与相应的胸骨肋切迹构成微动关节；第 8~10 肋软骨前端依次与上位肋软骨形成软骨间关节，因此，在两侧形成肋弓（costal archs）；第 11、12 肋前端游离于腹壁肌层之中。

3. 胸廓的整体观及其运动　胸廓为前后略扁的圆锥体，前后径小于横径，上窄下宽，容纳胸腔器官（图2－7）。胸廓有上、下两口及前、后壁和两侧壁。胸廓上口较小，由胸骨柄上缘、第1肋和第1胸椎体围成，是胸腔与颈部的通道。由于胸廓上口前缘低于后缘，故胸骨柄上缘向后约平对第2胸椎体下缘。胸廓下口宽而不规则，由第12胸椎、第12和11对肋、两侧肋弓及剑突构成。两肋弓的夹角称胸骨下角，该处有剑突。剑突与胸骨体结合处向后平对第9胸椎体下缘。胸廓前壁较短，由胸骨、肋软骨、肋骨前端构成；后壁较长，由肋骨的肋颈以内的部分构成；侧壁最长，由肋骨体构成。侧壁与前后壁间无明确界线。相邻两肋间的间隙称肋间隙。

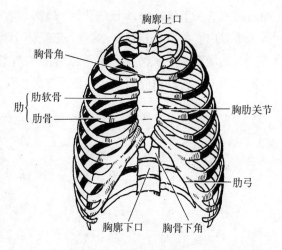

图2－7　胸廓（前面）

胸廓除保护和支持功能外，主要参与呼吸运动。在肌的作用下，肋椎关节旋转，肋前端带动胸骨一起向上运动，胸廓各径加大，使胸腔容积增大（还有膈的作用，见肌学），肺扩张以吸气。在重力和肌的作用下，胸廓作相反运动，胸腔容积减小，肺回缩而呼气。

胸廓的形状和大小有个体差异，还与年龄、性别、职业、生活条件和健康状况等因素有关。新生儿胸廓横径较矢状径稍小，略成桶状。青春期出现性别差异，男性胸廓各径大，近似圆锥形；女性者短而圆，各径较短。老年人软骨钙化，胸廓弹性减弱而成长扁形。儿童患佝偻病时，因缺钙而骨质疏松，致胸廓变形，胸骨明显凸出，前后径增大，成为鸡胸。患慢性支气管炎、肺气肿和哮喘病的老年人，因长期咳嗽，胸廓各径增大而成"桶状胸"。

⊕ **知识链接**

肋和胸骨的常见变异

肋的数目可增可减。颈部出现颈肋，其后端与第7或第6颈椎连结，其前端与第1肋相连结。颈肋可压迫上肢的神经和血管而出现症状。腰肋短，常与第1腰椎横突相连结。胸骨体可出现孔或裂隙，称胸骨裂。

二、颅骨的连结

颅骨的连结有纤维连结、软骨连结和滑膜关节。

（一）颅骨的纤维连结和软骨连结

各颅骨之间多以缝和软骨连结，连结极为牢固。颅盖骨发生是由膜内化骨形成，故在骨与骨间留有薄层结缔组织膜，即为缝，如冠状缝、矢状缝和人字缝等。随着年龄的增长，有的缝可发生骨化而成为骨性结合。

颅底诸骨是在软骨基础上骨化（软骨内化骨）形成的，幼年骨与骨间以软骨结合，如蝶骨体与枕骨基底部之间的蝶枕软骨连结。其他如蝶岩、岩枕软骨连结等。随着年龄的增长，软骨连结都先后骨化而成为骨性结合。

（二）颞下颌关节

颞下颌关节（temporomandibular joint）（图2－8）又称下颌关节，由下颌头与颞骨的下颌窝及关节结节构成。关节囊松弛，上方附于下颌窝，前方达关节结节前缘，下方附于下颌颈，故关节结节完全包入关节腔内。关节囊外侧有由颧弓根部至下颌颈的外侧韧带加强。关节囊内有关节盘，由纤维软骨构成，其周缘附着于关节囊，关节盘分隔关节腔为上、下两部分。关节盘呈"～"形，前部凹面向上，后部凹面向下，以适应关节结节和关节窝；翼外肌部分肌腱穿过关节囊附着于关节盘前缘。

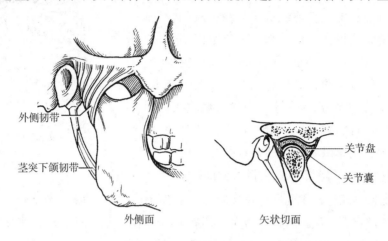

图 2-8　颞下颌关节

下颌关节是联合关节，两侧同时运动，可作三种运动。开口闭口时，下颌头在下关节腔内，通过两侧下颌头的冠状轴作下颌体下降、上升运动；下颌骨向前、后退运动时，关节盘与下颌头一起，绕两侧关节结节的冠状轴，在上关节腔内作前后滑动运动；下颌关节侧方运动是一侧下颌头沿垂直轴在关节盘下方原位旋转，而对侧的关节盘连同下颌头一起在上关节腔内，向前移动至关节结节下方。极度张口时，由于关节囊前部薄弱，关节盘和下颌头甚至移到关节结节前方，形成下颌关节脱位。

第三节　附肢骨的连结

附肢的主要功能是支持和运动，故其连结以滑膜关节为主。人类由于直立，上肢已从支持功能中解放出来，成为劳动器官，因而其关节的结构以适应运动的灵活性为主；下肢还保留着支持身体的作用，故其关节的结构以适应运动的稳固性为主。

一、上肢骨的连结

上肢骨的连结包括上肢带的连结和自由上肢骨的连结。

（一）上肢带连结

1. 胸锁关节（sternoclavicular joint） 是上肢骨与躯干骨之间唯一的关节（图 2-9）。由锁骨的胸骨端与胸骨柄的锁切迹及第 1 肋软骨的上面共同构成。关节囊周围有坚韧的韧带加强。关节盘周缘大部附于关节囊，下部附于第 1 肋软骨。关节盘分隔关节腔为外上、内下两部。胸锁关节是上肢带骨运动（表现于肩部）的支点，沿矢状轴运动，表现锁骨外端上抬、内端下降（肩部上抬下降）；沿垂直轴运动，外端向前、向后（肩部向前向后）。胸

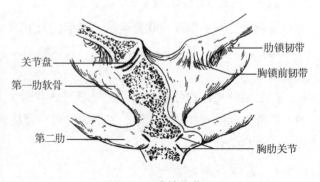

图 2-9　胸锁关节

锁关节尚可作环转运动，此过程中锁骨沿关节的冠状轴尚有微小的旋转运动。

关节囊周围的韧带如下。①胸锁前、后韧带：起于锁骨内端前后面，至胸骨柄前后面。②肋锁韧带：起于锁骨内端下面，向下止于第1肋骨和肋软骨，有限制锁骨过度上抬的作用。③锁间韧带：连结两锁骨，跨于胸骨柄上缘，并牢固与之结合，有制止锁骨过度下降的作用。

2. 肩锁关节（acromioclavicular joint） 由锁骨肩峰端与肩胛骨肩峰关节面构成，关节囊上方有肩锁韧带加强。该关节属平面关节，仅能微动。另外，独立于该关节之外有喙锁韧带，连于锁骨肩峰端下面与肩胛骨喙突之间，强厚，有加强两骨连结的重要作用。

（二）自由上肢骨连结 ℮ 微课2-1

1. 肩关节（shoulder joint） 由肱骨头与肩胛骨的关节盂构成。关节头大，关节盂较小而浅，盂周缘有盂唇加深、加大关节盂面积，但仍只有关节头面积的1/3多，因此，肩关节的运动幅度大（图2-10）。

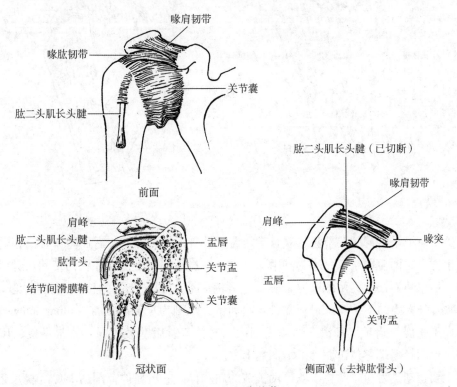

图2-10 肩关节

肩关节的关节囊薄而松弛，一端附于肩胛骨关节盂周缘，并将肩胛骨盂上结节包入囊内，另一端附于肱骨解剖颈。囊的纤维层有韧带加强。囊的前、后壁和上方还有多个肩带肌的腱纤维编入纤维层，但囊的下壁没有肌腱和韧带加强，为关节囊的薄弱处，肱骨头易于移位至喙突下方，形成肩关节脱位。关节囊内有起于盂上结节的肱二头肌长头腱穿过，该腱有滑膜包绕，并随肌腱伸出关节囊达结节间沟处，形成结节间滑膜鞘。滑膜层还可膨出纤维层，垫于肌腱下形成滑液囊，以利肌腱活动，如位于喙突根部处的肩胛下肌滑液囊。

喙肩韧带（coracoacromial ligament）独立于肩关节囊之外，连于喙突外侧缘与锁骨肩峰端前缘之间，呈扁宽厚带状，它与喙突、肩峰共同构成喙肩弓，架于肩关节上方，有防止肩关节向上脱位的作用。

肩关节是球窝关节。沿冠状轴作屈、伸运动；沿矢状轴作外展、内收运动；沿垂直轴作旋内、旋外运动；还可作环转运动。臂外展超过40°~60°继续抬高时，常伴有胸锁、肩锁关节的运动，以及肩胛骨的旋转，即肩胛骨下角外旋、关节盂向上外，臂才可继续抬高至180°。

2. 肘关节（elbow joint） 由肱骨下端与桡骨、尺骨上端构成（图2-11）。包括三个关节：①肱尺关节（humeroulnar joint），由肱骨滑车与尺骨滑车切迹构成；②肱桡关节（humeroradial joint），由肱骨小头与桡骨头关节凹构成；③桡尺近侧关节（proximal radioulnar joint），由桡骨头环状关节面与尺骨桡切迹以及桡骨环状韧带（annular ligament of radius）构成。桡骨环状韧带为半环状，两端附于尺骨的桡切迹前、后缘，环状韧带与桡切迹共同构成一个上口大、下口小的骨纤维环，容纳桡骨头在环内旋转而不易向下脱出。但4岁以下幼儿，桡骨头尚未发育健全，桡骨头与桡骨颈几乎等粗，故骨纤维环较松大，当肘关节伸直时，用力牵拉前臂易使桡骨头向下，而被环状韧带卡住，或有时部分环状韧带可夹在肱桡关节之间，形成桡骨小头半脱位。

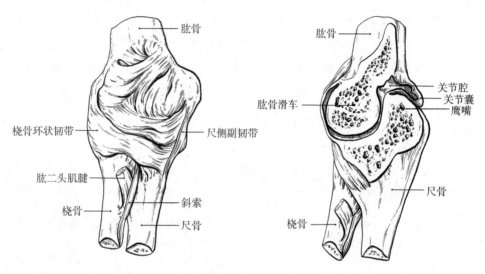

图 2 - 11　肘关节

上述3个关节有1个共同的关节囊，囊近端附着于肱骨下端，在前、后面附于桡窝、冠突窝上缘和鹰嘴窝上缘稍下方；在两侧附于肱骨小头和滑车的边缘。囊远端附于桡骨环状韧带和尺骨滑车切迹关节面。关节囊前、后壁薄而松弛；两侧壁厚而紧张，并有韧带加强。桡侧为桡侧副韧带（radial collateral ligament），由肱骨外上髁向下扩展，附于桡骨环状韧带；尺侧为尺侧副韧带（ulnar collateral ligament），由肱骨内上髁向下扩展，附于尺骨滑车切迹内侧缘。肘关节囊后壁最薄弱，故常见桡、尺两骨向后脱位，此时，桡、尺两骨上端移位于肱骨下端的后上方。

肘关节的主要运动是发生于肱桡、肱尺两关节的屈和伸，一般屈伸范围达140°。桡尺近侧关节与桡尺远侧关节共同作旋前、旋后运动。由于肱骨滑车的冠状轴斜向下内并不与肱骨长轴垂直，故完全屈肘时，前臂远端稍向内侧倾斜使手达胸前；伸前臂时，前臂偏向外侧构成约15°的外偏角，称提携角。此角的大小对临床诊断肘关节内翻、外翻有一定意义。

肱骨内、外上髁和尺骨鹰嘴都易在体表扪到。当肘关节伸直时，此三点在一条直线上；屈肘关节至90°时，三点的连线呈一尖向下的等腰三角形。此三点位置关系有助于鉴别肘关节脱位和肱骨髁上骨折，当肘关节后脱位时（鹰嘴移向后上），三点关系呈尖向上的三角形；而在肱骨髁上骨折时，三点位置关系不变。

3. 前臂骨的连结　包括桡尺近侧关节（已述于肘关节）、桡尺远侧关节和前臂骨间膜（图2－12）。

（1）前臂骨间膜（interosseous membrane of forearm）为一坚韧的纤维膜，连结桡尺两骨的骨间缘，其纤维

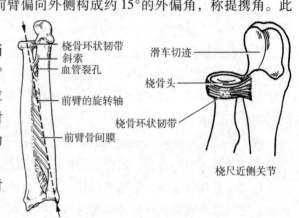

图 2 - 12　前臂骨的连结示意图

主要由桡骨斜向下内至尺骨，对由手部来的力可传递给尺骨。骨间膜对稳定桡尺远、近侧关节及维持前臂旋转功能起重要作用。当前臂处于中间位时，骨间膜最紧张，因此，在前臂骨折时，应将前臂固定于中间位，以防止骨间膜挛缩而影响预后前臂骨的旋转功能。

（2）桡尺远侧关节（distal radioulnar joint）　由尺骨头环状关节面构成关节头，由桡骨尺切迹及自其下缘至尺骨茎突根部的关节盘构成关节窝。关节盘是一三角形的纤维软骨板，将尺骨头与腕骨隔开。关节囊松弛，附于关节面和关节盘的周缘。桡尺近侧和远侧关节在功能上是联合车轴关节，运动轴是通过桡骨头中心与尺骨头中心的连线。运动时，桡骨头在原位回转，而桡骨下端尺切迹连同关节盘绕尺骨头向前旋转至尺骨头的内侧，此时桡骨交叉于尺骨前方，手掌转向后，此运动称为旋前。反之，手掌翻转向前，桡尺两骨恢复原位并列时，称为旋后。旋前、旋后运动的幅度可达180°。

4. 手关节（joints of hand）　包括桡腕关节、腕骨间关节、腕掌关节、掌骨间关节、掌指关节和指骨间关节（图2－13）。

（1）桡腕关节（radiocarpal joint）　又名腕关节（wrist joint），是典型的椭圆关节，由桡骨的腕关节面和尺骨头下方的关节盘共同构成关节窝，手舟骨、月骨和三角骨三者的近侧关节面构成关节头。关节囊松弛，腔较宽大，囊附于关节面的周缘，前、后及两侧均有韧带加强，其中，桡腕掌侧韧带较坚韧，故腕的后伸运动受到限制。桡腕关节可作屈、伸、内收、外展及环转运动。外展运动因桡骨茎突的限制幅度甚小。

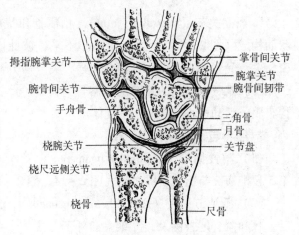

拇指腕掌关节———　　　　　　　　———掌骨间关节
　　　　　　　　　　　　　　　　———腕掌关节
腕骨间关节———　　　　　　　　　———腕骨间韧带
手舟骨———　　　　　　　　　———三角骨
　　　　　　　　　　　　　———月骨
桡腕关节———　　　　　　　———关节盘
桡尺远侧关节———
桡骨———　　　　　　　———尺骨

图2－13　手关节（冠状切面）

桡、尺骨经骨连结后桡骨下端长于尺骨下端，且尺骨不参与腕关节构成，故经手部传来的各种力主要经桡骨向上传递，例如，人跌倒手掌着地时，易发生桡骨下端骨折。

（2）腕骨间关节（intercarpal joints）　8块腕骨排成两列，各腕骨间均构成关节，分为近侧列腕骨间关节、远侧列腕骨间关节和腕中关节。腕中关节是两列腕骨间的关节。腕骨间关节的掌面、背面和两侧有许多韧带加强，此外，近侧列三骨（豌豆骨除外）之间、远侧列各骨之间又有骨间韧带，因此，8块腕骨连结成一个整体。腕骨间关节腔互相连通（三角骨与豌豆骨的关节除外），但不与桡腕关节腔相通，有时与腕掌关节腔相通。腕骨间关节只能轻微滑动，且常是与桡腕关节联合运动。

（3）腕掌关节（carpometacarpal joints）　由远侧列腕骨与5个掌骨底构成。除拇指、小指外，其余各指的腕掌关节运动范围极小。

拇指腕掌关节（carpometacarpal joint of thumb）是由大多角骨与第1掌骨底构成，是鞍状关节，关节囊松弛，可作屈、伸、内收、外展及对掌和环转运动。由于第1掌骨离开了其他4个掌骨所在平面，向掌侧转了近90°而位于其他掌骨所在平面之上，所以，拇指腕掌关节的屈伸运动发生在与手掌平面平行的冠状面上；而拇指腕掌关节的内收、外展运动发生在与手掌平面垂直的矢状面上，外展时，拇指近似垂直于手掌，内收时拇指恢复原位；对掌运动是屈拇指并伴有轻度的旋转运动，使拇指与其他四指相对，此运动为人类及某些灵长类所特有。小指腕掌关节亦似鞍状关节，故有很微弱的对掌运动。

（4）掌骨间关节（intermetacarpal joints）　是第2~4掌骨底侧面相互之间的平面关节，关节腔与腕掌关节腔相通。

（5）掌指关节（metacarpophalangeal joints）　由掌骨头与近节指骨底构成，关节囊薄而松弛，周围有韧带加强，特别是掌侧和两侧韧带强厚，限制了关节运动。拇指掌指关节只能作屈伸运动；其他指可作屈伸、内收外展及环转运动。内收是各指向中指中线靠拢，外展是各指远离中指中线。

（6）指骨间关节（interphalangeal joints of hand）　由各指相邻两节指骨的滑车与底构成。拇指只有1个，其他指各有近侧、远侧2个指骨间关节。关节囊松弛，两侧有韧带加强。此关节只能作屈、伸运动。

二、下肢骨的连结

下肢骨的连结包括下肢带的连结和自由下肢骨的连结。

（一）下肢带连结

1. 骶髂关节（sacroiliac joint）　由骶骨和髂骨的耳状面构成（图2-14）。关节面凹凸不平，彼此嵌合紧密。关节囊紧张，前后面有韧带加强，关节后方尚有连于骶骨和髂骨粗隆间的强厚的骶髂骨间韧带。此关节结构牢固，活动极小，适应于承受体重。

2. 髋骨与脊柱的韧带连结

（1）髂腰韧带（iliolumbar ligament）　强厚，连于第5腰椎横突与髂嵴后部之间（图2-14，图2-15）。

（2）骶结节韧带（sacrotuberous ligament）　起自髂后上棘和骶、尾骨侧缘，纤维束向外下方集中，止于坐骨结节内侧缘（图2-15）。

（3）骶棘韧带（sacrospinous ligament）　位于骶结节韧带前方，起于骶、尾骨侧缘，纤维束向外集中，附于坐骨棘（图2-15）。上述两韧带与髋骨坐骨大、小切迹共同围成坐骨大孔和坐骨小孔，有肌、血管、神经等出入骨盆。

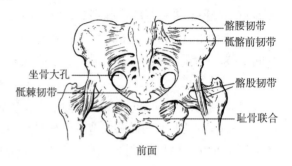

图2-14　骨盆的韧带（前面）

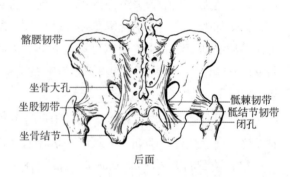

图2-15　骨盆的韧带（后面）

3. 耻骨联合（pubic symphsis）　由两侧耻骨联合面借耻骨间盘（interpubic disc）连结。耻骨间盘是纤维软骨，其内部正中常有一小裂隙。耻骨联合上、下缘有连结两侧耻骨的耻骨上韧带和耻骨弓状韧带。女性耻骨间盘较厚。耻骨联合有一定程度的可动性。

4. 闭孔膜（obturator membrane）　封闭闭孔的薄膜，内、外面有闭孔肌起始。膜上部与耻骨闭孔沟围成闭膜管，有神经、血管通过。

5. 骨盆（bony pelvis）　由骶骨、尾骨、左右髋骨以及关节、软骨和一些韧带连结构成（图2-16）。骨盆在人体的正常位置是向前倾斜的，两侧髂前上棘与耻骨结节在同一冠状面内，耻骨联合上缘与尾骨尖处于同一水平面内。骨盆以界线分为上方的大骨盆和下方的小骨盆。界线是骶岬，向两侧经骶翼、髂骨弓状线、耻骨梳、耻骨结节、耻骨嵴达耻骨联合上缘构成的环状线。小骨盆分为骨盆上、下口和骨盆腔。骨盆上口由界线围成，朝向前上。骨盆下口由尾骨尖，向两侧有骶结节韧带、坐骨结节、坐骨支、耻骨下支和耻骨联合下缘围成。两侧耻骨下支连成耻骨弓，两下支的夹角称耻骨下角。骨盆上、下口之间的空腔是骨盆腔，它是前壁短、侧壁和后壁长的弯曲管道，是胎儿娩出的通道（产道）。

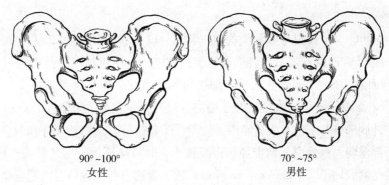

90°~100°
女性

70°~75°
男性

图 2-16 骨盆

人体直立时，骨盆上口平面与水平面相交成角，即骨盆倾斜度，男性为 50°~60°，女性为 55°~60°。由骨盆上口中心点起，向后下引一条与骶骨弯曲度一致的假设线到骨盆下口中心点，此线称为骨盆轴，分娩时，胎儿即循此轴娩出。男性与女性骨盆差异见表 2-1。

表 2-1 男性与女性骨盆的差异

项目	男性	女性
骨盆外形	窄而长	宽而短
髂骨翼	较垂直	较平展
骨盆上口	心形、较小	椭圆形、较大
耻骨下角	70°~75°	90°~100°
小骨盆腔	漏斗状	圆桶状
骶骨	较长而窄，曲度较大，骶岬突出明显	较短而宽，曲度较小，骶岬突出不明显
骨盆下口	较窄	较宽

骨盆除保护盆腔器官外，由于它是一个完整的骨环，并能承托和传递躯干和上肢的重力，直立时，重力自第 5 腰椎、骶骨经两侧骶髂关节和髋臼传至两侧的股骨头，呈弓形的力传递线，传递至两侧自由下肢；坐位时，重力由骶髂关节至坐骨结节的弓形力传递线传递至两侧坐骨结节，以支持上半身体重。骨盆前部还有两条约束弓，以防止上述二弓向两侧分开。一条是两侧耻骨体、耻骨上支在耻骨联合处结合形成的弓形线；另一条是两侧坐骨体、坐骨支和耻骨下支在耻骨联合处结合形成的弓形线。约束弓不及重力弓坚强有力，外伤时，约束弓的耻骨上支较下支更易骨折。

⊕ 知识链接

骨盆的性别差异

人类全身骨骼中，性别差异最显著的是骨盆。从青春期开始，骨盆逐渐出现明显的性别差异。女性骨盆主要特点有：骨盆外形宽而短，骨盆上口较大、近似圆形，耻骨下角大（女 90°~100°，男 70°~75°），骨盆下口也大，骨盆腔似圆桶状等。女性骨盆的这些特点与分娩有密切关系。

女性妊娠期在孕激素作用下，骨盆关节、韧带（如骶髂关节、骶髂骨间韧带等），特别是耻骨联合等变松弛、柔软，而使其活动性有一定的增加，有利于胎儿娩出。骨盆这一变化过程在妊娠前半期进展缓慢，在妊娠最后三个月加快，而在分娩后立即开始恢复，通常在产后 3~5 个月完全恢复。女性产后骨盆关节、韧带等的变化，如不能很好恢复（如得不到休息，过多过重的活动）将可导致骶髂区或腰部疼痛。

（一）自由下肢连结 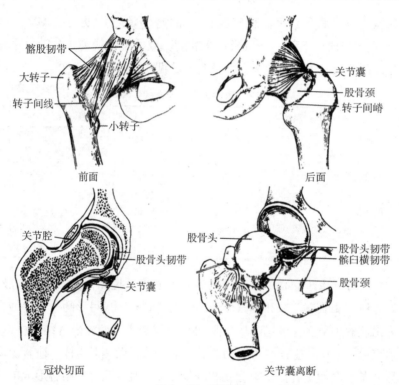 微课 2-2

1. 髋关节（hip joint）　由髋臼与股骨头构成（图 2-17）。髋臼月状面为关节面，并有纤维软骨构成的髋臼唇附于髋臼缘及髋臼横韧带，后者横架于髋臼切迹上。由于髋臼唇及横韧带加深了关节窝，而股骨头关节面只是球面的 2/3，故股骨头几乎全部被包入关节窝。关节囊紧张坚厚，上方附于髋臼周缘及髋臼横韧带；向下前面附于转子间线、大转子根部，股骨颈全包入关节囊内；后面囊附于股骨颈后面约一大半处，颈的下外侧部分并未包入关节囊内，故股骨颈骨折可有囊内、囊外和混合性骨折。关节囊上部和前部坚厚，后下部薄弱，该处也无韧带加强，股骨头有时可从该处脱出（髋关节后脱位）。关节囊有韧带加强，最强大的是髂股韧带（iliofemoral ligament）位于囊前方并与囊结合，起自髂前上棘，向下呈人字形，止于转子间线。该韧带除增强关节囊外，可限制大腿过度后伸，并对维持人体直立有很大作用。

图 2-17　髋关节

髋关节还有以下韧带。①股骨头韧带：在关节囊内，连于股骨头凹与髋臼横韧带之间，表面被覆有滑膜。此韧带个体差异大，是一扁束或只是一滑膜细带，闭孔动脉、旋股内侧动脉的髋臼支随该韧带至股骨头。②轮匝带：是关节囊的深层纤维围绕股骨颈的环形增厚，可约束股骨头向外脱出。③耻股韧带：位于关节囊的前下方，自耻骨上支斜向外下与关节囊融合，可限制大腿外展和外旋。④坐股韧带：起于坐骨体，斜向上外融合于关节囊，止于大转子根部，可限制大腿旋内。

髋关节是杵臼关节，可作屈、伸、内收、外展、旋内、旋外以及环转运动。关节的结构，如髋臼深、强厚的髂股韧带等，即反映了髋关节有较大的稳固性，以适应承担体重和支持行走的功能。

2. 膝关节（knee joint）　是人体最大、最复杂的关节，由股骨内、外侧髁，胫骨内、外侧髁和髌骨构成（图 2-18，图 2-19）。关节囊薄而松弛，但周围有肌腱和韧带加强。纤维层上方附于股骨内、外侧髁外缘及髁间窝后缘；前方附于髌骨关节面的周缘；下方附于胫骨内、外侧髁外缘及髁间区的前、后缘。滑膜层宽广，覆被除关节软骨及半月板以外的纤维层内表面及关节内韧带表面。在髌骨上方，滑膜层于股四头肌深面，股骨前方向上突出 5cm 以上成为髌上囊；在外侧滑膜沿腘肌腱深面伸延形成腘肌下隐窝；在髌骨下方两侧，滑膜被覆脂肪垫形成皱襞，称翼状襞，后者突入关节腔内，并向上汇合成细带状的髌下滑膜襞，附于髁间窝的前缘。关节内有半月板和交叉韧带。

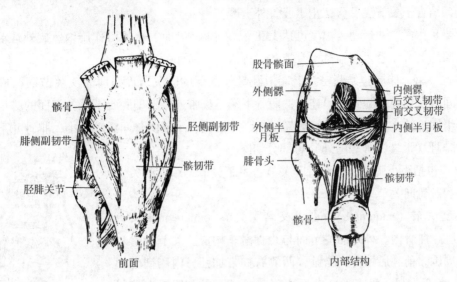

图 2-18 膝关节内部结构

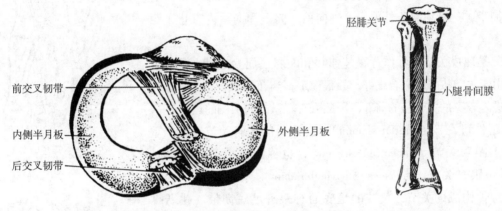

图 2-19 右膝关节半月板（上面）

半月板（menisci）由纤维软骨构成，性质作用同关节盘，有 2 个，下面平坦，上面凹陷，周缘肥厚，向中心逐渐变薄，半月板两端附于胫骨髁间区。两半月板的前缘以膝横韧带相连。内侧半月板（medial meniscus）较大，呈"C"形，其边缘大部附于关节囊及胫侧副韧带。外侧半月板（lateral meniscus）较小，呈"O"形，其边缘大部不与关节囊和腓侧副韧带连结，其间隔有腘肌腱。由于半月板能随膝关节运动而移动，故在强力而又骤然的动作时，易使半月板损伤或撕裂。

膝交叉韧带有前、后两条，前交叉韧带起自胫骨髁间隆起的前方，斜向后上外方，止于股骨外侧髁的内侧面，有制止胫骨后移的作用，该韧带在伸膝时最紧张；后交叉韧带起自胫骨髁间隆起的后方，斜向前上内方，止于股骨内侧髁的外侧面，有制止胫骨前移的作用，该韧带在屈膝时最紧张。此二韧带牢固地连结股骨和胫骨。

膝关节关节腔宽阔，由交叉韧带及内、外侧半月板将关节腔分为内、外两部和上、下两层，各部彼此相通。此外，滑膜除形成髌上囊外，还形成不与关节腔相通的滑液囊，如位于髌韧带与胫骨之间的髌下深囊、髌骨前皮下的髌前皮下囊。

膝关节囊外还有韧带加强。①髌韧带（patellar ligament）：股四头肌腱附于髌骨，并包绕其侧缘至髌骨下端，汇集成髌韧带，向下止于胫骨粗隆，髌韧带两侧有由股内、外侧肌腱下延成的髌内、外侧支持带。②胫侧副韧带：是强而宽扁的带状，结合于关节囊，起自股骨内上髁，向下散开，止于胫骨上段内侧面。③腓侧副韧带：是一独立的束，起自股骨外上髁，止于腓骨头。④腘斜韧带，是半膜肌腱的延续，斜向外上，结合于关节囊后壁，止于股骨外上髁。

膝关节主要是作屈、伸运动，幅度可达130°。在屈膝90°时，小腿可作旋内、旋外运动，此运动是胫骨内、外侧髁的关节面沿垂直轴对半月板和股骨髁一起所作的旋转。

3. 胫腓连结 胫、腓骨连结紧密。上端由胫骨外侧髁的腓关节面与腓骨头关节面构成微动的胫腓关节；两骨干间有坚韧的小腿骨间膜连结；两骨下端是韧带连结，即胫骨下端外侧面的腓切迹与腓骨外踝上方有结缔组织连结，并有胫腓前、后韧带加强。因此，小腿两骨间活动极小，腓骨并不参与支持体重，故必要时腓骨（上端、外踝除外）可部分切除。

4. 足关节 包括距小腿关节、跗骨间关节、跗跖关节、跖骨间关节、跖趾关节和趾骨间关节（图2-20）。

（1）距小腿关节（talocrural joint） 又名踝关节（ankle joint），由胫骨下端及胫、腓骨内、外踝的关节面与距骨滑车构成。关节囊附着于关节面的周围，前、后壁薄且松弛，两侧有韧带加强，内侧韧带（即三角韧带）起于内踝，呈扇形，向下止于舟骨、距骨和跟骨；外侧有三条独立的韧带，较薄弱，前为距腓前韧带，中为跟腓韧带，后为距腓后韧带，三者均起于外踝，分别向前、向下和向后内方止于距骨和跟骨。

踝关节是屈戌关节，可作背屈（伸）和跖屈（屈）运动。踝关节背屈时，由于关节头与窝嵌合很好，故很稳定；当跖屈时，距骨滑车较窄的后部进入较宽的关节窝的前部，因此可有轻微的向两侧的运动。

（2）跗骨间关节（intertarsal joint） 各跗骨间均有关节连结，重要的有：①距跟关节（talocalcaneal joint），也称距下关节（subtalar joint）。②距跟舟关节（talocalcaneonavicular joint），是距骨头、跟骨载距突、舟骨构成的关节，关节的足底面有跟舟足底韧带（跳跃韧带）加强。上述两关节是联合关节，并与踝关节一起运动，可作足跖

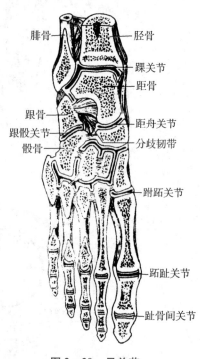

图2-20　足关节

屈、足内缘提高、足外缘降低、足心向内运动，称内翻；相反，足背屈、足内缘降低、足外缘提高、足心向外，则称外翻。③跟骰关节（calcaneocuboid joint），位居距跟舟关节外侧。此关节背侧有分歧韧带（bifurcated lig），呈"Y"形，起于跟骨，向前分叉止于舟骨和骰骨。各自独立的距跟舟关节与跟骰关节又合称跗横关节（transverse talsal joint），又名Chopart关节，关节线弯曲呈"S"形，内侧部凸向前，外侧部凸向后，两部间有分歧韧带，临床上可沿此线进行足的离断，切断分歧韧带是手术关键。

（3）跗跖关节（tarsometatarsal joint） 又名Lisfranc关节，由3块楔骨、骰骨与5块跖骨构成，均是微动关节。关节线不是一完全的弧形线，因第2跖骨较长，在该处向后凸出，此关节也是临床上行足关节离断处。足底有很多韧带加强跗骨间、跗跖骨间等的连结，足底长韧带是较重要的一个，其起于跟骨结节，向前止于骰骨、第2～4、5跖骨底。

（4）跖趾关节（metatarsophalangeal joint） 由跖骨头与近节趾骨底构成，可作屈、伸和内收、外展运动。内收、外展以第2趾为准。

（5）趾骨间关节（interphalangeal joint） 由各趾相邻两节趾骨的底与滑车构成，为滑车关节，能作屈伸运动。

5. 足弓 跗骨和跖骨借其连结形成凸向上的弓，称为足弓（图2-21）。足弓有前后方向上的内侧、外侧两条纵弓和内外方向上的一条横弓。内侧纵弓由跟骨、距骨、舟骨、3块楔骨以及内侧3块跖骨构

成；外侧纵弓由跟骨、骰骨和外侧 2 块跖骨构成。横弓由骰骨、3 块楔骨和跖骨连接构成。足弓的最高点是距骨头。足弓的着力点后方是跟骨结节，前方内侧是第 1 跖骨头，外侧是第 5 跖骨头。足弓呈三点鼎立形式，支持体重和维持人体站立，既稳固而又稳定。足弓因有弹性，对行走、跳跃有重要作用；还能减少地面对人体的反作用力的冲击和震荡，以保护人体器官（特别是脑）。足弓还有保护足底的血管和神经免受压迫的作用。足底大量的韧带对维持足弓有重要作用，重要的如足底长韧带、跟舟足底韧带等，此外，足底的肌、肌腱、腱膜等也起作用。如果足底韧带被动拉长或受损伤、小腿和足的某些肌张力不够或损伤，可致足弓塌陷，形成扁平足。

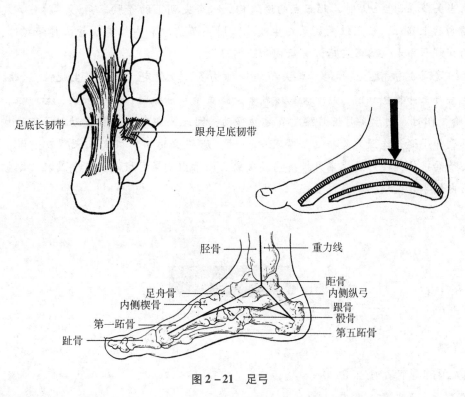

图 2 - 21 足弓

⊕ 知识链接

卢世璧院士和中国的人工关节

许多因素可以造成人体关节的损伤，导致关节的运动功能受限。严重时需要进行人工关节置换。人工关节置换就是将根据人体关节的形态、构造及功能制成的人工关节，通过外科技术植入人体内，代替患病关节功能，达到缓解关节疼痛、恢复关节功能的目的。谈到中国的人工关节，不得不提已故中国工程院卢世璧院士，他是我国骨科泰斗，是我国人工关节研制的奠基人。20世纪60年代，为了拯救饱受骨关节坏死折磨的患者、填补中国在人工关节领域研究的空白，卢院士勇挑重担，走上了自主研发人工关节的道路，经过艰苦的探索，20世纪70年代，卢院士团队成功研制出国内第一个人工关节。从此，中国的人工关节置换术用上了国产人工关节，这对于中国人工关节置换术是一次划时代的革命。卢院士从医六十载，为我国培养了大批骨科顶尖医学人才。四次参与地震救援，特别是 2008 年，卢院士年近八旬，全然不顾个人安危，毅然奔赴汶川地震救援一线。卢院士一生践行"身只此身，要珍重留为家国用；学需便学，莫等闲白了少年头"的诺言，他为中国打造了最坚韧的骨，奉献了温润仁爱的情。卢院士虽然已经离我们远去，但他那种精益求精、勇于攀登科研高峰、救死扶伤的精神却永远留在我们每个人的心中。

✿ 护理应用解剖

1. 肩关节和肩周炎　肩关节运动灵活范围广，是人体易发生脱位的关节之一，肩关节前部、后部及上部有韧带和肌加强，其下部没有肌保护，相对薄弱，当上肢极度外展时，容易发生肱骨头向下脱位。肩关节周围的肌、肌腱、滑膜囊和关节囊等软组织发生炎症，导致肩关节疼痛，活动受限等临床表现，临床上称为肩周炎。

2. 肘后三角　肱骨内、外上髁和尺骨鹰嘴在体表可扪及，当肘关节伸直时，此三点在一条直线上，当关节屈曲至90°时，此三点的连线构成一个尖朝下的等腰三角形。肘关节发生后脱位时，鹰嘴向后上移位，三点位置关系发生改变。肘关节前方和内侧有血管、神经经过，临床上，肘关节的穿刺和手术入路多在后方和后内侧进行。

3. 膝关节半月板和交叉韧带　膝关节辅助结构多，较稳定，不易发生脱位，但膝关节的交叉韧带和半月板易损伤。前、后交叉韧带断裂，膝关节半屈位时，胫骨可前、后移位，临床上称"抽屉试验"阳性。由于半月板随膝关节运动移动，因此，在急骤强烈运动时，可造成损伤。例如，当急剧伸小腿并作强力旋转（如踢足球）时，原移位的半月板尚未来得及前滑，被膝关节上、下关节面挤住，即可发生半月板挤伤或破裂。由于内侧半月板与关节囊及胫侧副韧带紧密相连，因而内侧半月板损伤机会较多。

目标检测

答案解析

一、选择题

1. 滑膜关节的基本结构是（　　）

　　A. 关节面、关节囊、囊内韧带

　　B. 关节面、关节囊、关节唇

　　C. 关节腔、关节囊、关节盘

　　D. 关节面、关节囊、关节腔

　　E. 关节面、关节腔、关节窝

2. 限制脊柱过度后伸的韧带是（　　）

　　A. 项韧带　　　B. 棘上韧带　　　C. 棘间韧带　　　D. 后纵韧带　　　E. 前纵韧带

3. 对椎间盘描述正确的是（　　）

　　A. 位于脊柱所有椎体之间　　　　B. 由纤维环和髓核构成

　　C. 属间接连接　　　　　　　　　D. 髓核最易向前方脱出

　　E. 颈部最厚

4. 关于骨盆，下列说法正确的是（　　）

　　A. 由左右髋骨、骶骨借助它们的骨连结构成

　　B. 直立时两侧髂前上棘和两侧耻骨结节同在一水平面上

　　C. 以界线为界分为大骨盆和假骨盆

　　D. 直立位时小骨盆上口呈水平位

E. 骨盆的性别差异在人类骨骼中最为明显

5. 可防止胫骨后移的主要韧带是（ ）

    A. 前交叉韧带   B. 后交叉韧带   C. 胫侧副韧带   D. 腓侧副韧带   E. 髌韧带

6. 下列属于滑膜关节囊内韧带的是（ ）

    A. 膝交叉韧带   B. 髂股韧带   C. 髌韧带   D. 桡骨环状韧带 E. 尺侧副韧带

7. 关于足弓，下列描述不正确的是（ ）

    A. 是由跗骨和跖骨借其连结形成的凸向上的弓

    B. 足弓可分为两个纵弓和一个横弓

    C. 足弓的最高点在距骨头

    D. 足弓塌陷可导致马蹄内翻足

    E. 足弓可以保护足底的血管、神经

二、思考题

1. 肩关节的构成、特点、运动有哪些？

2. 前臂骨、小腿骨分别借何种结构连结在一起？

3. 膝关节由何构成？有哪些辅助结构？

4. 连结椎体的结构有哪些？连结椎弓的结构有哪些？各有何功能？

（李 进）

书网融合……

本章小结   微课1   微课2   题库

第三章　肌　学

PPT

第一节　总　论

⇒ 案例引导

　　患儿，男，4岁，因头部向左偏斜3年就诊。3年前患儿家长观察到患儿喜欢将头部歪向左侧，未引起重视。1个月前，家长无意间发现患儿左侧颈部肌肉紧张明显，双侧面部轻度不对称，左面部稍小。患儿足月顺产，臀位产，围产期检查未发现异常。体检：患儿精神尚好，反应正常。双侧面部轻度不对称，左侧较右侧稍小，双眼斜视不明显，颈略短，向左侧屈曲；头部稍向左侧偏斜，面转向右侧。左侧胸锁乳突肌紧张挛缩，无压痛，呈条索状，被动活动时胸锁乳突肌牵拉痛阳性。实验室检查结果正常。颈椎正侧位X线片示颈椎曲度凸向右侧，余正常。诊断：先天性斜颈。

　　提问：

　　1. 试举例说明骨骼肌的构成及其在运动系统中的作用。

　　2. 全身的骨骼肌可分为哪几部分？

　　3. 思考骨骼肌除了运动功能之外，还有哪些方面的临床应用？

　　4. 此患儿为什么会发生斜颈？

人体的肌根据结构和功能的不同可分为骨骼肌、心肌和平滑肌。心肌为构成心壁的主要部分，平滑肌主要分布于内脏的中空性器官及血管壁，心肌与平滑肌不直接受意志的管理，属于不随意肌。运动系统所叙述的肌均是骨骼肌，一般都附着于骨，少数附着于皮肤者称为皮肌，是运动系统的动力器官。骨骼肌在人体内分布极广泛，主要存在于躯干和四肢，有600多块，约占体重的40%，直接受人的意志控制，故又称为随意肌（voluntary muscle）。

一、肌的形态和构造

每块肌都具有一定的形态、结构、位置和辅助装置，执行一定的功能，有丰富的血管和淋巴管，并接受神经的支配，每块肌都可视为一个器官。

骨骼肌包括肌腹（muscle belly）和肌腱（tendon）两部分。肌腹主要由肌纤维（即肌细胞）组成，色红而柔软，可收缩。肌腱主要由平行致密的胶原纤维束构成，色白、强韧而无收缩功能；肌多借肌腱附着于骨。

⊕ 知识链接

骨骼肌的抗张强度

人类的骨骼肌在松弛时的抗张强度约为 5.44kg/cm^2，而肌腱的抗张强度为 611～1265kg/cm^2。即使肌纤维作最大收缩，它的抗张力远不如肌腱。所以，当肌受到突然暴力时，通常肌腹可能断裂，或者肌腹与肌腱连接处断裂，甚至肌腱的附着处被拉开，而肌腱不致断裂。但是若肌腱有病理性损伤变脆弱时，则有可能断裂。

肌的形态多样，按其外形大致可分为长肌、短肌、扁肌和轮匝肌4种（图3－1）。长肌（long muscle）肌束通常与肌的长轴平行，收缩时肌显著缩短，可引起大幅度的运动，多见于四肢。有些长肌的起端有两个以上的头，合成一个肌腹，称为二头肌、三头肌或四头肌；有些长肌肌腹被中间腱分成两个肌腹，称二腹肌；有的由多个肌腹融合而成，其间隔以腱划，如腹直肌。短肌（short muscle）小而短，具有明显的节段性，收缩幅度较小，多见于躯干深层。扁肌（flat muscle）宽扁呈薄片状，多见于胸腹壁，除运动功能外还兼有保护内脏的作用。轮匝肌（orbicular muscle）主要由环形的肌纤维构成，位于孔裂的周围，收缩时可以关闭孔裂。

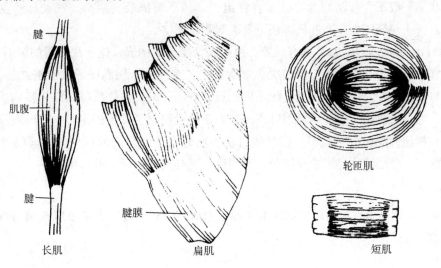

图3－1 肌的形态

二、肌的起止、配布和作用

肌通常以两端附着于两块或两块以上的骨，其间跨过一个或几个关节。肌收缩时，两骨彼此靠近或分离而产生运动。其中，一块骨位置相对固定，肌在此骨的附着点称为起点（origin）或定点（fixed attachment），而另一块骨相对地移动，肌在此骨的附着点称为止点（insertion）或动点（movable attachment）。通常把接近身体正中面或四肢靠近近侧的附着点看作肌的起点或定点，而另一附着点看作止点或动点。肌的定点和动点在一定条件下可以相互置换。

肌在关节周围配布的方式和多少与关节的运动轴一致。一个运动轴通常配备有两组肌，这两组肌运动方向完全相反，这些在作用上相互对抗的肌称为拮抗肌（antagonist）。拮抗肌在功能上既相互对抗，又相互协调和依存。如果拮抗肌中的一组功能丧失，则该关节的有关运动也随之丧失。此外，关节在完成某一种运动时，通常是几块肌共同配合完成的。例如屈肘关节时，经过该关节前方的肌同时收缩，这些功能相同的肌称为协同肌（synergist）。在神经系统的统一支配下，这些肌互相协调又互相配合，共同完成某种动作。

三、肌的命名原则

肌可按形状、大小、位置、起止点或作用等命名。如斜方肌、三角肌等是按形状命名的；冈上肌、冈下肌、肩胛下肌等是按位置命名的；肱二头肌、股四头肌等是按肌的形态结构和部位综合命名的；胸大肌、腰大肌等是按肌的大小和位置综合命名的；胸锁乳突肌、胸骨舌骨肌等是按其起止点命名的；旋后肌、大收肌等是按其作用命名的；腹外斜肌、腹横肌是根据肌的位置和肌束方向命名的。

四、肌的辅助装置

肌有筋膜、滑膜囊、腱鞘和籽骨等辅助装置，可保持肌的位置，保护和协助肌的运动。

（一）筋膜

筋膜分浅筋膜和深筋膜两种。

1. 浅筋膜（superficial fascia） 又称皮下组织、皮下脂肪或皮下筋膜，位于真皮之下，包被全身各部，由疏松结缔组织构成，富含脂肪，对保持体温有一定作用，其含量因身体的部位、性别及营养状况而不同。人体某些部位浅筋膜内缺乏脂肪组织，如眼睑、耳廓。某些部位浅筋膜分两层，浅层脂肪较多，深层呈膜状，一般不含脂肪而含有较多弹性组织，如下腹部及会阴部。浅动脉、皮下静脉、皮神经、浅淋巴管走行于浅筋膜内，有些局部还可有乳腺和皮肌。

2. 深筋膜（deep fascia） 又称固有筋膜，由致密结缔组织构成，位于浅筋膜的深面，它包被体壁、四肢的肌和血管、神经等。深筋膜与肌的关系非常密切，在四肢，深筋膜插入肌群之间，并附着于骨，构成肌间隔，将功能、发育过程和神经支配不同的肌群分隔开来，包绕肌群的深筋膜构成筋膜鞘，保证肌群单独活动。当一块肌由于水肿等原因肿胀时，由于筋膜限制了其体积膨胀，可出现疼痛症状。深筋膜还包绕血管、神经形成血管神经鞘。在肌数目众多而骨面不够广阔的部位，深筋膜可作为肌的附着点。在腕部和踝部，深筋膜增厚形成支持带，有约束、支持其深面肌腱的作用。

（二）滑膜囊

滑膜囊（synovial bursa）为封闭的结缔组织囊，壁薄，内有滑液，多位于肌或腱与骨面接触处，以减少两者之间的摩擦。

（三）腱鞘

腱鞘（tendinous sheath）是包围在肌腱外面的鞘管，存在于活动性较大的部位，如腕、踝、手指和足趾等处。腱鞘可分为外层的纤维层和内层的滑膜层两部分。纤维层（fibrous layer）又称纤维鞘（fibrous sheath of tendon），为深筋膜增厚所形成的骨性纤维性管道，它起滑车和约束肌腱的作用；滑膜层（synovial layer）又称腱滑膜鞘（synovial sheath of tendon），位于腱纤维鞘内，是由滑膜构成的双层圆筒形鞘。鞘的内层包在肌腱的表面，称为脏层，外层贴在腱纤维层的内面和骨面，称为壁层。脏、壁两层之间含少量滑液，使肌腱能在鞘内自由滑动。如果手指长期不恰当地作过度且快速运动，可导致腱鞘损伤，产生疼痛并影响肌腱的运动，称为腱鞘炎。腱滑膜鞘从骨面移行到肌腱的部分，称为腱系膜，其中有供应肌腱的血管通过。由于肌腱经常运动，腱系膜大部分消失，仅在血管神经出入处保留下来，称为腱纽。

⊕ 知识链接

腱鞘炎

腱鞘炎是肌腱长期在腱鞘内过度摩擦引起腱鞘充血肿胀发生的肌腱和腱鞘损伤性炎症。不良的用手习惯造成的慢性劳损是引发腱鞘炎的主要因素，如演奏乐器、推拿、织毛衣、写字和握鼠标均易可引起。对于患上腱鞘炎的年轻人来说，手机和电脑可谓是功不可没。当长期打字或点击鼠标，手指重复做某些动作时，易患上腱鞘炎。

因此，同学们在平时除了要注重手部及腕部的日常护理，更要合理使用手机和电脑等电子产品，注意用手的正确姿势，减少长时间的文书工作及电脑操作。每天可进行一些手部运动防止腱鞘损伤。知行合一，学以致用，预防疾病从日常生活做起。

（四）籽骨

籽骨（sesamoid bone）在肌腱内发生，多位于肌腱承受压力的部位，如手掌面或足跖面，可减少摩擦并改变骨骼肌牵引的方向。例如髌骨为全身最大的籽骨，参与膝关节的构成。

五、肌的血管、淋巴管和神经

（一）肌的血液供应

肌代谢旺盛，血供丰富，对缺血较敏感。每块肌都有血管配布，血管束多与神经伴行，沿肌间隔或筋膜间隙走行，进入肌门，经反复分支，在肌内膜形成包绕肌纤维的毛细血管网，然后出毛细血管网汇入微静脉和小静脉离开肌。取肌及其营养血管可制作成肌瓣或肌皮瓣，用于移植到需要修补的缺损部位。肌腱的血供较少，一般来自肌腹，但对于较长的肌腱，其中段或止端可有血管进入。

（二）肌的淋巴回流

肌的淋巴回流始于肌的毛细淋巴管，其位于肌外膜和肌束膜内，离肌后沿途伴随静脉回流，并汇入较大的淋巴管内。

（三）肌的神经支配

肌的神经多与主要的血管束伴行，其入肌部位取决于该肌的肌纤维排列和长度。主要有两种形式：与肌纤维平行，如梭形肌；或者与肌纤维垂直，如阔肌。了解这些特点，有助于临床手术分离肌纤维时，对神经分支的保护。分布于肌的神经有躯体神经和自主神经。躯体神经有传入纤维及传出纤维两种。前者传递肌的痛温觉和本体感觉，后者支配肌的收缩运动。此外，神经纤维对肌也有营养作用，可释放某些营养物质，促进糖原及蛋白质的合成，神经损伤后，肌内糖原合成减慢，蛋白质分解加速，肌逐渐萎缩，称为肌的营养性萎缩。自主神经随血管入肌，分布到肌内血管的平滑肌。

第二节 头 肌 <kbd>e</kbd>微课3

头肌可分为面肌和咀嚼肌。

一、面肌

面肌为扁薄的皮肌，位置表浅，大多起自颅骨不同部位，止于头面部皮肤，主要分布于口、眼、鼻等孔裂周围。面肌可分为环形肌和辐射肌两种，收缩时有闭合或开大上述孔裂的作用，同时牵动面部皮肤表达出各种表情，故又称之为表情肌（图3-2，图3-3）。

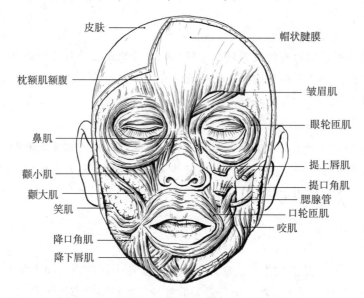

图3-2 面肌（前面）

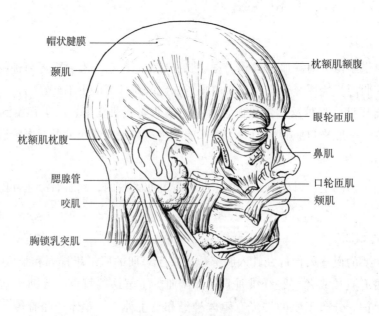

图3-3 面肌（侧面）

（一）颅顶肌

颅顶肌（epicranius）阔而薄，位于颅顶，左右各有一块枕额肌，它由两个肌腹和中间的帽状腱膜（galea aponeurotica）构成。前方的肌腹位于额部皮下称额腹（frontal belly），后方的肌腹位于枕部皮下称枕腹（occipital belly），它们与颅部的皮肤和皮下组织共同组成头皮，而与深部的骨膜则隔以疏松的结缔组织。枕腹起自枕骨，收缩时向后牵拉帽状腱膜；额腹止于眉部皮肤，收缩时可提眉并使额部皮肤出现皱纹。

⊕ **知识链接**

美容术——额部除皱术

通常将两侧滑车上血管神经束之间以及左、右眶上血管神经束外侧的额腹切除，在额骨鼻部切断肌腹，向上牵拉分离出来的额肌纤维，缝合固定于帽状腱膜，展平额部皮肤，消除前额皱纹，切除多余皮肤。

（二）眼轮匝肌

眼轮匝肌（orbicularis oculi）位于眼裂周围，呈扁椭圆形，分眶部、睑部和泪囊部。睑部纤维可眨眼，与眶部纤维共同收缩使眼裂闭合。泪囊部纤维可扩大泪囊，使囊内产生负压，以利泪液的引流。

（三）口周围肌

人类口周围肌在结构上高度分化，形成复杂的肌群，包括辐射状肌和环形肌。辐射状肌分别位于口唇的上、下方，能提上唇、降下唇及拉口角向上、向下或向外。在面颊深部有一对颊肌（buccinator），紧贴口腔侧壁，可以外拉口角，并使唇、颊紧贴牙齿，帮助咀嚼和吮吸，与口轮匝肌共同作用，能作吹口哨的动作，故又称吹奏肌。环绕口裂的环形肌称口轮匝肌（orbicularis oris），收缩时闭口，并使上下唇与牙紧贴。

（四）鼻肌

鼻肌不发达，为几块扁薄的小肌，分布在鼻孔周围，有开大或缩小鼻孔的作用。

二、咀嚼肌

咀嚼肌包括咬肌、颞肌、翼外肌和翼内肌，配布于颞下颌关节周围，参与咀嚼运动（图3-3，图3-4）。

（一）咬肌

咬肌（masseter）起自颧弓下缘和内面，肌纤维斜向后下止于咬肌粗隆，收缩时上提下颌骨。

（二）颞肌

颞肌（temporalis）起自颞窝，肌束如扇形向下会聚，经颧弓深面，止于下颌骨冠突，收缩时提下颌骨，后部纤维收缩使下颌骨向后运动。

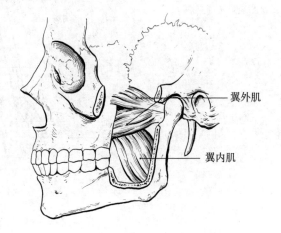

翼外肌
翼内肌

图3-4 翼内肌和翼外肌

（三）翼内肌

翼内肌（medial pterygoid）起自翼窝，止于下颌角内面的翼肌粗隆，收缩时提下颌骨，并使其向前运动。

（四）翼外肌

翼外肌（lateral pterygoid）在颞下窝内，起自蝶骨大翼的下面和翼突的外侧，向后外止于下颌颈。两侧翼外肌同时收缩，使下颌头连同关节盘向前至关节结节的下方，作张口运动，一侧收缩时使下颌移向对侧。

第三节　颈　肌

颈肌可依其所在位置分为颈浅肌和颈外侧肌、颈前肌、颈深肌三群。

一、颈浅肌和颈外侧肌

（一）颈阔肌

颈阔肌（platysma）位于颈部浅筋膜，为一薄而宽阔的皮肌，起自胸大肌和三角肌表面的筋膜，向上止于口角、下颌骨下缘及面部皮肤。作用：拉口角及下颌向下，作惊讶、恐怖表情，并使颈部皮肤出现皱褶。手术切开此肌缝合时，应注意将断端对合，以免术后形成瘢痕。

（二）胸锁乳突肌

胸锁乳突肌（sternocleidomastoid）（图3-3、图3-5）在颈部两侧皮下，大部分为颈阔肌所覆盖，起自胸骨柄前面和锁骨的胸骨端，两头会合斜向后上方，止于颞骨乳突。作用：一侧肌收缩使头向同侧倾斜，脸转向对侧；两侧收缩可使头后仰；当仰卧时，双侧肌收缩可抬头。该肌在颈部形成明显的标志，其主要作用是维持头的正常端正姿势，以及使头在水平方向上从一侧到另一侧的运动。一侧病变使肌挛缩时，可引起斜颈。

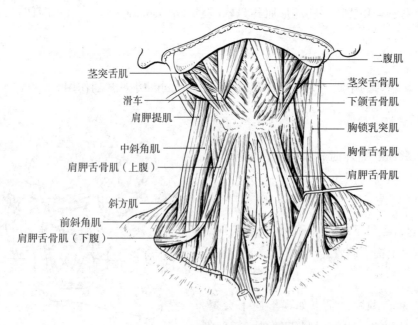

图3-5　颈前肌

二、颈前肌

颈前肌分为舌骨上肌群和舌骨下肌群（图3-5）。

（一）舌骨上肌群

舌骨上肌群在舌骨与下颌骨之间，每侧4块肌。

1. 二腹肌（digastric） 在下颌骨下方，有前、后两个肌腹。前腹起自下颌骨的二腹肌窝，斜向后下方，后腹起自乳突内侧，斜向前下，两肌腹以中间腱相连，中间腱借筋膜形成滑车系于舌骨。

2. 下颌舌骨肌（mylohyoid） 为二腹肌前腹深面的三角形扁肌，起自下颌骨的下颌舌骨肌线，止于舌骨，与对侧肌会合于中线，组成口腔底。

3. 茎突舌骨肌（stylohyoid） 位于二腹肌后腹之上并与之伴行，起自茎突，止于舌骨。

4. 颏舌骨肌（geniohyoid） 在下颌舌骨肌深面，起自下颌骨颏棘，止于舌骨。

舌骨上肌群的作用：当舌骨固定时，下颌舌骨肌、颏舌骨肌和二腹肌前腹均能拉下颌骨向下而张口。吞咽时，下颌骨固定，舌骨上肌群收缩上提舌骨，使舌升高，协助推挤食团入咽，并关闭咽峡。

（二）舌骨下肌群

舌骨下肌群位于颈前部，在舌骨下方正中线的两旁，居喉、气管、甲状腺的前方，每侧有4块肌，分浅、深两层排列，各肌均以其起止点命名。

1. 胸骨舌骨肌（sternohyoid） 在颈部正中线两侧，为薄片带状肌。

2. 肩胛舌骨肌（omohyoid） 在胸骨舌骨肌的外侧，为细长带状肌，分为上、下两个肌腹，两腹之间以中间腱相连。

3. 胸骨甲状肌（sternothyroid） 在胸骨舌骨肌深面。

4. 甲状舌骨肌（thyrohyoid） 在胸骨甲状肌的上方，被胸骨舌骨肌覆盖。

舌骨下肌群的作用：下降舌骨和喉，甲状舌骨肌在吞咽时可提喉使之靠近舌骨。

三、颈深肌

颈深肌分为内侧群和外侧群。

（一）内侧群

内侧群在脊柱颈段的前方，每侧有4块肌肉，包括头长肌、颈长肌、头前直肌和头外侧直肌，合称椎前肌。作用：收缩时能使头颈前屈。

（二）外侧群

外侧群位于脊柱颈段的两侧，有前斜角肌（scalenus anterior）、中斜角肌（scalenus medius）和后斜角肌（scalenus posterior）。各肌均起自颈椎横突，其中，前、中斜角肌止于第1肋，后斜角肌止于第2肋。作用：一侧肌收缩，使颈侧屈；两侧肌同时收缩可上提第1、2肋，助深吸气。当肋骨固定，则可使颈前屈。

四、颈部的局部记载

（一）斜角肌间隙

斜角肌间隙（scalene fissure）为前、中斜角肌与第1肋之间的间隙，内有锁骨下动脉和臂丛神经通过。前斜角肌肥厚或痉挛可压迫这些结构，产生相应症状，称前斜角肌综合征。

（二）颈动脉三角

颈动脉三角（carotid triangle）在颈前区，位于胸锁乳突肌上份前缘、肩胛舌骨肌上腹与二腹肌后腹之间，在此区域内有颈总动脉及其分支、颈内静脉及其属支、舌下神经、迷走神经、副神经等重要结构。

第四节　躯干肌

躯干肌可分为背肌、胸肌、膈、腹肌和会阴肌。会阴肌在生殖系统中讲述。

一、背肌

(一)背浅肌

背浅肌分为两层，均起自脊柱的不同部位，止于上肢带骨或自由上肢骨。浅层有斜方肌和背阔肌，浅层深面有肩胛提肌和菱形肌（图3-6）。

1. 斜方肌（trapezius） 位于项部和背上部的浅层，为三角形的阔肌，左右两侧合在一起呈斜方形，故而得名。该肌起自上项线、枕外隆凸、项韧带、第7颈椎和全部胸椎的棘突，上部肌束斜向外下方，中部的平行向外，下部的斜向外上方，止于锁骨的外侧1/3份、肩峰和肩胛冈。作用：使肩胛骨向脊柱靠拢，上部肌束可上提肩胛骨，下部肌束可下降肩胛骨。若肩胛骨固定，一侧肌收缩使颈向同侧屈、脸转向对侧；两侧同时收缩可使头后仰。该肌瘫痪时，呈现"塌肩"状。

2. 背阔肌（latissimus dorsi） 为全身最大的扁肌，位于背的下半部及胸的后外侧，以腱膜起自下6个胸椎的棘突、全部腰椎的棘突、骶正中嵴及髂嵴后部等处，肌束向外上方集中，止于肱骨小结节嵴。作用：使肱骨内收、旋内和后伸。当上肢上举固定时，可引体向上。

3. 肩胛提肌（levator scapulae） 位于项部两侧、斜方肌的深面，起自上4个颈椎的横突，止于肩胛骨上角和内侧缘上部。作用：上提肩胛骨，并使肩胛骨下角转向内；如肩胛骨固定，可使颈向同侧屈及后仰。

4. 菱形肌（rhomboideus） 位于斜方肌的深面，为

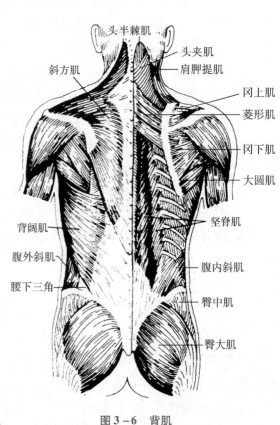

图3-6　背肌

菱形的扁肌，起自第6~7颈椎和第1~4胸椎的棘突，止于肩胛骨的内侧缘。作用：牵引肩胛骨向内上并向脊柱靠拢。

(二)背深肌

背深肌排列于脊柱两侧，分为长肌和短肌。长肌位置较浅，主要有竖脊肌和夹肌；短肌位于深部，呈节段性，种类较多而复杂，有枕下肌、棘间肌等。背深部的长、短肌对维持人体直立姿势起重要作用，短肌还与脊柱的韧带一起保持各椎骨之间的稳固连接。

竖脊肌（erector spinae）又称骶棘肌，为背肌中最长、最大的肌，纵列于脊柱两侧的沟内，起自骶骨背面、髂嵴后部和腰椎棘突，向上分出三群肌束，沿途止于椎骨和肋骨，向上可达颞骨乳突（图3-6）。作用：两侧同时收缩使脊柱后伸和仰头，一侧收缩使脊柱侧屈。

图中标注：头半棘肌、斜方肌、背阔肌、腹外斜肌、腰下三角、头夹肌、肩胛提肌、冈上肌、菱形肌、冈下肌、大圆肌、竖脊肌、腹内斜肌、臀中肌、臀大肌

二、胸肌

胸肌可分为胸上肢肌和胸固有肌。胸上肢肌位于胸壁的前面及侧面浅层，为阔肌，止于上肢带骨或肱骨；胸固有肌参与胸壁的构成，仍保持着节段性。

（一）胸上肢肌

1. 胸大肌（pectoralis major）　位置表浅，宽而厚，呈扇形，覆盖于胸廓前壁的大部，起自锁骨的内侧半、胸骨和第 1～6 肋软骨等处，各部肌束向外会合，以扁腱止于肱骨大结节嵴（图 3-7）。作用：使肩关节内收、旋内和前屈。如上肢固定，可上提躯干，与背阔肌一起完成引体向上的动作，也可提肋助吸气。

2. 胸小肌（pectoralis minor）　位于胸大肌深面，呈三角形，起自第 3～5 肋骨，止于肩胛骨的喙突（图 3-7）。作用：拉肩胛骨向前下方。当肩胛骨固定时，可提肋助吸气。

3. 前锯肌（serratus anterior）　为宽大的扁肌，位于胸廓侧壁，以数个肌齿起自上 8 个或 9 个肋骨，肌束斜向后上内，经肩胛骨的前方，止于肩胛骨内侧缘和下角（图 3-8）。作用：拉肩胛骨向前和紧贴胸廓。下部肌束使肩胛骨下角旋外，助臂上举，当肩胛骨固定时，可提肋骨助深吸气。若此肌瘫痪，则肩胛骨下角离开胸廓而突出于皮下，称为"翼状肩"。

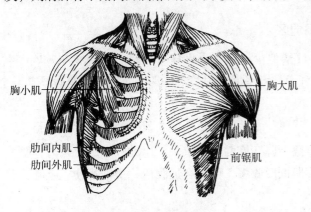

图 3-7　胸肌

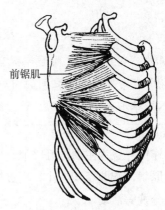

图 3-8　前锯肌

（二）胸固有肌

1. 肋间外肌（intercostales externi）　共 11 对，位于各肋间隙的浅层（图 3-8、图 3-10），起自上位肋骨下缘，肌束斜向前下，止于下一肋骨的上缘，其前部肌束仅达肋骨与肋软骨的结合处，在肋软骨间隙处移行为肋间外膜。作用：提肋助吸气。

2. 肋间内肌（intercostales interni）　位于肋间外肌的深面（图 3-8、图 3-10），起自下位肋骨的上缘，止于上位肋骨的下缘，肌束斜向前上，前部肌束达胸骨外侧缘，后部肌束只到肋角，自此向后为肋间内膜所代替。作用：降肋助呼气。

3. 肋间最内肌（intercostales intimi）　位于肋间隙中份，肋间内肌的深面，肌束方向和作用与肋间内肌相同。

4. 胸横肌（transversus thoracis）　在胸前壁的内面，起自胸骨下部，纤维向上外止于第 2～6 肋的内面。作用：拉肋骨向下助呼气。

三、膈

膈（diaphragm）是胸腹腔之间的向上膨隆呈穹窿形的扁薄阔肌（图 3-9），其肌纤维起自胸廓下口的周缘和腰椎前面，可分为三部：胸骨部起自剑突后面；肋部起自下 6 对肋骨和肋软骨；腰部以左、右两个膈脚起自上 2～3 个腰椎以及内、外侧弓状韧带。各部肌纤维向中央移行于中心腱（central tendon）。

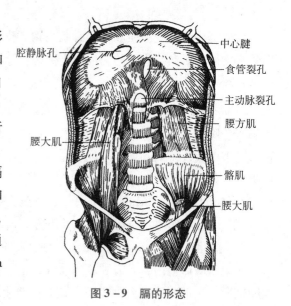

膈上有 3 个裂孔，在第 12 胸椎前方，左、右两个膈脚与脊柱之间有主动脉裂孔（aortic hiatus），有主动脉和胸导管通过；主动脉裂孔的左前上方，约第 10 胸椎水平，有食管裂孔（esophageal hiatus），有食管和迷走神经通过；在食管裂孔的右前上方的中心腱内有腔静脉孔（vena caval foramen），约在第 8 胸椎水平，有下腔静脉通过。

图 3-9　膈的形态

🌐 **知识链接**

膈的薄弱区

膈肌的三部起始部之间通常留有三角形无肌纤维的小区，仅覆以结缔组织，是膈的薄弱区，其中，胸骨部与肋部起点之间的叫胸肋三角，肋部与腰部起点之间的叫腰肋三角。腹腔脏器可能经此突入胸腔形成膈疝。

膈肌的作用：膈为主要的呼吸肌，收缩时，膈穹窿下降，胸腔容积扩大，以助吸气；松弛时，膈穹窿上升恢复原状，胸腔容积减小，以助呼气。膈与腹肌同时收缩，则能增加腹压，协助排便、呕吐、咳嗽、喷嚏及分娩等活动。

四、腹肌

腹肌位于胸廓与骨盆之间，参与腹壁的组成，按其部位可分为前外侧群和后群两部分。

（一）前外侧群

前外侧群构成腹腔的前外侧壁，包括带形的腹直肌和 3 块宽阔的扁肌，即腹外斜肌、腹内斜肌和腹横肌（图 3-10）。

1. 腹外斜肌（obliquus externus abdominis）是宽阔的扁肌，位于腹前外侧壁的浅层，以 8 个肌齿起自下 8 个肋骨的外面，与前锯肌、背阔肌的肌齿交错，肌纤维斜向前下，后部肌束向下止于髂嵴前部，其余肌束向内移行于腱膜，经腹直肌前面，并参与构成腹直肌鞘的前层，至腹正中线止于白线。腹外斜肌腱膜的下缘卷曲增厚，连于髂前上棘与耻骨结节之间，称为腹股沟韧带（inguinal liga-

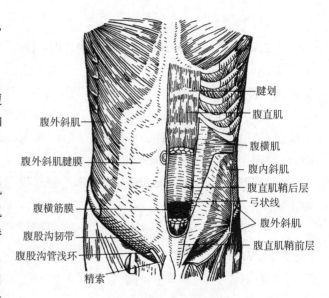

图 3-10　腹前外侧壁肌

ment）。腹股沟韧带的内侧端有一小束腱纤维向下后方反折至耻骨梳，为腔隙韧带（lacunar ligament），又称陷窝韧带。腔隙韧带延伸并附于耻骨梳的部分称耻骨梳韧带（pectineal ligament）。在耻骨结节外上方，腹外斜肌腱膜形成三角形的裂孔，为腹股沟管浅环（superficial inguinal ring），又称皮下环。

2. 腹内斜肌（obliquus internus abdominis） 在腹外斜肌深面，起于胸腰筋膜、髂嵴和腹股沟韧带的外侧 1/2，肌束呈扇形，后部肌束几乎垂直上升止于下位 3 个肋骨，大部分肌束向内延为腱膜，在腹直肌外侧缘分为前、后两层包裹腹直肌，参与构成腹直肌鞘的前层及后层，在腹正中线止于白线。腹内斜肌下部起于腹股沟韧带的肌束行向前下，越过男性精索（女性子宫圆韧带）的前面，延续为腱膜，与腹横肌的腱膜会合形成腹股沟镰（inguinal falx）或称联合腱（conjoined tendon），止于耻骨梳的内侧端及耻骨结节附近。

3. 腹横肌（transversus abdominis） 在腹内斜肌深面，起自下 6 个肋软骨的内面、胸腰筋膜、髂嵴和腹股沟韧带的外侧 1/3，肌束横行向前延续为腱膜，腱膜越过腹直肌后面参与组成腹直肌鞘后层，终于白线。腹内斜肌和腹横肌的最下部发出一些细散的肌纤维，包绕精索和睾丸，称为提睾肌（cremaster），收缩时可上提睾丸，此肌虽属骨骼肌，但不受意志支配。

4. 腹直肌（rectus abdominis） 位于腹前壁正中线两侧的腹直肌鞘内，上宽下窄，起自耻骨联合和耻骨嵴，肌束向上止于胸骨剑突和第 5～7 肋软骨的前面。腹直肌全长被 3～4 条横行的腱划（tendinous intersection）分成几个肌腹，腱划由结缔组织构成，与腹直肌鞘的前层结合紧密，是肌节愈合的痕迹。在腹直肌的后面，腱划不明显，未与腹直肌鞘的后层愈合，所以腹直肌的后面是游离的。

腹前外侧肌群的作用：三层扁腹肌的肌纤维相互交错，虽薄却坚韧，与腹直肌共同构成牢固而有弹性的腹壁，起到保护腹腔脏器、维持腹内压的作用。当腹肌收缩时，可增加腹内压以完成咳嗽、分娩、呕吐和排便等生理功能；能使脊柱前屈、侧屈与旋转；还可降肋助呼气。

（二）后群

后群有腰大肌和腰方肌（图 3-9）。腰大肌将在下肢肌中叙述。

腰方肌（quadratus lumborum）位于腹后壁，在脊柱两侧，呈长方形，起自髂嵴后部，向上止于第 12 肋和第 1～4 腰椎横突。作用：下降和固定第 12 肋，并使脊柱侧屈。

五、躯干部的局部记载

（一）腹直肌鞘

腹直肌鞘（sheath of rectus abdominis）包裹腹直肌，由腹前外侧壁 3 块扁肌的腱膜构成。鞘分前、后两层，前层由腹外斜肌腱膜与腹内斜肌腱膜的前层构成；后层由腹内斜肌腱膜的后层与腹横肌腱膜构成。在脐以下 4～5cm 处，3 块扁肌的腱膜全部转到腹直肌的前面构成腹直肌鞘的前层，后层缺如，因此，腹直肌鞘后层的腱膜下缘形成一凸向上方的弧形分界线叫弓状线（arcuate line）或半环线（图 3-10），此线以下腹直肌后面与腹横筋膜相贴。

（二）白线

白线（linea alba）位于腹前壁正中线上，左、右腹直肌鞘之间，由两侧 3 层扁肌腱膜的纤维交织而成，上方起自剑突，下方止于耻骨联合。坚韧而乏血管，其中部有圆形的腱性脐环，胎儿时期脐带的附着处，此处为腹壁的薄弱点，若腹腔脏器由此处膨出，则称脐疝。

（三）腹股沟管

腹股沟管（inguinal canal）为男性精索或女性子宫圆韧带所通过的肌和腱之间的一条潜在性裂隙，位于腹前外侧壁的下部，在腹股沟韧带内侧半的上方，由外上斜向内下，长 4～5cm，管的内口称腹股沟管深环（deep inguinal ring）或腹环，在腹股沟韧带中点上方约 1.5cm 处，为腹横筋膜向外突出形成的卵圆形孔，其内侧有腹壁下动脉。管的外口为腹股沟管浅环（superficial inguinal ring）或称皮下环。腹股沟管有 4 个壁：前壁是腹外斜肌腱膜和腹内斜肌；后壁是腹横筋膜和腹股沟镰；上壁为腹内斜肌和腹横肌的弓状下缘；下壁为腹股沟韧带。

（四）腹股沟三角

腹股沟三角（inguinal triangle）又称海氏三角（Hesselbach triangle），位于腹前壁下部，是由腹直肌外侧缘、腹股沟韧带和腹壁下动脉围成的三角区。

腹股沟管和腹股沟三角都是腹壁下部的薄弱区。在病理情况下，腹腔内容物可由此区突出形成疝。若腹腔内容物经腹股沟管腹环进入腹股沟管，再经皮下环突出，则形成腹股沟斜疝；若腹腔内容物不经腹环，而是从腹股沟三角处膨出，则形成腹股沟直疝。

> 🌐 **知识链接**
>
> 神经系统和肌
>
> 　临床上会遇到不少以肌的功能缺失为主要表现的疾病。究其根本，多数是神经系统病变引起的。这提示我们，人体是一个有机的辩证统一的整体，分析疾病时，不能只着眼于症状，而要深入探讨疾病的本质，做到整体和局部的统一，采用辩证思维，才能使我们做出正确的判断。

第五节　上肢肌

上肢肌分为上肢带肌、臂肌、前臂肌和手肌。

一、上肢带肌

上肢带肌配布于肩关节周围，均起自上肢带骨，止于肱骨，有运动肩关节并能增强关节稳固性的作用（图 3-11、图 3-12）。

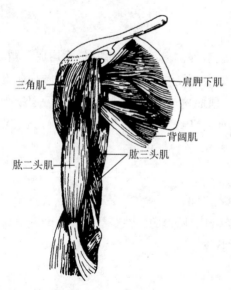

图 3-11　上肢带肌及臂肌前群

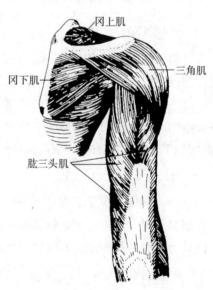

图 3-12　上肢带肌及臂肌后群

（一）三角肌

三角肌（deltoid）位于肩部，呈三角形包裹肩关节。起自锁骨的外侧份、肩峰和肩胛冈，肌束向外下方集中，止于肱骨体外侧的三角肌粗隆。肱骨上端由于三角肌的覆盖，使肩部呈圆隆形，腋神经受损可致该肌瘫痪萎缩，使肩峰突出于皮下形成"方肩"。作用：外展肩关节，前部肌束可使肩关节屈和旋内，后部肌束可使肩关节伸和旋外。

（二）冈上肌

冈上肌（supraspinatus）位于斜方肌深面，起自肩胛骨的冈上窝，肌束向外经肩峰和喙肩韧带的下方，跨越肩关节，止于肱骨大结节上部。作用：使肩关节外展。

（三）冈下肌

冈下肌（infraspinatus）位于冈下窝内，肌束向外经肩关节后面，止于肱骨大结节中部。作用：使肩关节旋外。

（四）小圆肌

小圆肌（teres minor）位于冈下肌的下方，起自肩胛骨外侧缘上 2/3 的背面，止于肱骨大结节下部。作用：使肩关节旋外。

（五）大圆肌

大圆肌（teres major）位于小圆肌下方，起自肩胛骨下角背面，肌束向上外方集中，止于肱骨小结节嵴。作用：使肩关节内收和旋内。

（六）肩胛下肌

肩胛下肌（subscapularis）位于肩胛骨腹侧面，呈三角形，起自肩胛下窝，肌束向上外经肩关节的前方，止于肱骨小结节。作用：使肩关节内收和旋内。

⊕ **知识链接**

肩袖损伤

肩袖（rotator cuff）是由冈上肌、冈下肌、肩胛下肌、小圆肌的肌腱在肱骨头前、上、后方形成的袖套样肌样结构。位于肩峰和三角肌下方，与关节囊紧密相连。肩袖的功能是上臂外展过程中使肱骨头向关节盂方向拉近，维持肱骨头与关节盂的正常支点关节。肩袖损伤多见于肩关节极度外展的反复运动中（如棒球、自由泳、仰泳、举重等），常伴有肩关节疼痛、肩关节外展与前举等功能受限，运动时常伴有摩擦音等临床症状。肩袖长期损伤的患者，还可伴有冈上肌、冈下肌和三角肌的的萎缩。

二、臂肌

臂肌覆盖肱骨，分为前、后两群，前群为屈肌，后群为伸肌。

（一）前群

前群包括浅层的肱二头肌和深层的肱肌、喙肱肌（图 3－11，图 3－13）。

1. 肱二头肌（biceps brachii） 呈梭形，起端有两个头，长头以长腱起自肩胛骨盂上结节，通过肩关节囊，经结节间沟下降；短头位于长头内侧，起自肩胛骨喙突。两头在臂的下部合并成一个肌腹，向下移行为肌腱止于桡骨粗隆。作用：屈肘关节；当前臂在旋前位时，能使其旋后；此外，还能协助屈肩关节。

2. 喙肱肌（coracobrachialis） 在肱二头肌短头的后内方，起自肩胛骨喙突，止于肱骨中部内侧面。作用：使肩关节屈和内收。

3. 肱肌（brachialis） 位于肱二头肌下部深面，起自肱骨体下部前面，止于尺骨粗隆。作用：屈肘关节。

（二）后群

肱三头肌（triceps brachii）起端有 3 个头，长头以长腱起自肩胛骨盂下结节，向下行经大、小圆肌之间，肌束下行于外侧头内侧，内侧头浅面；外侧头与内侧头分别起自肱骨后面桡神经沟的外上方和内下方的骨面。3 个头向下以一坚韧的肌腱止于尺骨鹰嘴（图 3 – 12，图 3 – 14）。作用：伸肘关节，长头还可使肩关节后伸和内收。

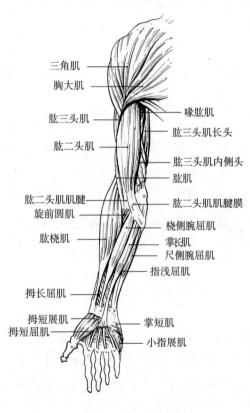

图 3 – 13　上肢肌前群

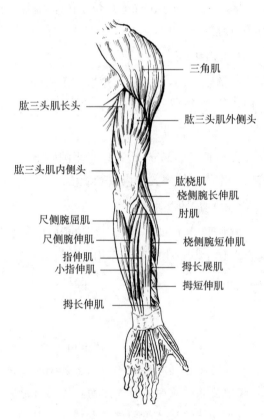

图 3 – 14　上肢肌后群

三、前臂肌

前臂肌配布于桡、尺骨周围，分为前、后两群。主要运动肘关节、腕关节和指骨间关节。前臂肌大多数是长肌，肌腹位于近侧，细长的肌腱位于远侧。

（一）前群

前臂肌前群共 9 块肌，分四层排列。

1. 第一层 有 5 块肌（图 3 – 13），自桡侧向尺侧依次为肱桡肌、旋前圆肌、桡侧腕屈肌、掌长肌、尺侧腕屈肌。

（1）肱桡肌（brachioradialis） 起自肱骨外上髁的上方，向下止于桡骨茎突。作用：屈肘关节。其他四块肌共同以屈肌总腱起自肱骨内上髁及前臂深筋膜。

（2）旋前圆肌（pronator teres）　止于桡骨外侧面中部，作用：使前臂旋前、屈肘关节。

（3）桡侧腕屈肌（flexor carpi radialis）　以长腱止于第2掌骨底。作用：屈肘、屈腕和使腕外展。

（4）掌长肌（palmaris longus）　肌腹很小而肌腱细长，连于掌腱膜。作用：屈腕和紧张掌腱膜。

（5）尺侧腕屈肌（flexor carpi ulnaris）　止于豌豆骨。作用：屈腕和使腕内收。

2. 第二层　只有1块肌，即指浅屈肌（flexor digitorum superficialis），肌的上部为浅层肌所覆盖。起自肱骨内上髁、尺骨和桡骨前面，肌束向下移行为4条肌腱，通过腕管和手掌，分别进入第2～5指的屈肌腱鞘，至近节指骨中部时，每一条肌腱分出两脚，止于中节指骨体的两侧（图3-15）。作用：屈近侧指骨间关节、屈掌指关节和屈腕。

3. 第三层　有2块肌（图3-16）。

（1）拇长屈肌（flexor pollicis longus）　位于桡侧，起自桡骨前面和前臂骨间膜，以长腱通过腕管和手掌，止于拇指远节指骨底。作用：屈拇指指骨间关节和掌指关节。

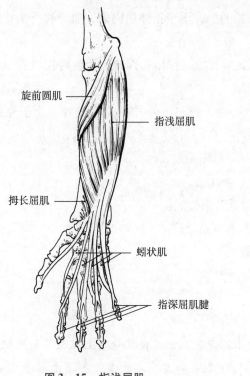

图3-15　指浅屈肌

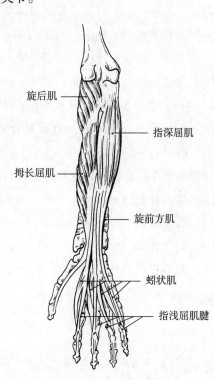

图3-16　前臂肌和手肌深层

（2）指深屈肌（flexor disitorum profundus）　位于尺侧，起自尺骨的前面和骨间膜，向下分出4条肌腱，经腕管入手掌，在指浅屈肌腱的深面分别进入第2～5指的屈肌腱鞘，在鞘内穿经指浅屈肌腱两脚之间，止于远节指骨底。作用：屈第2～5指的远侧指骨间关节、近侧指骨间关节、掌指关节和屈腕。

4. 第四层　只有1块肌，为旋前方肌（pronator quadratus），呈方形，起自尺骨下1/4前面，止于桡骨前面（图3-16）。作用：使前臂旋前。

⊕ 知识链接

内关穴的定位

掌长肌腱与桡侧腕屈肌腱之间，腕横纹上2寸，定位内关穴。其深部为旋前方肌。内关穴主治肘臂挛痛、手指麻木等。

（二）后群

前臂肌后群共 10 块肌，分浅、深两层排列（图 3 - 14）。

1. 浅层　有 5 块肌，以共同的伸肌总腱起自肱骨外上髁及邻近的深筋膜，自桡侧向尺侧依次为以下肌。

（1）桡侧腕长伸肌（extensor carpi radialis longus）　向下移行为长腱至手背，止于第 2 掌骨底。作用：伸腕、使腕外展。

（2）桡侧腕短伸肌（extensor carpi radialis brevis）　在桡侧腕长伸肌的后内侧，止于第 3 掌骨底。作用：伸腕、使腕外展。

（3）指伸肌（extensor digitorum）　肌腹向下移行为 4 条肌腱，经手背，分别到第 2～5 指。在手背远侧部，掌骨头附近，4 条腱之间有腱间结合相连，各腱到达指背时向两侧扩展为扁的指背腱膜，向远侧分为 3 束，分别止于中节指骨底和远节指骨底。作用：伸指和伸腕。

（4）小指伸肌（extensor digiti minimi）　是一条细长的肌，附于指伸肌内侧，肌腱移行为指背腱膜，止于小指中节和远节指骨底。作用：伸小指。

（5）尺侧腕伸肌（extensor carpi ulnaris）　止于第 5 掌骨底。作用：伸腕，使腕内收。

2. 深层　也有 5 块肌，从外上向内下依次为以下肌。

（1）旋后肌（supinator）　起自肱骨外上髁和尺骨近侧，斜向下外并向前绕桡骨，止于桡骨上 1/3 的前面。作用：使前臂旋后。

其余 4 肌皆起自桡、尺骨和骨间膜的背面，其作用与名称一致。

（2）拇长展肌（abductor pollicis longus）　止于第 1 掌骨底。

（3）拇短伸肌（extensor pollicis brevis）　止于拇指近节指骨底。

（4）拇长伸肌（extensor pollicis longus）　止于拇指远节指骨底。

（5）示指伸肌（extensor indicis）　止于示指指背腱膜。

⊕ **知识链接**

"网球肘"的由来

前臂伸肌大都起自肱骨外上髁及其附近，过度牵拉伸肌总腱可致肱骨外上髁及其周围组织损伤，伤者往往在肱骨外上髁附近有明显压痛，手背屈时疼痛加重。这种情况多见于网球运动员，经常作前臂旋后和伸腕等动作，如猛烈反手抽球时所致，故有"网球肘"之称。

四、手肌

手肌位于手的掌侧，为短小的肌，其作用为运动手指。手肌分为外侧、中间和内侧 3 群（图 3 - 16 至图 3 - 18）。

（一）外侧群

手肌外侧群较为发达，在手掌拇指侧形成一隆起，称鱼际（thenar）。

1. 拇短展肌（abductor pollicis brevis）　位于浅层外侧。

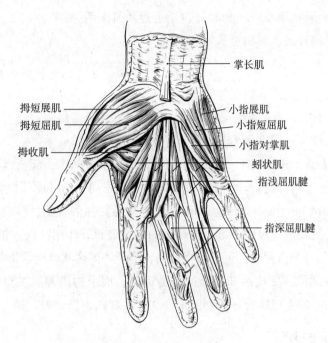

图 3-17 手肌前面（浅层）

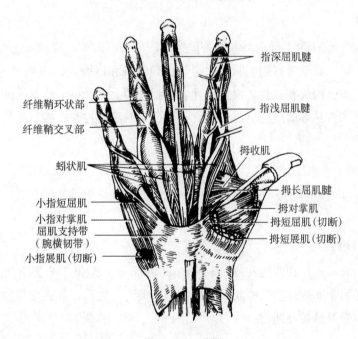

图 3-18 手肌

2. 拇短屈肌（flexor pollicis brevis） 位于浅层内侧。

3. 拇对掌肌（opponens pollicis） 位于拇短展肌的深面。

4. 拇收肌（adductor pollicis） 位于拇对掌肌的内侧。

上述 4 肌可使拇指作展、屈、对掌和收等动作。

（二）内侧群

手肌内侧群在手掌小指侧，形成一隆起称小鱼际（hypothenar），有 3 块肌组成。

1. 小指展肌（abductor digiti minimi） 位于浅层内侧。

2. 小指短屈肌（flexor digiti minimi brevis） 位于浅层外侧。

3. 小指对掌肌（opponens digiti minimi）　位于上述两肌深面。

上述 3 肌分别使小指作外展、屈和对掌等动作。

（三）中间群

手肌中间群位于掌心，包括蚓状肌和骨间肌。

1. 蚓状肌（lumbricales）　为 4 条细束状小肌，起自指深屈肌腱桡侧，经掌指关节桡侧至第 2~5 指的背面，止于指背腱膜。作用：屈掌指关节、伸指骨间关节。

2. 骨间掌侧肌（palmar interossei）　3 块，位于第 2~4 掌骨间隙，起自掌骨，分别经第 2 指的尺侧，第 4~5 指的桡侧，止于指背腱膜。作用：使第 2、4、5 指向中指靠拢（内收）。

3. 骨间背侧肌（dorsal interossei）　4 块，位于 4 个掌骨间隙的背侧，各有两头起自相邻骨面，止于第 2 指的桡侧、第 3 指的桡侧及尺侧、第 4 指尺侧的指背腱膜。作用：以中指为中心外展第 2、3、4 指。由于骨间肌也绕至第 2~5 指背面，止于指背腱膜，故能协同蚓状肌屈掌指关节、伸指骨间关节。

来自前臂的长肌（外部肌）完成手和手指的用力运动，而手的内部肌主要完成手的精细技巧性动作。长肌、短肌共同作用，使手能执行一系列的重要功能，如抓、捏、夹、提、握持等。

五、上肢的局部记载

（一）腋窝

腋窝（axillary fossa）位于臂上部内侧和胸外侧壁之间的锥形间隙，有顶、底和前、后、内、外侧 4 个壁。前壁为胸大、小肌；后壁为肩胛下肌、大圆肌、背阔肌和肩胛骨；内侧壁为上部胸壁和前锯肌；外侧壁为喙肱肌、肱二头肌短头和肱骨。顶为锁骨、肩胛骨的上缘和第 1 肋围成的三角形间隙，由颈部通向上肢的腋动、静脉和臂丛等即经此口出入腋窝。底由腋筋膜和皮肤构成。此外，窝内还有大量的脂肪及淋巴结、淋巴管等。

（二）三角胸肌间沟

三角胸肌间沟（deltopectoral groove）在胸大肌和三角肌的锁骨起端之间，为一狭窄的裂隙，有头静脉经过。

（三）三边孔和四边孔

三边孔（trilateral foramen）和四边孔（quadrilateral foramen）是位于肩胛下肌、大圆肌、肱三头肌长头和肱骨上端之间的两个间隙。肱三头肌长头内侧的间隙为三边孔，有旋肩胛血管通过；外侧的间隙称四边孔，有旋肱后血管及腋神经通过。

（四）肘窝

肘窝（cubital fossa）位于肘关节前面，为三角形凹窝。外侧界为肱桡肌，内侧界为旋前圆肌，上界为肱骨内、外上髁之间的连线。窝内主要结构从外向内有肱二头肌腱、肱动脉及其分支、正中神经等。

（五）腕管

腕管（carpal canal）位于腕掌侧，由屈肌支持带和腕骨沟围成，管内有指浅屈肌腱、指深屈肌腱、拇长屈肌腱和正中神经通过。

第六节 下肢肌

→ 案例引导

　　患儿，女，4 岁，右腿不能活动 6 个月。患儿 6 个月前突发高热 39.5℃，3 天后发现右下肢不能活动，经治疗后体温降至正常，但右下肢仍无主动运动，且逐渐变细。检查发现：头、颈、双侧上肢及左下肢无运动障碍；右下肢完全瘫痪，肌张力减退，腱反射（膝和跟腱）消失，足肌、小腿肌及大腿后面肌松弛，肌明显萎缩，无病理反射和其他任何感觉障碍。临床诊断：脊髓灰质炎。

　　提问：

　　1. 下肢肌根据位置和功能分为哪些群？

　　2. 结合自身活动，分析髋关节、膝关节、踝关节运动时，各有哪些肌参与。

　　3. 何谓足内翻、足外翻？各有哪些肌参与完成？

　　下肢肌分为髋肌、大腿肌、小腿肌和足肌。下肢的主要功能是维持直立姿势、支持体重和行走，因此，下肢肌比上肢肌粗壮。

一、髋肌

　　髋肌又称盆带肌，主要起自骨盆的内面或外面，跨过髋关节止于股骨上部，主要功能是运动髋关节。按其所在部位和功能不同，分为前、后两群。

　　（一）前群

　　髋肌前群有 2 块肌。

　　1. 髂腰肌（iliopsoas）　由腰大肌和髂肌组成。腰大肌（psoas major）起自腰椎体侧面和横突；髂肌（iliacus）呈扇形，位于腰大肌的外侧，起自髂窝。两肌向下会合，经腹股沟韧带深面，止于股骨小转子（图 3-19）。作用：使髋关节屈和旋外；下肢固定时，可使躯干前屈，如仰卧起坐。

　　2. 阔筋膜张肌（tensor fasciae latae）　位于大腿上部前外侧，起自髂前上棘，肌腹在阔筋膜两层之间，向下移行于髂胫束，止于胫骨外侧髁（图 3-19）。作用：使阔筋膜紧张并屈髋关节。

　　（二）后群

　　髋肌后群肌主要位于臀部，故又称臀肌（图 3-20）。

　　1. 臀大肌（gluteus maximus）　位于臀部浅层，大而肥厚，形成特有的臀部隆起。起自髂骨翼外面和骶骨背面，肌束斜向下外，止于髂胫束和股骨的臀肌粗隆。作用：使髋关节伸和外旋；下肢固定时，能伸直躯干，防止躯干前倾，是维持人体直立的重要肌。

　　2. 臀中肌（gluteus medius）　前上部位于皮下，后下部位于臀大肌的深面。

　　3. 臀小肌（gluteus minimus）　位于臀中肌的深面。

　　臀中肌和臀小肌呈扇形，皆起于髂骨翼外面，肌束向下集中形成短腱，止于股骨大转子。两肌作用相同：使髋关节外展；前部肌束使髋关节旋内，后部肌束使髋关节旋外。

　　4. 梨状肌（piriformis）　起自骨盆内骶骨前面，向外出坐骨大孔至臀部，止于股骨大转子。该肌将坐骨大孔分为梨状肌上孔和梨状肌下孔。作用：外旋、外展髋关节。

　　5. 闭孔内肌（obturator internus）　起自闭孔膜内面及其周围骨面，肌束向后集中成为肌腱，由坐骨小孔出骨盆转折向外，止于转子窝。此肌腱上下各有一块小肌，分别称上孖肌、下孖肌，与闭孔内肌一起止于转子窝。作用：使髋关节旋外。

6. 股方肌（quadratus femoris） 位于闭孔外肌的浅面。起自坐骨结节，向外止于转子间嵴。作用：使髋关节旋外。

7. 闭孔外肌（obturator externus） 起自闭孔膜外面及其周围骨面，经股骨颈的后面止于转子窝。作用：使髋关节旋外。

上述后6块肌皆经髋关节囊后面，均可外旋髋关节。其作用类似肩关节周围的"肌腱袖"，是髋关节的固定肌。

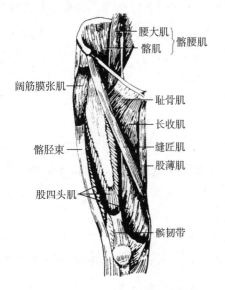

图 3-19　髋肌、大腿前群及内侧群

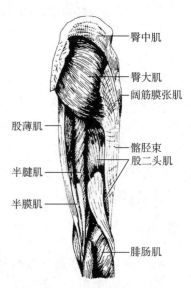

图 3-20　髋肌及大腿肌后群

二、大腿肌

大腿肌分为前群、后群和内侧群（图3-19至图3-21）。

（一）前群

1. 缝匠肌（sartorius） 是全身最长的肌，呈扁带状，起于髂前上棘，经大腿前面斜向下内止于胫骨上端内侧面。作用：屈髋和屈膝关节，并使已屈的膝关节旋内。

2. 股四头肌（quadriceps femoris） 全身最大的肌，有4个头，即股直肌、股内侧肌、股外侧肌和股中间肌（图3-18）。股直肌起自髂前下棘，股内侧肌和股外侧肌分别起自股骨粗线内、外侧唇，股中间肌位于股直肌的深面，在股内、外侧肌之间，起自股骨体的前面。4个头向下形成一腱，包绕髌骨的前面和两侧，向下续为髌韧带，止于胫骨粗隆。作用：是强有力的伸膝肌，股直肌还有屈髋作用。

（二）内侧群

大腿肌内侧群共有5块肌，位于大腿内侧，均起自闭孔周围的耻骨支、坐骨支和坐骨结节等骨面，分层排列（图3-19，图3-21）。

1. 耻骨肌（pectineus） 长方形的短肌，位于髂腰肌的内侧。

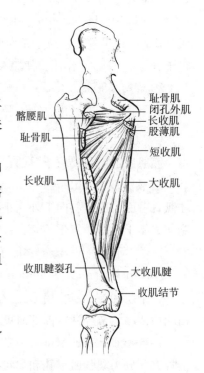

图 3-21　大腿肌内侧群

2. 长收肌（adductor longus） 三角形，位于耻骨肌的内侧。

3. 股薄肌（gracilis） 长条形，在最内侧。

4. 短收肌（adductor brevis） 近似三角形的扁肌，在耻骨肌和长收肌的深面。

5. 大收肌（adductor magnus） 在上述肌的深面，大而厚，呈三角形。

除股薄肌止于胫骨上端内侧面，其他各肌都止于股骨粗线，大收肌还有一个腱止于股骨内上髁上方的收肌结节，此腱与股骨之间有一裂孔，称为收肌腱裂孔，有股血管通过。

内侧肌群的作用：使髋关节内收、旋外。

⊕ **知识链接**

股薄肌的自体移植

股薄肌位置表浅，是内收肌群中非主要作用肌，切除后对大腿内收功能影响不大。临床常用该肌作为移植肌瓣的供体，以修复肛门括约肌或肌瓣成形术治疗下肢深静脉瓣功能不全。

（三）后群

大腿肌后群有股二头肌、半腱肌、半膜肌，均起自坐骨结节，跨越髋、膝两个关节，常称之为"腘绳肌"（图3-20）。

1. 股二头肌（biceps femoris） 位于股后部的外侧，有长、短两个头，长头起自坐骨结节，短头起自股骨粗线，两头会合后，以长腱止于腓骨头。

2. 半腱肌（semitendinosus） 位于股后部的内侧，肌腱细长，几乎占肌的一半，止于胫骨上端内侧。

3. 半膜肌（semimembranosus） 在半腱肌的深面，上部是扁薄的腱膜，几乎占肌的一半，下端以腱止于胫骨内侧髁的后面。

作用：后群3块肌可以屈膝关节、伸髋关节。屈膝时股二头肌可使膝关节旋外，半腱肌和半膜肌可使膝关节旋内。

三、小腿肌

小腿肌可分为三群：前群在小腿骨间膜的前面，后群在骨间膜的后面，外侧群在腓骨的外侧面。小腿肌的后群强大，与下肢直立、行走、跑、跳等功能相适应。小腿肌的分化程度不如前臂，肌的数目较前臂少。

（一）前群

小腿肌前群有3块肌（图3-22）。

1. 胫骨前肌（tibialis anterior） 起自胫骨外侧面，肌腱向下经伸肌上、下支持带深面，止于内侧楔骨内侧面和第1跖骨底。作用：伸踝关节（足背屈）、使足内翻。

2. 趾长伸肌（extensor digitorum longus） 起自腓骨前面、胫骨上端和小腿骨间膜，向下经伸肌上、下支持带深面至足背，分出4条腱至第2~5趾，形成趾背腱膜，止于中节、远节趾骨底。作用：伸踝关节、伸趾。

3. 拇长伸肌（extensor hallucis longus） 位于上述两肌之间，起自腓骨内侧面中份及其邻近的骨间膜前面，肌束行向远端移行为肌腱，止于拇趾远节趾骨底。作用：伸踝关节、伸拇趾。

（二）外侧群

小腿肌外侧群有腓骨长肌（peroneus longus）和腓骨短肌（peroneus brevis）。两肌皆起自腓骨外侧面，长肌起点较高，并掩盖短肌。两肌的腱均通过腓骨肌上、下支持带深面，经外踝后方转向前，腓骨短肌腱向前止于第5跖骨粗隆，腓骨长肌腱绕至足底，斜行向足内侧，止于内侧楔骨和第1跖骨底（图3-23）。

作用：使足外翻和屈踝关节（足跖屈）。

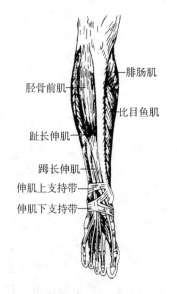

图3-22　小腿肌前群

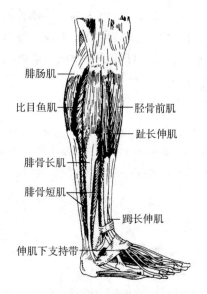

图3-23　小腿肌外侧群

（三）后群

小腿肌后群分浅、深两层。

1. 浅层　小腿三头肌（triceps surae）为一强大的肌，浅表的两个头称腓肠肌（gastrocnemius），起自股骨内、外上髁的后面，内、外侧头会合，约在小腿中点移行为腱性结构；位置较深的一个头是比目鱼肌（soleus），起自腓骨后面的上部和胫骨的比目鱼肌线，肌束向下移行为肌腱，与腓肠肌的腱合成粗大的跟腱（tendo calcaneus），止于跟骨（图3-24）。作用：屈踝关节和屈膝关节。在站立时，能固定踝关节和膝关节，防止身体前倾。

2. 深层　有4块肌，腘肌在上方，其余3块在下方。

（1）腘肌（popliteus）　斜位于腘窝底，起自股骨外侧髁的外侧面上缘，止于胫骨比目鱼肌线以上的骨面。作用：使膝关节屈和旋内。

（2）趾长屈肌（flexor digitorum longus）　位于胫侧，起自胫骨后面，它的长腱经内踝后方，屈肌支持带深面至足底，然后分为4条肌腱，止于第2~5趾的远节趾骨底。作用：屈踝关节和屈第2~5趾。

（3）蹈长屈肌（flexor hallucis longus）　起自腓骨后面，长腱经内踝后方，屈肌支持带深面至足底，与趾长屈肌腱交叉，止于蹈趾远节趾骨底。作用：屈踝关节和屈蹈趾。

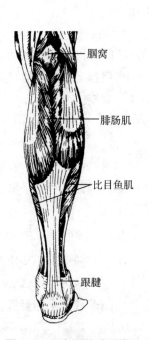

图3-24　小腿肌后群浅层

（4）胫骨后肌（tibialis posterior）　位于趾长屈肌和蹈长屈肌之间，起自胫、腓骨和小腿骨间膜的后面，长腱经内踝后方，屈肌支持带深面至足底，止于足舟骨粗隆和内侧、中间及外侧楔骨。作用：屈踝关节和使足内翻。

四、足肌

足肌可分为足背肌和足底肌。

足背肌较薄弱，为伸跨趾的跨短伸肌和伸第2~4趾的趾短伸肌。

足底肌的配布情况和作用与手掌肌相似，也分为内侧群、外侧群和中间群，但没有与拇指和小指相当的对掌肌（图3-25）。内侧群有跨展肌、跨短屈肌和跨收肌，外侧群有小趾展肌和小趾短屈肌。中间群由浅入深排列有趾短屈肌、足底方肌、4条蚓状肌、3块骨间足底肌和4块骨间背侧肌。足底方肌的作用是协助趾长屈肌腱向正后方屈足趾。足底各肌的作用同其名，主要作用是维持和增强足弓。

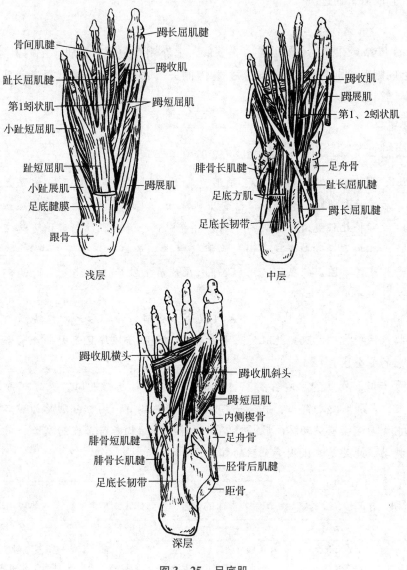

图3-25 足底肌

五、下肢的局部记载

（一）梨状肌上孔和梨状肌下孔

梨状肌上孔（suprapitiform foramen）和梨状肌下孔（infrapiriform foramen）位于臀大肌深面，在梨状肌上、下两缘和坐骨大孔之间。梨状肌上孔有臀上血管和臀上神经穿过，梨状肌下孔有坐骨神经、臀下血管和臀下神经、阴部内血管和阴部神经等穿过。

（二）股三角

股三角（femoral triangle）在大腿前面的上部，上界为腹股沟韧带，内侧界为长收肌内侧缘，外侧界为缝匠肌内侧缘。股三角的前壁为阔筋膜，底为髂腰肌、耻骨肌和长收肌。股三角内有股神经、股血管、股管和淋巴结等。

（三）收肌管

收肌管（adductor canal）位于大腿中部，缝匠肌的深面，为肌之间的三棱形间隙，前壁为大收肌腱板，后壁为长收肌和大收肌，外侧壁为股内侧肌。管的上口为股三角尖，下口为收肌腱裂孔，通向腘窝。管内有隐神经和股血管通过。

（四）腘窝

腘窝（popliteal fossa）在膝关节的后方，呈菱形，上外侧界为股二头肌，上内侧界为半腱肌和半膜肌，下外侧界和下内侧界分别为腓肠肌的外侧头和内侧头，底为膝关节囊。窝内有腓总神经、胫神经、腘血管、脂肪和淋巴结等。

❊ **护理应用解剖**

1. 肌内注射的应用解剖

（1）臀中肌、臀小肌注射　臀中肌呈扇形，前上部位于皮下，后下部被臀大肌覆盖，前方为阔筋膜张肌，后方为梨状肌；臀小肌位于臀中肌深面，其形态、起止、功能及血管神经分布都与臀中肌相同，故可将此肌视为臀中肌的一部分。臀中肌、臀小肌注射部位可选在髂前上棘后三角区（术者将示指指尖置于髂前上棘，由后向前，中指尽量与示指分开，中指尖紧按髂嵴下缘，此时，示指、中指及髂嵴围成的三角区）。也可选在髂前上棘后三横指处。此两部位无大的血管和神经走过，为注射的安全区。

（2）三角肌注射　三角肌整块肌位于肩部皮下，从前、外、后三方包绕肩关节，形成肩部膨隆的外形，临床注射常选此肌，此肌的上 1/3 和中 1/3 肌质较厚且无大的血管和神经，故可视为是三角肌注射的安全区。

2. 血压测量与肱二头肌的应用解剖　肱二头肌为臂前标志性的肌，在比较瘦弱者或肌发达者可见明显隆起，屈肘时更加突出，肱二头肌隆起的两侧各有一沟，分别称为肱二头肌内、外侧沟。肱二头肌内侧沟深面有肱动脉、肱静脉及正中神经等结构走行，在肘窝处，肱二头肌腱内侧可触及肱动脉搏动，此处是临床测量血压的部位。

附：表 3-1　全身重要标志性骨骼肌的位置、主要作用、神经支配及主要应用

局部	肌名	位置	主要作用	神经支配	主要应用
头颈部	咬肌	下颌支表面	提下颌（闭口）	三叉神经	定位面动脉压迫止血点
	胸锁乳突肌	颈部两侧	一侧收缩使头向同侧倾斜，两侧收缩使头后仰	副神经	颈部分区和划分相应三角的分界线，其后缘中点是颈丛阻滞麻醉部位
躯干部	斜方肌	项部和背上部	使肩胛骨向脊柱靠拢	副神经	前缘是颈部和项部的分界线
	背阔肌	背下部	使肩关节后伸、内收、旋内	胸背神经	外下缘参与形成腋后壁
	竖脊肌	脊柱两旁	一侧收缩使脊柱向同侧屈，两侧收缩使脊柱后伸和头后仰	脊神经后支	其外缘与第12肋夹角处为肾区
	胸大肌	胸前壁	使肩关节内收、旋内和前屈	胸内、外侧神经	下缘构成腋前壁

续表

局部	肌名	位置	主要作用	神经支配	主要应用
躯干部	前锯肌	胸外侧壁	使肩胛骨向前紧贴胸廓	胸长神经	瘫痪可致"翼状肩"
	腹直肌	腹前正中线两侧	使脊柱前屈、增加腹内压、降肋助呼气	第5~11肋间神经、肋下神经	构成腹股沟三角的内侧界;其外缘与右肋弓夹角处为胆囊的压痛点
上肢	三角肌	从前、外、后包绕肩关节	外展肩关节	腋神经	肌内注射
	肱二头肌	臂前区	屈肘、使前臂旋后、协助屈肩	肌皮神经	定位肱动脉、头静脉等
	肱三头肌	臂后区	伸肘、协助肩关节伸和内收	桡神经	长头是三边孔和四边孔的分界
下肢	臀大肌	臀部	伸髋、使髋关节旋外	臀下神经	肌内注射
	股四头肌	大腿前区	伸膝、屈髋	股神经	膝跳反射
	股二头肌	腘窝外上界	屈膝、伸髋、使已屈的膝关节旋外	坐骨神经	定位腘窝外上界
	半腱肌半膜肌	腘窝内上界	屈膝、伸髋、使已屈的膝关节旋内	坐骨神经	定位腘窝内上界
	小腿三头肌	小腿后面	屈膝、屈踝	胫神经	跟腱反射

答案解析

目标检测

一、选择题

1. 外展肩关节最重要的肌肉是（ ）

    A. 三角肌   B. 肱二头肌   C. 背阔肌   D. 胸大肌

2. 关于胸锁乳突肌的描述，正确的是（ ）

    A. 一侧收缩使头向同侧倾斜   B. 一侧收缩，脸转向同侧

    C. 位于项部   D. 受颈神经前支支配

3. 有关胸大肌的描述，错误的是（ ）

    A. 属胸上肢肌   B. 止于肱骨大结节嵴

    C. 可使肱骨旋外和后伸   D. 如上肢固定，可上提躯干

4. 关于膈的描述，正确的是（ ）

    A. 膈肌收缩助呼气，膈肌松弛助吸气

    B. 主动脉裂孔在第12胸椎前方

    C. 食管裂孔位于腔静脉孔的左前方

    D. 食管裂孔有食管和胸导管通过

5. 能屈髋关节又能伸膝关节的肌是（ ）

    A. 臀大肌   B. 缝匠肌   C. 股四头肌   D. 小腿三头肌

二、思考题

1. 一块骨骼肌可以看作是一个器官吗？为什么？骨骼肌做自体移植，移植后影响肌的存活和功能

重建的主要因素有哪些？

2. 屈肘运动时有哪些骨骼肌协同收缩？

3. 仰卧起坐或大腿向上抬起时，哪些骨骼肌收缩？这两种情况下骨骼肌的动点和定点有何改变？

三、综合题

患者，女，35 岁。主诉：近半年无明显诱因右手持笔无力并逐渐加重，拇指笨拙，并伴有拇、示、中指掌侧麻木、刺痛感。查体：右手鱼际平坦，对掌及持物无力，拇外展无力，屈腕和腕过伸动作可使手部疼痛明显加重，右手掌桡侧半少汗、粗糙。初步诊断：腕管综合征。

问题：（1）运动拇指的肌有哪些？

（2）作屈腕动作时，哪些肌收缩？

（郭春霞）

书网融合……

本章小结

微课

题库

第二篇
内脏学

第四章　内脏学概述

一、内脏器官的结构

内脏（viscera）包括消化、呼吸、泌尿和生殖四个系统。内脏学（splanchnology）是研究内脏各器官形态结构和位置的科学。体内与内脏密切相关的结构，如胸膜、腹膜和会阴等，也归于内脏学范畴。内脏器官各有其特征，其基本构造主要为中空性器官和实质性器官两大类。

（一）中空性器官

中空性器官主要呈管状或囊状，内有空腔，如消化道（胃、空肠等）、呼吸道（气管、支气管等）、泌尿道（输尿管、膀胱等）和生殖道（输精管、输卵管、子宫等）。中空性器官的管壁由数层组织构成，其中，消化道各器官的壁均由 4 层组织构成，呼吸道、泌尿道和生殖道各器官的壁由 3 层组织构成。以消化管（道）为例，由内向外依次为黏膜、黏膜下层、肌层和外膜（图 4–1）。

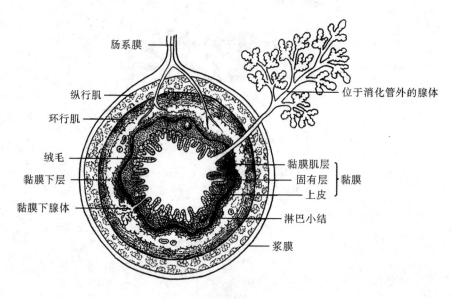

图 4–1　肠壁构造模式图

（二）实质性器官

实质性器官内部没有特定的空腔，多属腺组织，表面包以结缔组织的被膜或浆膜，如肝、胰、肾及生殖腺等。结缔组织被膜深入器官实质内，将器官的实质分割成若干个小单位，称小叶，如肝小叶。分布于实质性器官的血管、神经和淋巴管，以及该器官的导管等出入器官之处，常为凹陷状，称此处为该器官的门（hilum）（或 porta），如肺门（hilum of lung）和肝门（porta hepatis）。

二、胸部的标志线和腹部分区

内脏大部分器官在胸、腹、盆腔内占据相对固定的位置，而掌握内脏器官的正常位置，对于临床诊断检查，有重要实用意义。为了描述胸、腹腔内各器官的位置及其体表投影，通常在胸、腹部体表确定一些标志线和划分一些区域（图 4–2）。

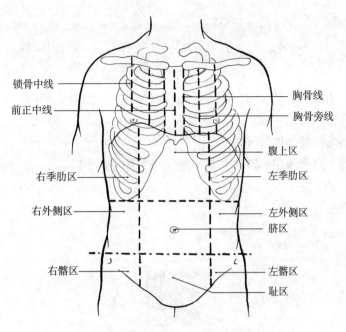

图 4-2 胸、腹部标志线和腹部分区

（一）胸部标志线

1. 前正中线（anterior median line） 沿身体前面正中线所作的垂直线。

2. 胸骨线（sternal line） 沿胸骨最宽处的外侧缘所作的垂直线。

3. 锁骨中线（midclavicular line） 经锁骨中点向下所作的垂直线。

4. 胸骨旁线（parasternal line） 经胸骨线与锁骨中线之间连线的中点所作的垂直线。

5. 腋前线（anterior axillary line） 沿腋前襞向下所作的垂直线。

6. 腋后线（posterior axilliary line） 沿腋后襞向下所作的垂直线。

7. 腋中线（midaxillary line） 沿腋前、后线之间连线的中点所作的垂直线。

8. 肩胛线（scapular line） 经肩胛骨下角所作的垂直线。

9. 后正中线（posterior median line） 经身体后面正中线即沿各椎骨棘突所作的垂直线。

（二）腹部分区

为便于描述腹腔脏器的位置，可将腹部分成若干区域。临床常用的是通过脐作一水平线和垂直线，将腹部分为左上腹、右上腹、左下腹和右下腹 4 个区。解剖学多用 9 分法，即通过两侧肋弓最低点（第 10 肋的最低点）的连线和通过两侧髂结节连线将腹部分成上腹部、中腹部和下腹部 3 部，再由经两侧腹股沟韧带中点所作的两条垂直线，将腹部分成 9 个区域，包括上腹部的腹上区和左、右季肋区，中腹部的脐区和左、右腹外侧（腰）区，下腹部的耻（腹下）区和左、右腹股沟（髂）区。

目标检测

答案解析

一、选择题

1. 内脏不包括哪个系统（ ）

　　A. 呼吸　　　　　　　B. 泌尿　　　　　　　C. 生殖　　　　　　　D. 心血管

2. 实质性器官不包括 （ ）

A. 肾 　　　　　B. 胃 　　　　　C. 肝 　　　　　D. 胰

二、思考题

1. 请思考解剖学所述的内脏器官与中医上讲的 "五脏六腑" 有什么异同?

2. 什么是内脏? 有哪些特点?

3. 中空性器官、实质性器官如何区别?

4. 在自身或同学身上熟练确定胸部的 9 条标志线和腹部的 9 个区。

（郝　莉）

书网融合……

题库

第五章　消化系统

PPT

消化系统（alimentary system）包括消化管和消化腺两大部分（图5-1）。消化管（alimentary canal）是指从口腔到肛门的管道，分为口腔、咽、食管、胃、小肠（包括十二指肠、空肠和回肠）和大肠（包括盲肠、阑尾、结肠、直肠和肛管）。临床上常称从口腔到十二指肠这部分管道为上消化道，空肠以下的部分称下消化道。消化腺（alimentary gland）按体积的大小和位置不同，可分为大消化腺和小消化腺两种。大消化腺位于消化管壁外，成为一个独立的器官，所分泌的消化液经导管流入消化管腔内，如大唾液腺、肝和胰。小消化腺分布于消化管壁内，位于黏膜层或黏膜下层，如唇腺、颊腺、舌腺、食管腺、胃腺和肠腺等。

消化系统的基本功能是摄取食物，进行物理和化学性消化，经消化管黏膜上皮细胞进行吸收，最后将食物残渣形成粪便排出体外。

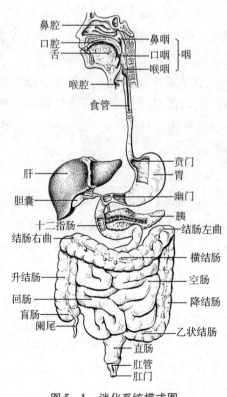

图5-1　消化系统模式图

第一节　消化管

⇒ **案例引导**

　　患者，男，38 岁。主诉：饮酒后腹部剧痛半小时。患者因饮酒后出现腹部剧痛半小时入院，上腹部疼痛反复发作 2 个月余，自觉饭后加重，伴有反酸。有饮食不规律及暴饮暴食史。查体：T 38.5℃，BP 150/95mmHg，P 99 次/分，腹部弥漫性压痛、反跳痛。行剖腹探查术，见胃小弯幽门部一溃疡穿孔，腹腔内见胃内容物，即行胃大部切除术。

　　提问：

　　1. 消化管道分哪几部分？各有哪些形态结构？

　　2. 胃的形态如何？胃分哪几部分？胃溃疡好发于胃的何处？

　　3. 剖腹探查时，如何辨别大、小肠？

一、口腔

　　口腔（oral cavity）是消化管的起始部，其前壁为上、下唇，两侧壁为颊，上壁为腭，下壁为口腔底（图 5-2、图 5-3）。口腔向前经口唇围成的口裂通向外界，向后经咽峡与咽相通。内有牙、舌等器官。口腔借上、下牙弓（包括牙槽突和牙列）及牙龈分为前外侧部的口腔前庭（oral vestibule）和后内侧部的固有口腔（oral cavity proper）。当上、下牙咬合时，口腔前庭可经最后磨牙后方的间隙与固有口腔连通，患者牙关紧闭时，可经此间隙插管，注入营养物质等。

（一）口唇

　　口唇（oral lips）分上唇和下唇（图 5-2）。口唇的游离缘是皮肤与黏膜的移行部称唇红，其内无黏液腺，但含有皮脂腺。唇红是体表毛细血管最丰富的部位之一，呈红色，当缺氧时则呈绛紫色，临床称为发绀。在上唇外面中线处有一纵行浅沟称人中（philtrum），为人类所特有，昏迷患者急救时可在此处进行指压或针刺。在上唇的外面两侧与颊部交界处，各有一浅沟，称鼻唇沟（nasolabial sulcus）。口裂两侧，上、下唇结合处为口角。

（二）颊

　　颊（cheek）是口腔的两侧壁，由黏膜、颊肌、皮下组织和皮肤构成。在上颌第 2 磨牙牙冠相对的颊黏膜上有腮腺管乳头（papilla of parotid duct），有腮腺管的开口。

（三）腭

　　腭（palate）是口腔的上壁，分隔鼻腔与口腔（图5-2）。腭分前 2/3 的硬腭和后 1/3 的软腭两部分。硬腭（hard palate）由骨腭为基础表面覆以黏膜构成，黏膜与骨膜紧密相贴。软腭（soft palate）主要由肌、肌腱和黏膜构成，其后缘游离，中部有一垂向下方的突起，称腭垂

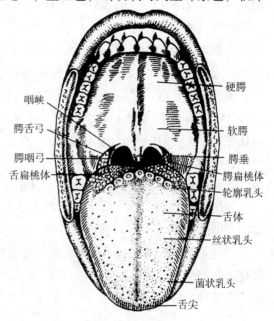

图 5-2　口腔与舌

（uvula）（悬雍垂）。两侧各向下方分出两条黏膜皱襞，前方的一对为腭舌弓（palatoslossal arch），延续于舌根的外侧，后方的一对为腭咽弓（palatopharyngeal arch），向下延至咽侧壁。两弓间的三角形凹陷区称扁桃体窝，容纳腭扁桃体。由腭垂、软腭后缘、两侧的腭舌弓及舌根共同围成咽峡（isthmus of fauces），是口腔和咽之间的狭窄部，也是口腔与咽的分界。

（四）舌

舌（tongue）是表面覆盖黏膜的肌性器官，邻近口腔底，具有协助咀嚼和吞咽食物、感受味觉和辅助发音等功能。

1. 舌的形态 舌有上、下两面，上面为舌背，被一向前开放的"V"形的界沟分为后1/3的舌根（root of tongue）和前2/3的舌体（body of tongue）（图5-2）。舌体前端为舌尖（apex of tongue）。舌下面的黏膜在舌的正中线上，形成一黏膜皱襞，向下连于口腔底前部，称舌系带（frenulum of tongue）（图5-3）。在舌系带根部的两侧各有一小黏膜隆起，称舌下阜（sublingual caruncle），其上有下颌下腺管和舌下腺大管的开口。由舌下阜向口底后外侧延续的带状黏膜皱襞称舌下襞（sublingual fold），其深面有舌下腺，表面有舌下腺小管的开口。上、下面相移行的两侧缘为舌侧缘。

2. 舌黏膜 呈淡红色，其上可见许多小突起，称舌乳头（papillae of tongue）。舌乳头分为丝状乳头、菌状乳头、叶状乳头和轮廓乳头4种。丝状乳头（filiform papillae）数目最多，体积最小，呈白色，遍布于舌背前2/3；菌状乳头（fungiform papillae）稍大于丝状乳头，数目较少，呈红色，散在于丝状乳头之间，多见于舌尖和舌侧缘；叶状乳头（foliate papillae）位于舌侧缘的后部、腭舌弓的前方，每侧为4~8条并列的叶片形的黏膜皱襞，小儿较清楚；轮廓乳头（vallate papillae）体积最大，7~11个，排列于界沟前方，其中央隆起，周围有环状沟。轮廓乳头、菌状乳头、叶状乳头以及软腭、会厌等处的黏膜上皮中均含有味蕾，为味觉感受器，具有感受酸、甜、苦、咸等味觉功能。由于丝状乳头中无味蕾，故只有一般感觉，而无味觉功能。

在舌根背部黏膜内，有许多由淋巴组织组成的大小不等的突起，称舌扁桃体（lingual tonsil）。

3. 舌肌 属于骨骼肌，分舌内肌（intrinsic lingual muscles）和舌外肌（extrinsic lingual muscles）两类。舌内肌的起、止点均在舌内，有纵肌、横肌和垂直肌，收缩时，可改变舌的形态。舌外肌起于舌周围各骨，止于舌内，有颏舌肌、舌骨舌肌和茎突舌肌等，收缩时可改变舌的位置。颏舌肌（genioglossus）是一对强而有力的肌，起自下颌体后面的颏棘，肌纤维呈扇形向后上方分散，止于舌正中线两侧。两侧颏舌肌同时收缩时，拉舌向前下方，即伸舌；单侧收缩可使舌尖伸向对侧。如一侧颏舌肌瘫痪，当让患者伸舌时，舌尖偏向瘫痪侧。

（五）牙

牙（teeth）是人体内最坚硬的器官，嵌于上、下颌骨的牙槽内，分别排列成上牙弓（upper dental arch）和下牙弓（lower dental arch）。具有咀嚼食物和辅助发音等作用。

1. 牙的种类和排列 人的一生中，先后有两组牙发生，第一组牙称乳牙（deciduous teeth）（图5-4），一般在出生后6个月时开始萌出，到3岁左右出齐，共20个，上、下颌各10个。第二组牙称恒牙（permanent teeth）（图5-5），6岁左右，乳牙开始脱落，逐渐更换成恒牙。恒牙在14岁左右出齐，共

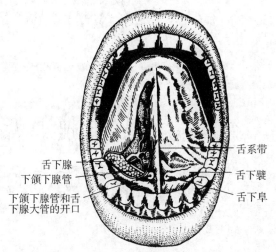

舌下腺
下颌下腺管
下颌下腺管和舌
下腺大管的开口

舌系带
舌下襞
舌下阜

图5-3 口腔底及舌下面

32 个，上、下颌各 16 个。但第 3 磨牙萌出最晚，有的要迟至 28 岁或更晚，故第 3 磨牙又称迟牙（wisdom tooth）或智牙。约 30% 的人迟牙终身不萌出，恒牙数 28~32 个。

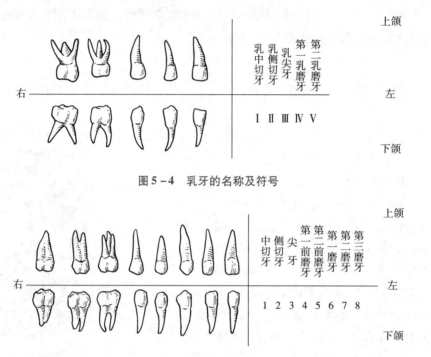

图 5-4　乳牙的名称及符号

图 5-5　恒牙的名称及符号

根据牙的形状和功能，牙可分切牙（incisors）、尖牙（canine teeth）和磨牙（molars）三种。恒牙又有磨牙和前磨牙（premolars）之分。切牙和尖牙只有 1 个牙根，用以咬切和撕扯食物，前磨牙和磨牙有 1~3 个牙根，起研磨和粉碎食物的作用。

乳牙在上、下颌的左、右半侧各 5 个，共计 20 个。恒牙在上、下颌的左、右半侧各 7~8 个，共计 28~32 个。临床上，为了记录牙的位置，常以被检查者的方位为准，以"十"记号划分成 4 区，并以罗马数字 Ⅰ~Ⅴ 标示乳牙，用阿拉伯数字 1~8 标示恒牙，如 6 表示左上颌第 1 磨牙，Ⅴ 则表示右下颌第 2 乳磨牙。

2. 牙的形态　牙的基本形态是相同的，分为牙冠、牙根和牙颈 3 部分（图 5-6）。牙冠（crown of tooth）是露出于牙龈以外的部分；牙根（root of tooth）是嵌入牙槽内的部分。牙颈（neck of tooth）是牙冠与牙根之间的部分，被牙龈所包绕。牙冠内部的腔隙称牙冠腔（pulp chamber）。牙根内的细管称牙根管（root canal），此管开口于牙根尖端的根尖孔（apical foramen）。牙的血管和神经通过根尖孔和牙根管进入牙冠腔。牙根管与牙冠腔合称牙腔（dental cavity）或髓腔（pulp cavity），容纳牙髓。

3. 牙的构造　牙由牙质（dentine）、釉质（enamel）、牙骨质（cement）和牙髓（dental pulp）组成（图 5-6）。牙质构成牙的大部分，呈淡黄色，硬度仅次于釉质，却大于牙骨质。在牙冠部的牙质外面覆有釉质，为人体内最坚硬的组织。正常所见的釉质呈淡黄色，这是透过

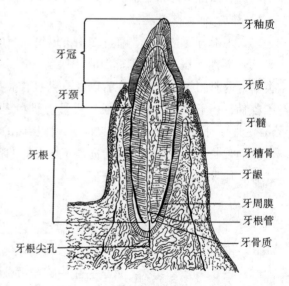

图 5-6　下颌切牙（矢状切面）

釉质所见牙质的色泽。在牙根及牙颈的牙质外面包有牙骨质，其结构与骨组织类似，是牙钙化组织中硬度最小的一种。牙髓位于牙腔内，由结缔组织、神经和血管共同组成。

4. 牙周组织　牙周组织包括牙周膜（poriodontal membrane）、牙槽骨（alveolar bone）和牙龈（ginglva）三部分，对牙起保护、固定和支持作用。

⊕ 知识链接

牙齿的小知识

　　解剖学的牙齿是指人和动物嘴中具有一定形态的高度钙化的组织，有咀嚼、辅助发音和保持面部外形的功能。牙齿也是人体中硬度最高的器官。

　　哺乳动物与其爬行类祖先的重要区别是牙齿的分化和二出齿的出现，所谓二出齿，就是动物的一生只有两套牙齿，即乳牙和恒牙。而爬行类等动物一生可以不断换牙，哺乳类的牙齿分化为切齿(切牙)、犬齿(尖牙)、前白齿(前磨牙)、白齿(磨牙)。由于牙齿的分化，在咀嚼时必须使上下牙齿的咀嚼面完美的咬合在一起，若动物一生不断换牙，则可能影响咬合，使咀嚼功能受到影响。

（六）唾液腺

唾液腺（salivary gland）位于口腔周围，分泌唾液，可湿润口腔黏膜、清洁口腔、帮助消化食物等。唾液腺分大、小两类。小唾液腺（minor salivary glands）位于口腔各部黏膜内，属黏液腺，如唇腺、颊腺、腭腺和舌腺等。大唾液腺（major salivary glands）有3对（图5-7）。

1. 腮腺（parotid gland）　是最大的一对唾液腺，重15~30g，形状不规则，可分浅部和深部。浅部略呈三角形，上达颧弓，下至下颌角，前至咬肌后1/3的浅面，后续腺的深部。深部伸入下颌支与胸锁乳突肌之间的下颌后窝内。腮腺管（parotid duct）自腮腺浅部前缘发出，于

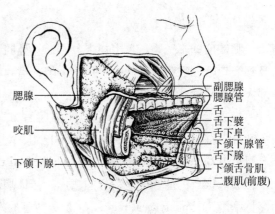

图5-7　唾液腺

颧弓下一横指处向前横越咬肌表面，至咬肌前缘处弯向内侧，斜穿颊肌，开口于平对上颌第2磨牙牙冠颊黏膜上的腮腺管乳头。

2. 下颌下腺（submandibular gland）　位于下颌骨体的内面，其导管自腺的内侧前行，开口于舌下阜。

3. 舌下腺（sublingual gland）　较小，位于口腔底舌下襞的深面。舌下腺导管有大、小两种，大管有一条，与下颌下腺管共同开口于舌下阜，小管约有10条，开口于舌下襞表面。

二、咽

（一）咽的形态和位置

咽（pharynx）是上宽下窄、前后略扁的漏斗形肌性管道，长约12cm，其内腔称咽腔（cavity of pharynx），是消化道与呼吸道的共同通道。咽位于第1~6颈椎前方，上起颅底，下至第6颈椎体下缘平面续于食管（图5-8）。

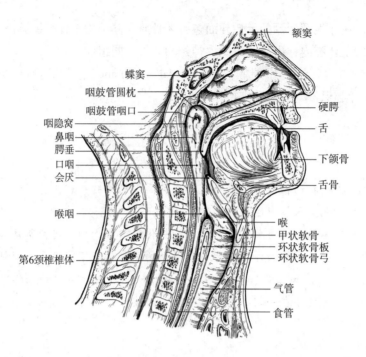

图 5 – 8　头颈部正中矢状切面

（二）咽的结构和分部

咽的前壁不完整，自上而下分别通入鼻腔、口腔和喉腔。以腭帆游离缘和会厌上缘平面为界，分为鼻咽、口咽和喉咽 3 部。咽的后壁平坦，借疏松结缔组织连于上位 6 个颈椎体的前面。咽的两侧壁与颈部大血管和甲状腺侧叶等相毗邻。

1. 鼻咽（nasopharynx）　位于鼻腔后方，向前经鼻后孔通鼻腔，自颅底至腭帆游离缘平面之间，鼻咽部上壁后部的黏膜内有丰富的淋巴组织，称咽扁桃体（pharyngeal tonsil），其两侧壁上，相当于下鼻甲后方约 1cm 处有咽鼓管咽口（pharyngeal opening of auditory tube），咽腔经此通过咽鼓管与中耳的鼓室相通。该口的前、上、后方的弧形隆起称咽鼓管圆枕（tubal torus）。圆枕后方与咽后壁之间的纵行深窝称咽隐窝（pharyngeal recess），是鼻咽癌的好发部位。位于咽鼓管咽口附近黏膜内的淋巴组织，称咽鼓管扁桃体（tubal tonsil）。

2. 口咽（oropharynx）　位于口腔后方，向前经咽峡与口腔相通，界于腭帆游离缘与会厌上缘平面之间。其前壁主要为舌根后部，有一呈矢状位的黏膜皱襞连于舌根后部正中与会厌之间，称舌会厌正中襞（median glossoepiglottic fold）；襞两侧的凹陷称会厌谷（epiglottic vallecula），为异物易停留处。口咽的侧壁上有腭扁桃体（palatine tonsil），位于扁桃体窝内，呈椭圆形，其内侧面朝向咽腔，表面覆以黏膜，黏膜深陷形成许多小凹称扁桃体小窝（tonsillar fossulae），细菌易在此存留繁殖，成为感染病灶，发炎时常有红、肿、热、痛。腭扁桃体的外侧面及前、后面均被结缔组织形成的扁桃体囊包绕，囊与咽壁连接疏松，故扁桃体切除时，易于剥离。

咽后上方的咽扁桃体、两侧的咽鼓管扁桃体、腭扁桃体和舌扁桃体共同构成咽淋巴环，对消化道和呼吸道具有防御功能。

3. 喉咽（laryngopharynx）　位于喉的后方，经喉口通喉腔，上起会厌上缘平面，下至第 6 颈椎体下缘平面与食管相续。在喉口的两侧各有一深窝称梨状隐窝（piriform recess），常为异物嵌顿滞留之处（图 5 – 9）。

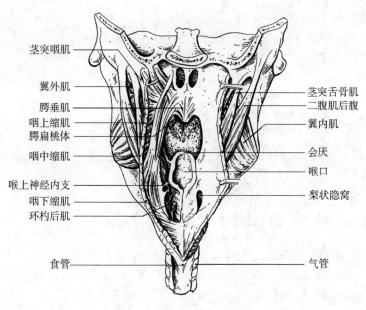

图 5 – 9 咽腔（切开咽后壁）

茎突咽肌
翼外肌
腭垂肌
咽上缩肌
腭扁桃体
咽中缩肌
喉上神经内支
咽下缩肌
环杓后肌
食管

茎突舌骨肌
二腹肌后腹
翼内肌
会厌
喉口
梨状隐窝
气管

⊕ **知识链接**

咽的交通

　　咽是消化和呼吸的共同通道。依据咽前方的结构，以腭帆游离缘和会厌上缘平面为界，可将咽分为鼻咽、口咽和喉咽3部分。鼻咽向前经鼻后孔连通鼻腔，外侧经咽鼓管咽口、咽鼓管通鼓室。咽鼓管咽口平时是关闭的，当吞咽或用力张口时，空气通过咽鼓管进入鼓室，以维持鼓膜两侧的气压平衡。咽部感染时，细菌可经咽鼓管波及中耳，引起中耳炎。而小儿的咽鼓管较短而宽，且略呈水平位，故儿童患急性中耳炎者远较成人为多。口咽向前经咽峡与口腔相通；喉咽向前则经喉口通喉腔，向下连通食管。

三、食管

（一）食管的位置和分部

　　食管（esophagus）是一前后扁平的肌性管状器官，是消化管各部中最狭窄的部分，上端在第6颈椎体下缘平面与咽相续，下端约平第11胸椎体高度与胃的贲门连接，长约25cm（图5-10）。食管按行程可分为颈部、胸部和腹部。颈部长约5cm，平对第6颈椎体下缘至胸骨颈静脉切迹平面之间，前方借结缔组织与气管后壁相贴。胸部最长，有18~20cm，位于胸骨颈静脉切迹平面至膈的食管裂孔之间。腹部最短，仅1~2cm，自食管裂孔至贲门，其前方邻近肝左叶。

（二）食管的狭窄部

　　食管全长沿脊柱的颈、胸曲形成相应的弯曲，但在形态上重要的是有3处生理性狭窄。第一狭窄为食管的起始处，相当于第6颈椎体下缘水平，距中切牙约15cm；第二狭窄为食管与左主支气管交叉处，相当于第4~5胸椎体之间水平，距中切牙约25cm；第三狭窄为食管穿过膈的食管裂孔处，相当于第10胸椎水平，距中切牙约40cm。三个狭窄处是异物滞留及食管癌的好发部位。

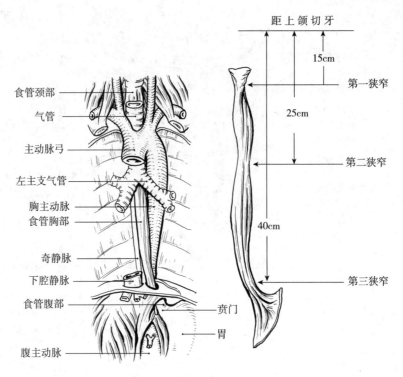

图 5 – 10　食管位置及狭窄

四、胃 🅔 微课5

胃（stomach）是消化管各部中最膨大的部分，上连食管，下续十二指肠。成人胃的容量约 1500ml。胃有收纳食物、分泌胃液、初步消化食物以及内分泌功能。

（一）胃的形态和分部

胃的形态可受体位、体型、年龄、性别和胃的充盈状态等多种因素的影响。胃在完全空虚时略呈管状，高度充盈时可呈球囊形。胃有前、后两壁，大、小两弯，上、下两口。胃前壁朝向前上方，后壁朝向后下方。上缘凹向右上方，称胃小弯（lesser curvature of stomach），其最低处弯曲成角状称角切迹（angular incisure）。下缘大部分凸向左下方，称胃大弯（greater curvature of stomach）。上口为入口，称贲门（cardia），接于食管。下口为出口，称幽门（pylorus），续于十二指肠（图 5 – 11）。

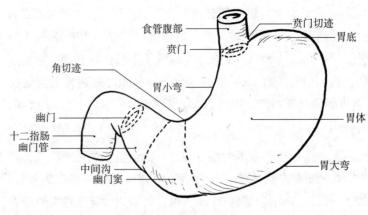

图 5 – 11　胃的形态和分部

通常将胃分为 4 部，贲门附近的部分称贲门部（cardiac part）；贲门平面以上，向左上方膨出的部分为胃底（fundus of stomach），临床有时称胃穹窿（fornix of stomach），内含吞咽时进入的空气，约50ml，X线胃片上称胃泡；胃的中间大部分称胃体（body of stomach）；角切迹与幽门之间的部分，称幽门部（pyloric part）。幽门部在大弯侧有一不够明显的浅沟称中间沟，将幽门部分为右侧的幽门管（pyloriccanal）和左侧的幽门窦（pyloric antrum）。近胃小弯的幽门部是溃疡的好发部位。

（二）胃的位置

胃的位置常因体型、体位和充盈程度不同而有较大变化。胃在中等程度充盈时，大部分位于左季肋区，小部分位于腹上区。贲门位于第11胸椎体左侧，幽门约在第1腰椎体右侧，胃大弯的位置较低，其最低点一般在脐平面。胃特别充盈时，大弯可达脐以下。胃前壁的右侧贴于肝左叶下；左侧被膈和左肋弓掩盖；中间部分在剑突下，直接与腹前壁相贴，是胃的触诊部位。胃后壁与横结肠、左肾、左肾上腺及胰相邻，胃底与膈、脾相邻。

（三）胃壁的结构

胃壁分4层，由内向外依次为黏膜、黏膜下层、肌层和外膜。在食管与胃接续处的黏膜上，有一呈锯齿状的环形线，称食管胃黏膜线或齿状线，该线是胃镜检查时鉴别病变位置的重要标志。幽门处的黏膜形成环形的皱襞称幽门瓣（pyloric valve），有阻止胃内容物进入十二指肠的功能。黏膜下层内有丰富的血管、淋巴管和神经丛。肌层较厚，由外纵、中环、内斜的3层平滑肌构成。在幽门处环行肌增厚形成幽门括约肌（pyoric sphincter），在幽门瓣的深面，有延缓胃内容物排空和防止肠内容物逆流至胃的作用。胃的外膜层为浆膜。

⊕ **知识链接**

幽门螺杆菌的发现与巴里·马歇尔"以身试菌"

幽门螺杆菌（Hp）是目前所知能够在人胃中生存的唯一微生物种类，是全球范围内高感染率的慢性感染性致病菌。Hp经口进入胃内，部分可被胃酸杀灭，部分则附着于胃窦部黏膜层，定居于黏液层和胃黏膜的上皮细胞表层。幽门螺杆菌是胃炎、消化道溃疡、胃癌等致病因子。1979年幽门螺杆菌首次被发现。为了提供更确切的证据来证实幽门螺杆菌感染是胃疾病的直接致病因素，澳大利亚科学家巴里·马歇尔喝下幽门螺杆菌培养液。4~5天后，巴里·马歇尔开始呕吐，继而发现细菌大量繁殖，胃黏膜出现感染，基于这些结果，他提出了幽门螺杆菌涉及胃炎和消化性溃疡的病因学。巴里·马歇尔因此获得2005年的诺贝尔生理学或医学奖。马歇尔教授不仅通过"以身试菌"发现了幽门螺杆菌及其治疗方法，而且围绕幽门螺杆菌进行了30多年的临床和科研，创制了"马歇尔幽门螺杆菌个性化精准医疗"方案。Hp传染源是被感染的人，传播方式主要是粪－口和口－口传播，混合用餐、口对口喂食婴儿等不良卫生习惯为这种病菌的传播提供了便利的条件。因此，预防幽门螺杆菌的感染尤其重要，其中最重要的方式就是实行餐具的消毒，推行公筷制、分餐制。

五、小肠

小肠（small intestine）是消化管中最长的一段，也是进行消化和吸收的重要器官，且有某些内分泌功能。上起自幽门，下接盲肠，成人长5~7m，分十二指肠、空肠和回肠3部分（图5-1）。

（一）十二指肠

十二指肠（duodenum）界于胃与空肠之间，长约25cm，紧贴腹后壁，呈"C"形，包绕胰头，可分上部、降部、水平部和升部（图5-12）。

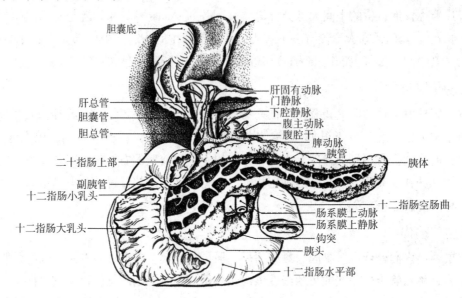

图5-12　十二指肠和胰（前面观）

1. 上部（superior part）　长约5cm，起自幽门，水平行向右后方，至肝门下方胆囊颈的后下方急转向下，续于降部，转折处为十二指肠上曲（superior duodenal flexure）。上部与幽门相连接约2.5cm的一段肠管，其肠壁薄，管径大，黏膜面光滑无环状襞，临床常称之为十二指肠球（duodenal bulb），是十二指肠溃疡及其穿孔的好发部位。

2. 降部（descending part）　长7~8cm，起自十二指肠上曲，沿第1~3腰椎体和胰头的右侧垂直下行，至第3腰椎体右侧弯向左行，移行为水平部，转折处的弯曲，称十二指肠下曲（1inferior duodenal flexure）。降部中份肠腔后内侧壁上有一纵行的黏膜皱襞，称十二指肠纵襞（longitudinal fold of duodenum），此襞下端的乳头状隆起称十二指肠大乳头（major duodenal papilla），为胆总管和胰管的共同开口处，距中切牙约75cm。

3. 水平部（horizontal part）　又称下部，长约10cm，起自十二指肠下曲，在第3腰椎体平面向左，横过下腔静脉至腹主动脉前方移行于升部。肠系膜上动、静脉紧贴此部前面下行，该部可被肠系膜上动脉压迫引起梗阻。

4. 升部（ascending part）　最短，仅2~3cm，起自水平部末端，斜向左上方，至第2腰椎体左侧转向下，移行为空肠。转折处形成的弯曲即十二指肠空肠曲（duodenojejunal flexure）。此曲借十二指肠悬肌固定于右膈脚上。十二指肠悬肌和包绕于其下段表面的腹膜皱襞共同构成十二指肠悬韧带（suspensory ligament of duodenum），又称Treitz韧带，是手术中确定空肠起始的重要标志。

（二）空肠与回肠

空肠（jejunum）和回肠（ileum）之间无明显界限，在腹腔内盘曲迂回形成肠袢，位于腹腔的中下部，周围有结肠环绕。空肠起自十二指肠空肠曲，约占空、回肠全长的上2/5，回肠约占全长的下3/5，末端续盲肠。空、回肠形态结构的变化是逐渐发生的。在黏膜内含有淋巴滤泡，滤泡分孤立淋巴滤泡（solitary lymphatic follicles）和集合淋巴滤泡（aggregated lymphatic follicles）两种，前者分散存在于空肠和回肠的黏膜内，后者多见于回肠下部对肠系膜缘的肠壁内，有20~30个，呈长椭圆形，其长轴与肠管的长轴一致。肠伤寒时，细菌易侵犯回肠集合淋巴滤泡，可致肠穿孔或肠出血。空肠和回肠对比如下（表5-1，图5-13）。

表 5-1 空肠和回肠的对比

名称 项目	位置	外观						
		管径	管壁	血管	颜色	肠系膜内血管	黏膜面环状皱襞	黏膜内淋巴滤泡
空肠	左腰区和脐区	较粗	较厚	较多	较红，呈粉红色	动脉弓分级较少（1~2级），直血管较长	密而高	孤立
回肠	脐区、右腹股沟区	较细	较薄	较少	较浅，呈粉灰色	动脉弓分级较多（4~5级），直血管较短	疏而低	孤立、集合

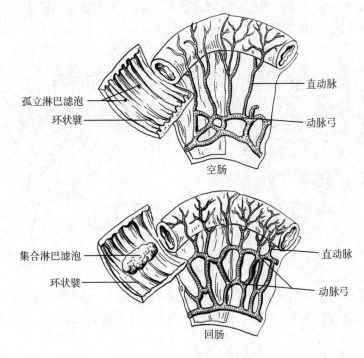

图 5-13 空肠和回肠

约 2% 的成人，在距回肠末端 0.3~1m 范围的回肠对系膜缘上，有长 2~5cm 的囊状突起，自肠壁向外突出，称 Meckel 憩室，是胚胎时期卵黄囊管的遗迹。易发炎或合并溃疡穿孔，因其位置靠近阑尾，故症状与阑尾炎相似。

六、大肠

大肠（large intestine）全长约 1.5m，围绕在空、回肠的周围，分为盲肠、阑尾、结肠、直肠和肛管 5 部分（图 5-1、图 5-16）。大肠的主要功能为吸收水分、维生素和无机盐，并将食物残渣形成粪便，排出体外。

大肠管径较粗，肠壁较薄，结肠和盲肠均具有结肠带、结肠袋和肠脂垂 3 种特征性结构（图 5-14）。由肠壁的纵行肌增厚形成的 3 条结肠带（colic bands），它们沿大肠的纵轴平行排列，汇集于阑尾根部。肠管向外膨出的囊状突起称结肠袋（haustra of colon），是因结肠带较肠管短所致。肠脂垂（epiplocae appendices）是沿结肠带两侧分布的许多脂肪突起。此 3 个形态特征是鉴别大、小肠的标志。

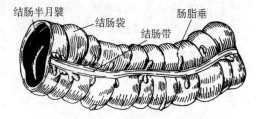

图 5-14 结肠的特征性结构（横结肠）

（一）盲肠

盲肠（caecum）是大肠的起始部（图 5 - 15），长 6 ~ 8cm，下端为盲端，上续升结肠，位于右髂窝内，其左后上方有回肠末端的开口，称回盲口（ileocecal orifice）。回盲口上、下两片半月形的黏膜皱襞称回盲瓣（ileocecal valve），此瓣可阻止小肠内容物过快地流入大肠，以便食物在小肠内充分消化吸收，并可防止盲肠内容物逆流回小肠。在回盲口下方约 2cm 处，有阑尾的开口。

（二）阑尾

阑尾（vermiform appendix）是一细长的盲管，形似蚯蚓，又称蚓突（图 5 - 15）。一般长 6 ~ 8cm。阑尾根部连于盲肠后内侧壁，尖端游离。

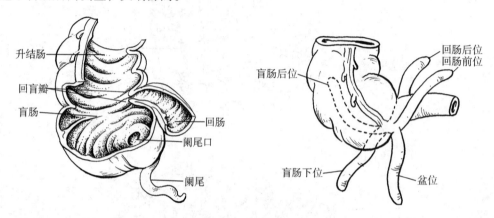

图 5 - 15　盲肠和阑尾

阑尾有多种位置变化，可在回肠下、盲肠后、盲肠下、回肠前及回肠后位等。有国内体质调查资料显示，阑尾以回肠下位和盲肠后位较多见。因 3 条结肠带均在阑尾根部集中，故沿结肠带向下追踪，是寻找阑尾的可靠方法。

阑尾根部的体表投影点，通常在脐与右髂前上棘连线的中、外 1/3 交点处，该点称 McBurney 点。阑尾炎时，此点附近有明显的局限性压痛，对诊断有价值。

⊕ 知识链接

阑尾炎的命名及麦氏点的发现

1886 年，哈佛医学院的病理解剖教授雷金纳德·菲茨（Reginald Fitz, 1843—1913）首次描述了阑尾炎症的自然病程，第一次使用了一个新的名词——阑尾炎（appendicitis）。菲茨明确地指出，右下腹炎症的最主要原因来源于阑尾。

查尔斯·麦克伯尼（Charles Mcburney, 1845—1913）博士是美国纽约一家医院的外科医生。1889 年，他在《纽约医学杂志》报道了阑尾炎早期手术的治疗经验。描述了阑尾炎的转移性腹痛，并发现在阑尾炎患者右下腹部有一个压痛点，即从髂前上棘至脐孔直线中外 1/3 交界处（约 3.8cm 处）腹部压痛对阑尾炎有诊断价值。现在此处表示阑尾在腹部体表的投影，称为"麦克伯尼点"，即著名的"麦氏点（Mcburney's point）"。

（三）结肠

结肠（colon）是界于盲肠与直肠之间的一段大肠，整体呈"M"形，包绕于空、回肠周围（图 5 - 16）。结肠分为升结肠、横结肠、降结肠和乙状结肠 4 部分。

1. **升结肠（ascending colon）** 长约 15cm，起自盲肠上端，沿腹后壁右侧上升至肝右叶下方，转折向左形成结肠右曲（fight colic flexure）（又称肝曲），移行为横结肠。升结肠无系膜，借结缔组织贴附于腹后壁，活动性甚小。

2. **横结肠（transverse colon）** 长约 50cm，起自结肠右曲，向左横行至脾的下方，折转向下形成结肠左曲（left colic flexure）（又称脾曲），向下续于降结肠。横结肠由横结肠系膜连于腹后壁，活动度较大，其中间部可下垂至脐或低于脐平面。

3. **降结肠（descending colon）** 长约 20cm，起自结肠左曲，沿腹后壁左侧下降，至左髂嵴处续于乙状结肠。降结肠无系膜，借结缔组织贴附于腹后壁，活动性很小。

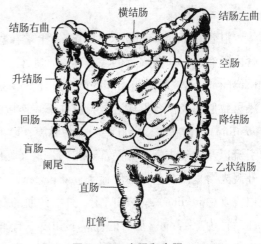

图 5 - 16 小肠和大肠

4. **乙状结肠（sigmoid colon）** 长约 45cm，平左髂嵴处起自降结肠，呈乙字形弯曲沿左髂窝转入盆腔，至第 3 骶椎平面续于直肠。乙状结肠由乙状结肠系膜连于盆腔左后壁，活动度较大，妇科常用乙状结肠代阴道术治疗先天性无阴道症。乙状结肠也是憩室和肿瘤等疾病的多发部位。

（四）直肠

直肠（rectum）位于盆腔，全长 10～14cm（图 5 - 17，图 5 - 18）。平第 3 骶椎前方接乙状结肠，沿骶、尾骨前面下行，穿过盆膈移行为肛管。直肠并不直，在矢状面上形成两个弯曲：直肠骶曲（sacral flexure of rectum）凸向后，与骶骨盆面弯曲一致；直肠会阴曲（perineal flexure of rectum）绕过尾骨尖凸向前。当临床进行直肠镜、乙状结肠镜检查时，应注意这些弯曲部位，以免损伤肠壁。在冠状面上也有不恒定的侧屈。

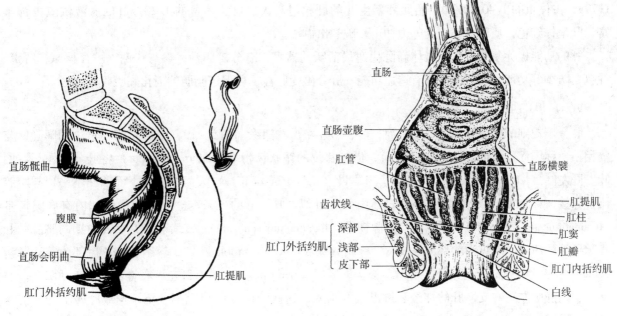

图 5 - 17 直肠的位置和弯曲　　　　　　图 5 - 18 直肠和肛管的内面观

直肠下段肠腔膨大，称直肠壶腹（ampulla of rectum）。壶腹内面的黏膜及环行肌形成 2～3 个半月形直肠横襞。其中最大而恒定的一个直肠横襞位于直肠前右侧壁，距肛门约 7cm，可作为直肠镜检时的定位标志。

（五）肛管

肛管（anal canal）长 3~4cm，上端在盆膈平面接直肠，末端终于肛门（图 5-17，图 5-18）。肛管内面有 6~10 条纵行的黏膜皱襞称肛柱（anal columns）。肛柱下端之间有半月形黏膜皱襞，称肛瓣（anal valves）。肛瓣与相邻的两个肛柱下端围成的袋状隐窝称肛窦（anal sinuses），窦内易积存粪屑，感染可致肛窦炎。各肛瓣边缘与肛柱下端连接的锯齿状环行线称齿状线（dentate line）（肛皮线 anocutaneous line）。齿状线以上肛管内面为黏膜，以下为皮肤，齿状线上、下部分在动脉来源、静脉回流、淋巴引流以及神经支配等方面都不相同，这在临床上具有实际意义。在齿状线下方有一宽约 1cm 的环状带，外观光滑呈浅蓝色，称肛梳（anal pecten）（痔环 haemorrhoidal ring）。肛梳下缘可触有一环行浅沟，称白线（white line），是肛门内、外括约肌的交界处。肛门（anus）是肛管的下口，为一前后纵行的裂孔，前后径为 2~3cm。肛管的黏膜下和皮下有丰富的静脉丛，病理情况下，静脉丛曲张向腔内突起，称为痔（piles）。发生在齿状线以上的痔称内痔，以下者称外痔，跨于齿状线上、下的称混合痔。

肛管周围有肛门内、外括约肌和肛提肌等。肛门内括约肌（sphincter ani internus）为平滑肌，由肠壁环行肌增厚而形成，有协助排便的作用。肛门外括约肌（sphincter ani externus）为骨骼肌，围绕于肛门内括约肌的外下方，分为皮下部、浅部和深部。浅部和深部受意识支配，有较强的控制排便功能，若手术损伤将导致大便失禁。

第二节　消化腺

一、肝

肝（liver）是人体内最大的腺体及消化腺。我国成年人肝的重量为男性 1154~1447g，女性 1029~1379g，占体重的 1/40~1/50。胎儿和新生儿的肝相对较大，可达体重的 1/20。肝的血液供应极为丰富，肝呈棕红色，质软而脆，受外力冲击易破裂出血。

肝的功能极为复杂，它是机体新陈代谢最活跃的器官，有分泌胆汁、参与代谢、贮存糖原、解毒、吞噬、防御等功能，在胚胎时期有造血功能。肝分泌的胆汁，可促进脂肪的消化和吸收。

（一）肝的形态

肝呈不规则的楔形，有上、下两面，前、后、左、右四缘（图 5-19，图 5-20）。肝上面膨隆，与膈相贴，称膈面（diaphragmatic surface），借矢状位的镰状韧带（falciform ligament）将肝分为左、右两叶。肝左叶（left lobe of liver）小而薄，肝右叶（right lobe of liver）大而厚。肝下面凹凸不平，与腹腔器官邻接，称脏面（visceral surface）。其中部有近似"H"形的 3 条沟。左纵沟的前部内有肝圆韧带（ligamentum teres hepatis），后部内有静脉韧带（ligamentum venosum），二者分别是胎儿时期的脐静脉和静脉导管的遗迹。右纵沟前部为一浅窝，称胆囊窝（fossa for gallbladder），容纳胆囊；后部为腔静脉沟（sulcus for vena cava），容纳下腔静脉。横沟即肝门（porta hepatis），有肝左、右管，肝固有动脉左、右支，肝门静脉左、右支，肝的神经和淋巴管等出入，这些结构被结缔组织包绕，构成肝蒂。肝的前缘（也称下缘）薄锐，为脏面与膈面的分界线。肝后缘钝圆，朝向脊柱，在近腔静脉沟处有 2~3 条肝静脉注入下腔静脉，临床上常称此处为第二肝门。左侧缘较锐薄。右缘钝圆，为肝右叶的右下缘。

肝的脏面借 H 形沟可分为四叶：右纵沟右侧为右叶，左纵沟左侧为左叶，左、右纵沟之间在横沟前方为方叶，横沟后方为尾状叶。

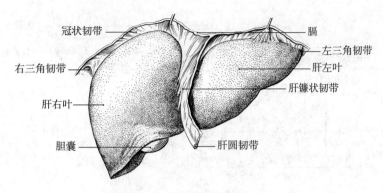

图 5 – 19 肝的上面 （膈面）

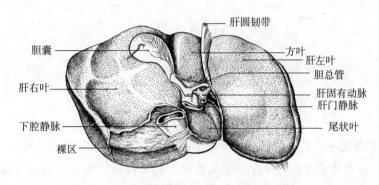

图 5 – 20 肝的下面 （脏面）

（二）肝的位置和毗邻

肝大部分位于右季肋区和腹上区，小部分位于左季肋区。肝的前面大部分被胸廓所掩盖，仅在腹上区的左、右肋弓之间有一小部分直接与腹前壁相接触。

肝上界与膈穹窿一致，在右锁骨中线平第 5 肋，前正中线平剑胸结合处，左锁骨中线平第 5 肋间隙。肝下界与肝前缘一致，右侧与右肋弓一致，中部超出剑突下约 3cm，左侧被肋弓掩盖。故在体检时，成人在右肋弓下不能触及肝。但 3 岁以下幼儿，由于腹腔容积较小，而肝体积相对较大，肝前缘常低于右肋弓下 1～2cm，到 7 岁以后在右肋弓下不能触及。

肝上方为膈，膈上有右侧胸膜腔、右肺及心等，故肝脓肿有时可与膈粘连，并经膈侵入右肺。肝右叶下面从前向后分别邻接结肠右曲、十二指肠上曲、右肾和右肾上腺；肝左叶下面与胃前壁相邻，后上方邻接食管腹部。

（三）肝的分叶和分段

肝按外形可分为左叶、右叶、方叶和尾状叶。而此分叶方法并不符合肝内管道系统的分布规律，也不适应肝部分切除的要求。肝内有 4 套管道，形成两个系统。肝门静脉、肝固有动脉及肝管的各级分支均伴行，由结缔组织包绕组成 Glisson 系统。肝静脉系统是由肝左、中、右静脉及其属支构成的系统，它们最终注入下腔静脉 （图 5 – 21）。

所谓肝段，就是根据 Glisson 系统的分支与分布以及肝静脉的走行划分的。Glisson 系统位于肝段内，肝静脉行于肝段间，两者在肝内相嵌配布。根据 Glisson 系统的分支与分布，肝分为两半肝 （左、右半肝），五叶 （右前叶、右后叶、左内叶、左外叶与尾状叶），六段 （左外叶上、下段，右后叶上、下段，尾状叶左、右段）。

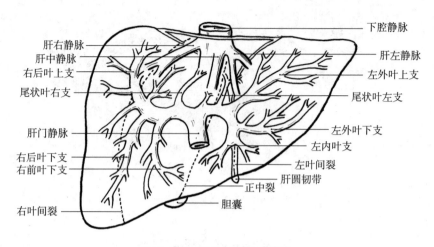

图 5-21　肝叶与肝段前面观

（图中标注：下腔静脉、肝右静脉、肝中静脉、右后叶上支、尾状叶右支、肝门静脉、右后叶下支、右前叶下支、右叶间裂、肝左静脉、左外叶上支、尾状叶左支、左外叶下支、左内叶支、左叶间裂、肝圆韧带、正中裂、胆囊）

🜨 **知识链接**

吴孟超与肝脏解剖"五叶四段"理论

1960 年，吴孟超院士首次在国际上提出肝脏结构"五叶四段"解剖理论，肝内有若干缺少管道分布的平面，这些平面是肝内分叶的自然界线，称为肝裂。通过肝裂将肝脏分为五叶四段，即左外叶、左内叶、右前叶、右后叶和尾状叶，左外叶和右后叶又各分为上、下两段。这种肝叶的划分主要依据肝内管道系统的解剖学特点而建立起来的，对于肝脏疾病的定位诊断和开展肝叶切除手术都具有重要的临床意义。

吴孟超院士不仅创立了中国人肝脏"五叶四段"理论，还创造了中国乃至世界肝胆外科领域的无数个第一。他主刀成功完成我国第一例肝脏手术；翻译了第一部中文版的肝脏外科入门专著；制作了中国第一具肝脏血管的铸型标本；创造了间歇性肝门阻断切肝法和常温下无血切肝法；完成了世界上第一例中肝叶切除手术；切除迄今为止世界最大的肝海绵状血管瘤；成功进行世界第一例腹腔镜下的肝癌切除手术；率先提出巨大肝癌先经综合治疗再行手术切除的"二期手术"概念。1996 年，吴孟超院士创建了我国第一所肝胆外科专科医院和肝胆外科研究所。2005年，吴孟超获得国家最高科学技术奖，也成为该奖项首次获颁的医药卫生界人士。2011 年，第 17606 号小行星被命名为"吴孟超星"。

吴孟超院士敢于挑战、敢于攀登"禁区"，先后完成几万台复杂的肝胆手术，成功救治近几万名患者，并培养了一代又一代外科肝胆领域的优秀人才。吴孟超院士回顾自己的一生时说："选择回国，我的理想有了深厚的土壤；选择从医，我的追求有了奋斗的平台；选择参军，我的成长有了一所伟大的学校；选择跟党走，我的人生有了崇高的信仰"。

（四）肝外胆道

肝外胆道是指肝门以外的输送胆汁的管道，包括胆囊和输胆管道（图 5-22）。

1. 胆囊（gallbladder）　位于肝下面的胆囊窝内，胆囊上面借结缔组织与肝相连，下面覆以浆膜，为贮存和浓缩胆汁的囊状器官，呈长梨形，长 8~12cm，容量 40~60ml。分底、体、颈、管 4 部分。胆囊底（fundus of gallbladder）为突向前下方的盲端，常在肝下缘的胆囊切迹处露出并贴近腹前壁。胆囊底的体表投影在右锁骨中线（相当于右侧腹直肌外侧缘）与右肋弓交点附近。胆囊发炎时，该处可有

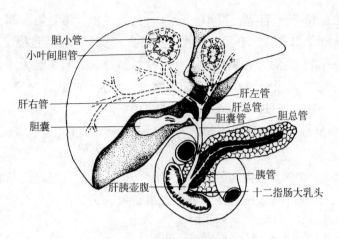

图 5-22　输胆管道模式图

压痛。胆囊体（body of gallbladder）与底之间无明显界限，是胆囊的主体部分，约在肝门右端附近移行为胆囊颈。胆囊颈（neck of gallbladder）细而短，常以直角向左下弯转续于胆囊管。胆囊管（cystic duct）比胆囊颈稍细，长 3~4cm，直径约 0.3cm，在肝十二指肠韧带内与其左侧的肝总管汇合形成胆总管。胆囊内面被有黏膜，其中，衬于颈和管部分的黏膜皱襞呈螺旋状突入腔内，形成螺旋襞（spiral fold），可控制胆汁的进出，结石亦易嵌顿于此。

胆囊管、肝总管和肝的脏面围成的三角形区域称胆囊三角（Calot 三角），三角内常有胆囊动脉通过，因此，该三角是胆囊手术中寻找胆囊动脉的标志。

2. 肝总管（common hepatic duct）　肝左、右管出肝门之后即合成肝总管，长约 3cm，下端与胆囊管以锐角结合成胆总管。

3. 胆总管（common bile duct）　由肝总管和胆囊管汇合而成，长 4~8cm，在肝十二指肠韧带内下行于肝固有动脉的右侧、肝门静脉的前方，经十二指肠上部的后方下行至胰头与十二指肠降部之间，进入降部后内侧壁与胰管汇合，形成略膨大的管道，称肝胰壶腹（hepatopancreatic ampulla）（Vater 壶腹），开口于十二指肠大乳头。在肝胰壶腹的管壁内有环形平滑肌，称肝胰壶腹括约肌（sphincter of hepatopancreatic ampulla）（Oddi 括约肌）。肝胰壶腹括约肌平时保持收缩状态，由肝分泌的胆汁，经肝左、右管、肝总管、胆囊管进入胆囊内贮存并浓缩。进食后，尤其进高脂肪食物，在神经体液因素调节下，胆囊收缩，肝胰壶腹括约肌舒张，使胆汁自胆囊经胆囊管、胆总管、肝胰壶腹、十二指肠大乳头，排入十二指肠腔内。任何因素致胆道阻塞，皆可影响胆汁或胰液的排泄。

⊕ **知识链接**

胆囊三角（Calot 三角）

胆囊三角是胆囊管、肝总管和肝的脏面之间围成的三角形区域。三角内常有发自肝右动脉的胆囊动脉经过，并常见胆囊颈部的淋巴结。此三角是胆囊手术中寻找胆囊动脉的标志。腹腔镜胆囊切除术（laparoscopic cholecystectomy，LC）是治疗胆囊疾病特别是胆囊结石与息肉的金标准手术方式。然而，胆道损伤是 LC 术中常见的后果和并发症，其主要原因是术中对胆囊三角的解剖结构辨认不清，因此，准确掌握和辨认胆囊三角的解剖结构是 LC 手术成功的保障。

二、胰

胰（pancreas）是人体第二大消化腺，位于腹后壁的长棱柱状腺体，平对第 1~2 腰椎体（图 5-

12）。质地柔软，灰红色，长 17～20cm，重 81～117g。分头、颈、体、尾 4 部分，各部之间无明显界限。胰头（head of pancreas）较膨大，在第 2 腰椎体右前方，被十二指肠包绕，其下部有向左后上方突出的钩突（uncinate process）；其后方有胆总管、肝门静脉经过，故胰头肿大压迫胆总管时可发生阻塞性黄疸；压迫肝门静脉，影响其血液回流时，可出现腹水、脾大等症状。胰颈（neck of pancreas）是胰头与胰体之间的狭窄部。胰体（body of pancreas）占胰的中间大部分，横位于第 1 腰椎体前方，其前面隔网膜囊与胃相邻，故胃后壁溃疡穿孔或癌肿常与之粘连。胰尾（tail of pancreas）是左端较细部，可抵及脾门。

胰管（pancreatic duct）在胰实质内偏后方，贯穿胰全长，其走行与胰的长轴一致，沿途汇集小叶间导管，最后与胆总管汇合成肝胰壶腹，开口于十二指肠大乳头。在胰头内胰管上方常有一条副胰管（accessory pancreatic duct），开口于十二指肠小乳头。

⚛ 护理应用解剖

1. 胃和十二指肠插管术 胃和十二指肠插管术是经过口腔或鼻腔进入，将导管经咽、食管插入胃或十二指肠。可洗胃、输入营养物质、注入药物或抽取胃液、十二指肠液，或对胃及十二指肠疾病进行检查；也可以将十二指肠液和胆汁引流到体外。目前，临床上也可经胃镜进行检查、取材和治疗食管、胃和十二指肠的某些疾患。

插胃管时，根据患者的胃型不同而采取不同的体位。多采取侧卧位、半卧位或仰卧位。插管长度：成人可插入胃管 45～50cm；婴幼儿为 14～18cm。相当于自患者鼻尖或口唇经耳垂到剑突的长度。根据食管的 3 个狭窄至中切牙的距离帮助判断插管的长度。若为十二指肠插管，一般采取右侧卧位。十二指肠大乳头距中切牙的距离约 75cm。

经鼻腔插管时，其方向应先稍上，然后平行转向后下，胃管进入鼻道 6～7cm 时，立即向后下推进，避免刺激咽后壁引起恶心。胃管进入咽部时，嘱患者作吞咽动作。可使喉上提，会厌封闭喉口，以免胃管进入喉内。若患者发生呛咳，提示导管误入喉口，应立即退出。

2. 灌肠术与结直肠镜检查术 灌肠术是将一定量的液体由肛门经直肠灌入结肠，以帮助患者清洁肠道、排便、排气或由肠道供给药物，达到确定诊断和治疗目的的方法。根据灌肠的目的可分为不保留灌肠和保留灌肠。

结直肠镜检查是观察直肠、结肠内有无病变或者进行活检、治疗等。

插管前应让患者排便排尿，结肠镜检查需要提前清洁肠道。插管时应沿直肠弯曲缓慢插入，尤其要注意直肠横襞的存在，避免损伤。插入深度：一般清洁灌肠插入肛门 10～12cm；保留灌肠应插入 15～20cm，至直肠以上。肠镜检查根据需要插入不同的深度，甚至达盲肠腔。乙状结肠有系膜，活动度大，灌肠术中易发生扭转，灌肠速度不应过快。

3. 肝穿刺术 肝穿刺是目前临床经常进行的一种诊疗技术，如经皮肝穿刺胆管造影术（PTG）及置管引流术（PTCD）、肝脓肿穿刺术等。以肝脓肿穿刺为例，患者取仰卧位，躯体右侧靠近床边，右上肢屈肘置于枕后。准确叩出肝浊音界，取右腋前线第 8、9 肋间隙或肝区压痛最显著处为穿刺点；肝组织活检时，一般取右腋前线第 8 肋间隙或腋中线第 9 肋间隙作为穿刺点。

穿经的层次由浅入深依次为皮肤、浅筋膜、深筋膜、腹外斜肌、前锯肌、肋间外肌、肋间内肌、胸内筋膜、壁胸膜、肋膈隐窝、膈、膈下腹膜外间隙，进入肝实质。

答案解析

目标检测

一、选择题

1. 上消化道是（　　）

　　A. 口腔至食管　　　　B. 口腔至胃　　　　C. 口腔至十二指肠　　D. 咽至十二指肠

2. 某患者在食管第二狭窄处发生肿瘤，此处距离中切牙的长度是（　　）

　　A. 15cm　　　　　　　B. 25cm　　　　　　C. 35cm　　　　　　D. 40cm

3. 下列关于横结肠的描述，正确的是（　　）

　　A. 位于左上腹部　　　　　　　　　　B. 属于腹膜间位器官

　　C. 与小网膜相连　　　　　　　　　　D. 有系膜

4. 一患者疑似十二指肠溃疡，对其做胃十二指肠镜检查时应重点检查的部位是（　　）

　　A. 十二指肠球部　　　　　　　　　　B. 十二指肠降部

　　C. 十二指肠水平部　　　　　　　　　D. 十二指肠空肠曲

5. 人体最大的消化腺是（　　）

　　A. 舌下腺　　　　　　B. 腮腺　　　　　　C. 肝　　　　　　　D. 胰

二、思考题

1. 临床上为患者插放十二指肠引流管自口腔至十二指肠大乳头处，此处距中切牙多少厘米？插管时需注意哪些部位（有几处狭窄部）？

2. 简述胃的位置、形态和分部。

3. 胆汁的产生和排出途径如何？

三、综合题

患者，男，40 岁，腹部疼痛半小时入院。诉疼痛初起于左下腹部，6 小时后逐渐转移至右下腹，伴恶心。

查体：T 39.0℃，BP 150/95mmHg，P 100 次/分，右下腹部 McBurney 点部位有压痛，伴反跳痛。诊断为急性阑尾炎，手术治疗。

问题：（1）阑尾根部在体表的投影位置通常如何确定？

　　　　（2）临床上通过 McBurney 点行阑尾手术切口时，依次通过的腹壁层次结构如何？术中如何快速有效寻找到阑尾根部？

　　　　（3）手术中如何鉴别大、小肠？

（郝 莉）

书网融合……

本章小结

微课

题库

第六章 呼吸系统

📖 **学习目标**

知识目标

1. 掌握 呼吸系统的组成，上、下呼吸道的组成；鼻腔的分部及各部的形态特点，鼻旁窦的位置及开口部位；喉的位置、构成，喉腔的分部及形态结构；气管的位置及结构特点，左、右主支气管形态差别及其临床意义；肺的位置、形态及肺尖的体表投影；肺根的构成；胸膜的分部和胸膜腔的概念；纵隔的概念。

2. 熟悉 外鼻的形态特点，鼻中隔的组成，易出血区的形态特点；喉软骨的形态特点、弹性圆锥的构成及环甲正中韧带；气管及支气管的构造；肺门的位置及通过的结构；肋膈隐窝的概念及特点；胸膜和肺的体表投影；纵隔的分部。

3. 了解 外鼻的构造、上颌窦的形态特点；喉肌及其作用；气管切开术的位置；肺段支气管及支气管肺段的概念；胸膜隐窝的位置。

技能目标

1. 能准确地触认喉结、环甲正中韧带和气管颈部。

2. 能描述肺的形态和位置。

3. 知晓气道梗阻的应急救护方法。

素质目标

1. 培养学生善于观察的习惯和勇于救死扶伤的人道主义精神，使其练就过硬的应急救护技能。

2. 提倡健康的生活方式，摈弃烟、酒等不良生活习惯。

呼吸系统（respiratory system）包括呼吸道和肺。呼吸道包括鼻、咽、喉、气管和各级支气管，临床上通常把鼻、咽、喉称为上呼吸道，把气管和各级支气管称为下呼吸道。肺由肺实质和肺间质组成，前者包括支气管树和肺泡，后者包括结缔组织、血管、淋巴管、淋巴结和神经等。呼吸系统的主要功能是进行气体交换，即吸入氧、排出二氧化碳，另外还有发音、嗅觉、内分泌以及协助静脉血回流入心的功能（图 6-1）。

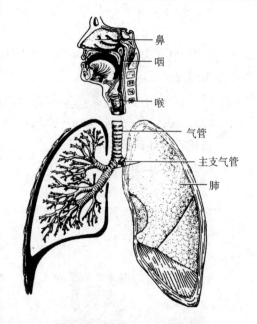

鼻
咽
喉
气管
主支气管
肺

图 6-1 呼吸系统全貌示意图

→ **案例引导**

患者，男，21岁。主诉昨日上午起突发寒战、高热，伴头痛、乏力、周身酸痛、食欲不振。今晨起又出现咳嗽、气急和右上胸痛，并咯出少量带血丝的痰液。前天曾野外劳动，穿衣单薄，曾淋雨。查体：T 39.8℃、P 112次/分、R 38次/分，BP 110/65mmHg。急性病容，面色潮红，呼吸急促、鼻翼扇动，唇微发绀，右上胸部呼吸减弱。触诊语颤增强，叩诊呈浊音。可听到支气管呼吸音及细湿啰音，语音传导增强，心律齐，心尖部有Ⅱ级SM，较柔和。腹部平软，肝、脾未触及。临床诊断：急性肺炎。

提问：

1. 呼吸系统包括哪些器官？
2. 上呼吸道包括哪些器官？
3. 简述气管的行程及分部。
4. 肺的形态与结构有哪些特点？

第一节　呼吸道

一、鼻

鼻（nose）是呼吸道的起始部，分3部分，即外鼻、鼻腔和鼻旁窦。既是呼吸器官，又是嗅觉器官。

（一）外鼻

外鼻（external nose）以鼻骨和鼻软骨为支架，外被皮肤、内覆黏膜，位于面部中央。分为骨部和软骨部。软骨部的皮肤因其富含皮脂腺和汗腺，成为痤疮、酒渣鼻和疖肿的好发部位。外鼻上部较窄与额相连的部分称鼻根，鼻根与鼻尖之间为鼻背，外鼻前下端的隆起部位鼻尖，鼻尖向两侧半圆形隆起部称鼻翼，呼吸困难的患者可出现鼻翼扇动的症状。

（二）鼻腔

鼻腔（nasal cavity）为呼吸道起始部，顶部窄，底部宽，前后狭长的腔隙。其由骨和软骨及其表面被覆的黏膜和皮肤构成。鼻腔被鼻中隔分为左、右两半，向前借鼻孔通外界，向后借鼻后孔通鼻咽部。每侧鼻腔又借鼻阈（nasal limen）分为鼻前庭和固有鼻腔。鼻阈为鼻前庭上方的弧形隆起，是皮肤和黏膜的交界处。鼻前庭由皮肤覆盖，富有皮脂腺和汗腺；鼻毛有滤过和净化空气的功能。鼻阈为疖肿的好发部位，且因其缺少皮下组织，故在发生疖肿时疼痛剧烈。

鼻中隔（nasal septum）为鼻腔的内侧壁，由筛骨垂直板、犁骨和鼻中隔软骨构成支架，表面被覆黏膜，位置通常偏向一侧。其前下方血管丰富、位置浅表，外伤或干燥刺激均易引起出血，因90%左右的鼻出血发生于此区，故称易出血区或Little区（Kiesselbach区）。鼻腔外侧壁自上而下可见上、中、下三个鼻甲，上鼻甲与中鼻甲由筛骨迷路内侧壁向下卷曲的薄骨片被覆黏膜构成，二者之间为上鼻道，中鼻甲与下鼻甲之间为中鼻道，下鼻甲下方称下鼻道。多数人上鼻甲的后上方有最上鼻甲。最上鼻甲或上鼻甲后上方与蝶骨体之间的窝称蝶筛隐窝（sphenoethmoidal recess），是蝶窦的开口。切除中鼻甲，可显露在中鼻道中部凹向上方的弧形裂隙，称半月裂孔，其前端漏斗状管道为筛漏斗通额窦和筛窦前群，上方圆形隆起为筛泡，其内有中筛窦。鼻泪管开口于下鼻道的前上方。鼻黏膜分两部分，位于上鼻甲与其相对的鼻中隔及二者上方鼻腔顶部者称为嗅区（olfactory region），含接受嗅觉刺激的嗅细胞，活体呈苍白色或淡黄色。其余部分则富含鼻腺称为呼吸区（图6-2）。呼吸区的黏膜正常情况下呈红色，表面光滑、湿润，黏膜下分布有丰富的静脉海绵丛，对吸入的空气具有加温、加湿的作用。

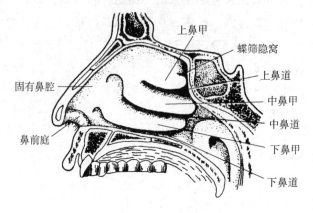

图6-2　鼻腔外侧壁

（三）鼻旁窦

鼻旁窦（paranasal sinuses）为含气颅骨开口于鼻腔的骨性腔洞，分别位于额骨、筛骨、蝶骨和上颌骨内。窦壁内衬黏膜并与鼻腔黏膜相移行。有温暖、湿润空气及对发音产生共鸣的作用，又称副鼻窦（图6-3）。

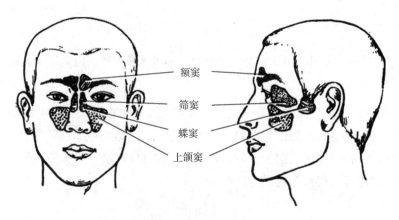

图6-3　鼻旁窦体表投影

1. 额窦（frontal sinus）　位于额骨额鳞的下部内，左右各一，呈三棱锥体形。底向下，尖向上，中隔常偏向一侧，大小不一。额窦口在窦底部通筛漏斗，开口于中鼻道。

2. 筛窦（ethmoidal sinus）　为鼻腔外侧壁上部与两眶之间筛骨迷路内海绵状的小气房。按部位分为三群，分别为前筛窦、中筛窦和后筛窦。前筛窦、中筛窦均开口于中鼻道，位于筛骨迷路后部的后筛窦，开口于上鼻道。因其与视神经管毗邻，后筛窦的感染向周围蔓延，可引起视神经炎。

3. 蝶窦（sphenoidal sinus）　为蝶骨体内的含气的腔洞，位于鼻腔上部的后方，与后筛窦为邻，被中隔分为左、右两腔，分别开口于左、右蝶筛隐窝。

4. 上颌窦（maxillary sinus）　位于上颌骨体内，近似三角形的洞腔。其前壁为上颌骨体前面的尖牙窝，骨质薄；后壁与翼腭窝毗邻；上壁即眶下壁；底壁即上颌骨的牙槽突，常低于鼻腔下壁。因上颌第2前磨牙、第1和第2磨牙根部与窦底壁邻近，只有一层薄的骨质相隔，有时牙根可突入窦内。此时牙根仅以黏膜与窦腔相隔，故牙病与上颌窦的炎症或肿瘤可互相累及。内侧壁即鼻腔的外侧壁，由中鼻道和大部分下鼻道构成。上颌窦开口于中鼻道的半月裂孔，因其开口位置较高，分泌物不易排出，故窦腔积液时，应采用头低脚高的体位引流，或进行上颌窦穿刺冲洗。

⊕ 知识链接

上颌窦的临床应用解剖

上颌窦是鼻旁窦最大的一对，容积平均13ml。由于其开口位置较高，窦底低，分泌物不易排出，所以上颌窦发炎化脓时引流不畅。上壁是眶下壁，眶内疾病与窦内疾病可相互影响，多见于肿瘤、外伤；下壁邻近上颌磨牙，紧邻骨质菲薄的牙根，故牙根感染常波及上颌窦，引起牙源性上颌窦炎；前壁在眶下孔下方处较薄，进行上颌窦手术时即由此处凿开；上颌窦内侧壁为鼻腔外侧壁，邻近中、下鼻道，因下鼻道上部骨质较薄，上颌窦穿刺术或开窗术即由此处进行。后外侧壁与颞下窝毗邻，上颌窦肿瘤破坏此壁侵及翼内肌时，可引起开口困难。

二、咽

详见消化系统。

三、喉

喉（larynx）既是呼吸的管道，又是发音的器官，以喉软骨为基础，借关节、韧带、喉肌和黏膜构成。上界是会厌上缘，下界为环状软骨下缘。借喉口通喉咽部，以环状软骨气管韧带连接气管。成年人的喉位于第3~6颈椎前方。

（一）喉软骨

喉软骨由甲状软骨、环状软骨、会厌软骨和成对的杓状软骨，形成喉的支架。

1. 甲状软骨（thyroid cartilage） 形似盾牌，为最大的喉软骨。位于环状软骨与会厌软骨之间，构成喉的前壁和侧壁，由前缘互相愈着的呈四边形的左、右软骨板组成。融合处称前角，前角上端向前突出，称喉结，在成年男子尤为显著。喉结上方有呈"V"形的切迹，称上切迹。左、右软骨板的后缘游离并向上、下发出突起，分别称上角和下角（图6-4）。

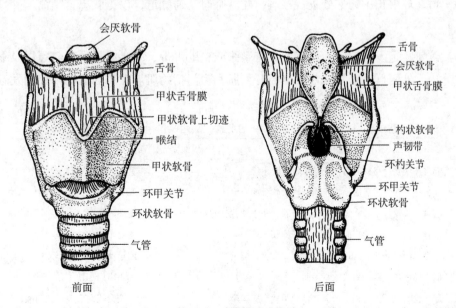

图6-4　喉软骨及其连结

2. 环状软骨（cricoid cartilage） 为喉软骨中唯一完整的软骨环，位于甲状软骨的下方。由前部低窄的环状软骨弓和后部高阔的环状软骨板构成。板上缘两侧各有一个杓关节面，与杓状软骨形成环杓关节。环状软骨弓平对第6颈椎，是颈部重要的体表标志。弓与板交界处有甲关节面，与甲状软骨形成环甲关节。环状软骨的作用是支撑呼吸道，保持其畅通，损伤会产生喉狭窄。

3. 会厌软骨（epiglottic cartilage） 为薄而具有弹性的树叶状软骨板，位于舌骨体后方。上宽下窄，呈树叶状，下端借甲状会厌韧带连于甲状软骨前角内面的上部。会厌软骨被覆黏膜构成会厌，位于喉口的前上方，吞咽运动时，喉随咽上提并向前移动，会厌封闭喉口，阻止食团入喉并引导食团进咽。

4. 杓状软骨（arytenoid cartilage） 位于环状软骨板上缘两侧，形似三棱椎体形，为成对的喉软骨。分为一尖、一底、两突和三个面。其底部向下与环状软骨板的杓关节面形成环杓关节，底面有向前伸出的突起，称声带突，为声韧带附着处；向外侧伸出的突起称肌突，大部分喉肌附着于其上。

（二）喉的连结

喉的连结分喉软骨间的连结及喉与舌骨、气管与喉之间的连结（图6-4）。

1. 环甲关节（cricoithyroid joint） 由环状软骨的甲关节面和甲状软骨下角的环状软骨关节面构成的联合关节。在环甲肌牵引下，甲状软骨在冠状轴上能作前倾运动。前倾使甲状软骨前角与杓状软骨间距变大，使声带紧张；复位时，两者间距变小，使声带松弛。

2. 环杓关节（cricoarytenoid joint） 由环状软骨板上缘外侧部的杓关节面和杓状软骨底部的关节面构成。杓状软骨可沿该关节垂直轴作旋内、旋外运动。旋内使声带突互相靠近，声门缩小；旋外使声带突互相分开，声门开大。环杓关节还可作向前、后、内侧、外侧等各方向上的滑动。

3. 甲状舌骨膜（thyohyoid membrane） 位于甲状软骨上缘与舌骨之间的结缔组织膜。其中部增厚称甲状舌骨正中韧带。

4. 方形膜（quadrangular membrane） 起于甲状软骨前角后面和会厌软骨两侧缘，向后附着于杓状软骨前内侧缘，构成喉前庭外侧壁的基础。上缘增厚，包被杓会厌襞，下缘游离称前庭韧带。

5. 弹性圆锥（conus elasticus） 喉腔内呈圆锥形的弹性结缔组织膜，又称环声膜或环甲膜。起于甲状软骨前角内面，呈扇形向后、向下止于杓状软骨声带突和环状软骨上缘。其上缘游离增厚，紧张于甲状软骨至声带突之间，称声韧带，较前庭韧带厚而短。弹性圆锥前部弹性纤维增厚形成环甲正中韧带。急性喉阻塞时，可在环甲正中韧带处进行穿刺，建立临时性通气道，以抢救患者生命。

（三）喉肌

喉肌属于横纹肌，是发音的动力器官。具有紧张或松弛声带、缩小或开大声门裂以及缩小喉口等作用。按其部位分内、外两群，按其功能分声门开大肌和声门括约肌。喉肌的运动可控制发音的强弱及音调的高低（表6-1）。

表6-1 喉肌的名称、起止及作用

名称	起止	作用
环甲肌	起自环状软骨弓外侧面，止于甲状软骨下缘	紧张并拉长声带
环杓后肌	起自环状软骨板后面，止于同侧杓状软骨的肌突	开大声门裂，紧张声带
环杓侧肌	起自环状软骨上缘和弹性圆锥的外面，止于杓状软骨肌突	使声门裂变窄
甲杓肌	起自甲状软骨前角后面，向后止于杓状软骨外侧面	松弛声襞并缩小声门裂
杓斜肌	起自杓状软骨肌突，止于对侧杓状软骨尖	缩小声门和喉口
杓横肌	肌束横行连于两侧杓状软骨后面	缩小声门
杓状会厌肌	起自杓状软骨尖，止于会厌软骨和甲状会厌韧带	牵拉会厌向后下，关闭喉口

（四）喉腔

喉腔（laryngeal cavity）上起自喉口，与咽相通，向下通气管，由喉软骨、韧带、纤维膜、喉肌和喉黏膜等共同围成。喉腔侧壁有上、下两对黏膜皱襞，上方的一对称前庭襞（vestibular fold），下方的一对称声襞（vocal fold）。借上述两对皱襞将喉腔分为前庭襞上方的喉前庭，声襞下方的声门下腔，前庭襞和声襞之间的喉中间腔（图6-5）。

1. 喉口（aditus laryngis）　为喉腔的上口。由会厌上缘、杓会厌襞和杓间切迹共同围成。连接杓状软骨尖与会厌软骨侧缘的黏膜皱襞称杓状会厌襞。

2. 喉前庭（laryngeal vestibule）　位于喉口与前庭襞之间，上宽下窄，呈漏斗状的部分喉腔。前庭襞是喉腔侧壁上一对矢状位、呈粉红色的黏膜皱襞。连于甲状软骨前角后面与杓状软骨声带突上方的前内侧缘之间。两侧前庭襞之间的裂隙称前庭裂（rima vestibuli），较声门裂宽。喉前庭前壁中下分附着有会厌软骨茎，附着处的上方有结节状隆起称会厌结节。

3. 喉中间腔（intermedial cavity of larynx）　为喉腔中声襞与前庭襞之间的部分。声襞是喉腔侧壁下一对呈白色的黏膜皱襞，连于甲状软骨前角后面与杓状软骨声带突之间，它较前庭襞更突向喉腔。喉中间腔向两侧伸向前庭襞与声襞间的裂隙称为喉室。声带由声韧带、声带肌和喉黏膜构成。位

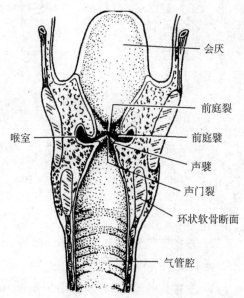

图6-5　喉腔（冠状面）

于两侧声襞及杓状软骨底和声带突之间的裂隙称为声门裂（fissure of glottis），比前庭裂长而窄，是喉腔最狭窄之处。声门裂前2/3在两侧声带之间，称膜间部；后1/3位于两侧杓状软骨底和声带突之间，称软骨间部。声带和声门裂合称为声门（glottis）。

4. 声门下腔（infraglottic cavity）　为声襞与环状软骨下缘之间的部分。其黏膜下组织疏松，感染时易发生喉水肿，尤以婴幼儿更易发生急性喉水肿而致喉梗塞，产生呼吸困难。

四、气管与支气管

（一）气管

气管（trachea）是位于喉与气管杈之间的管道。气管起自环状软骨下缘约平第6颈椎体下缘，向下至胸骨角平面约平第4胸椎体下缘处，分叉形成左、右主支气管（图6-6）。其全长以胸廓上口为界，分为颈部和胸部。在气管杈的内面，有一矢状位向上的半月状嵴称气管隆嵴（carina of trachea），略偏向左侧，是支气管镜检查时判断气管分叉的重要标志。

气管由黏膜、气管软骨、平滑肌和结缔组织构成。气管软骨由14~17个呈"C"形缺口向后的透明软骨环构成。气管软骨后壁缺口由气管的膜壁封闭，该膜壁由弹性纤维以及平滑肌构成的气管肌构成。气管切开术常在第3~5气管软骨环处进行。

（二）支气管

支气管（bronchi）是气管分出的各级分支。其中一级分支为左、右主支气管，二级分支为肺叶支气管，三级分支为肺段支气管，如此反复分支达23~25级直至肺泡管。

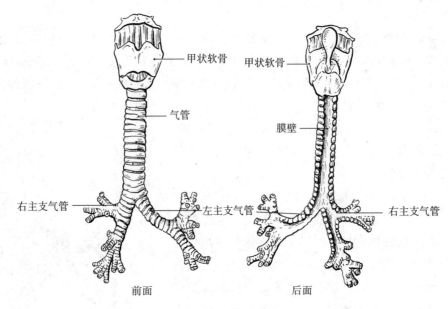

图 6 - 6　气管与支气管

1. 右主支气管（right principle broncus） 气管权与右肺门之间的通气管道。较左主支气管粗而短，走行陡直。

2. 左主支气管（left principle broncus） 气管权与左侧肺门之间的通气管道。较右主支气管细长，走行倾斜。

左、右主支气管的区别：前者细而长，斜行；后者短而粗，走行相对直，经气管坠入的异物多进入右主支气管。

⊕ **知识链接**

支气管镜检查

支气管镜检查是利用直径约 0.6cm 的支气管镜，在施行咽、喉局部麻醉后，将其经由口腔或由鼻腔或由气管切开口置入气管内的操作方法。支气管镜适用于做肺叶、肺段支气管病变的观察、活检采样、细菌学检查、细胞学检查及气管支气管异物取出等。若配合视频系统，可进行摄影、示教和动态记录。

第二节　肺

一、肺的位置与形态

（一）肺的位置

肺（lung）是呼吸系统中最重要的器官，在胸腔内，位于膈肌的上方、纵隔胸膜的两侧。

（二）肺的形态

肺的表面覆盖脏胸膜，透过胸膜可见许多呈多角形的小区，称肺小叶。肺的颜色因年龄、职业的不同而有所不同，婴幼儿肺的颜色呈淡红色，随着年龄的增长，空气中的尘粒、炭末等颗粒物被吸入肺内，肺的颜色逐渐变成暗红或灰红色。正常的肺组织质地柔软呈海绵状，富有弹性。由于肺内含有空气，比重小于水，故能浮于水面，而未经呼吸的肺，入水则下沉，法医借此现象鉴别生前死亡或生后死亡的胎儿。

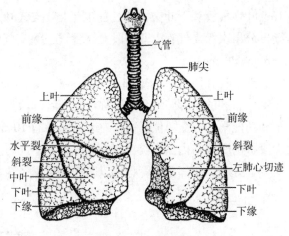

图6-7　肺的形态

由于膈的右侧份较左侧份高，以及心的位置偏左，故右肺宽短，左肺狭长。肺大致呈锥体形，包括一尖、一底、两面、三缘。肺借叶间裂分叶。左肺的叶间裂为斜裂，由肺门的后上斜向前下，将左肺分为上、下两叶；右肺的叶间裂包括斜裂和水平裂，将右肺分为上、中、下三叶（图6-7）。

1. **肺尖（apex of lung）**　即肺的上端，钝圆，经胸廓上口突入颈根部，在锁骨内1/3段处向上伸，高出锁骨上方达2.5cm。

2. **肺底（base of lung）**　即肺的下面，又称为膈面，坐落于膈肌之上，受膈肌压迫，肺底呈半月形凹陷。

3. **两面**　即肋面和纵隔面。肋面（costal surface）即肺的外侧面，与肋和肋间肌相邻；纵隔面（meidiastinal surface）即内侧面，与纵隔相邻，其中央的椭圆形凹陷称肺门。肺门为支气管、血管、神经和淋巴管等出入的门户，它们被结缔组织包裹，称肺根。两肺根内的结构排列自前向后依次为上肺静脉、肺动脉、主支气管。两肺根的结构自上而下排列不同，左肺根的结构自上而下为肺动脉、左主支气管、下肺静脉；右肺根的结构自上而下为上叶支气管、肺动脉、肺静脉（图6-8）。

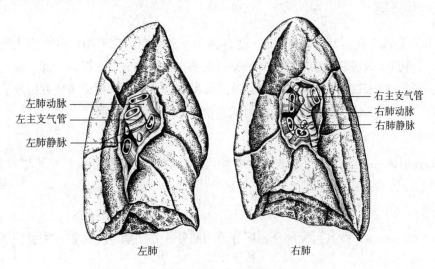

图6-8　肺根的结构

4. **三缘**　即前缘、后缘和下缘。前缘（anterior border）为肋面与纵隔面在前方的移行处，较锐利，左肺前缘下部有心切迹，切迹下方有一突起称左肺小舌；后缘（posterior border）即肋面与纵隔面在后方的移行处，位于脊柱两侧的肺沟内；下缘（inferior border）为膈面、肋面与纵隔面的移行处，其位置随呼吸运动有显著变化。

二、肺内支气管和支气管肺段

在肺门处，左、右主支气管（一级支气管）分出二级支气管，进入肺叶，称为肺叶支气管。左肺有上叶支气管和下叶支气管；右肺有上叶支气管、中叶支气管和下叶支气管。肺叶支气管进入肺叶后陆续再分出次级支气管，即肺段支气管（三级支气管）。全部各级支气管在肺叶内反复分支形成支气管树（bronchial tree）。

支气管肺段（bronchopulmonary segments）简称肺段（pulmonary segment），是每一肺段支气管及其分支分布区的全部肺组织的总称。支气管肺段呈圆锥形，尖端朝向肺门，底朝向肺的表面，是肺的形态学和功能学的独立单位。通常左、右肺各有 10 个肺段。有时因左肺出现共干肺段支气管，例如后段与尖段、前底段与内侧底段支气管形成共干，此时左肺只有 8 个支气管肺段。每个支气管肺段有一个肺段支气管分布，相邻支气管肺段以肺静脉属支及疏松结缔组织相间隔。

⊕ 知识链接

支气管肺段的临床意义

支气管肺段在形态和功能上相对独立，若某肺段支气管阻塞，则该肺段内呼吸完全中断。轻度感染或结核可局限在一个肺段，随着病情发展，可蔓延到其他支气管肺段。根据病变范围，临床上如确定肺部病变（如肺肿瘤）仅局限于某个肺段内，常以该支气管肺段为单位进行手术切除，使手术局限化。肺段的解剖学特征具有重要的临床价值。

第三节 胸 膜

一、胸膜的分部

胸膜（pleura）是被覆在肺表面、膈上面、纵隔两侧面和胸壁内面等部位的一层光滑浆膜，根据被覆的部位不同，可分为壁胸膜和脏胸膜。壁胸膜是指覆盖在胸壁内面、纵隔两侧面、膈上面及伸至颈根部等处的胸膜；覆盖于肺表面的并伸入叶间裂的胸膜称脏胸膜。壁、脏两层胸膜在肺根表面及其下方互相移行，相互移行的两层胸膜在肺根下方返折形成三角形的皱襞称肺韧带。

（一）脏胸膜

脏胸膜（viscerl pleura）是贴附于肺表面，并伸入叶间裂内的一层浆膜。因其与肺实质连接紧密，故又称肺胸膜。

（二）壁胸膜

壁胸膜（parietal pleura）按其衬覆部位不同分为四部分，分别称为肋胸膜、胸膜顶、纵隔胸膜和膈胸膜。

1. 肋胸膜（costal pleura） 为衬覆于肋骨、胸骨、肋间肌等结构内面的浆膜。其前缘位于胸骨后方，后缘达脊柱两侧，下缘以锐角反折移行为膈胸膜，上部移行至胸膜顶。

2. 膈胸膜（diaphragmatic pleura） 覆盖于膈上面，与膈紧密相贴，不易剥离。

3. 纵隔胸膜（mediastinal pleura） 衬覆于纵隔两侧面，其中部包裹肺根并移行为脏胸膜。纵隔胸膜向上移行至胸膜顶，下缘连接膈胸膜，前、后缘连接肋胸膜。

4. 胸膜顶（cupula of pleura） 是肋胸膜和纵隔胸膜向上的延续。延伸至胸廓上口平面以上，包被在肺尖上方，突向颈根，高出锁骨内侧 1/3 段 2~3cm。

二、胸膜腔及胸膜隐窝

（一）胸膜腔

胸膜腔（pleural cavity）是指脏、壁胸膜相互移行形成的密闭的胸膜间隙，左、右各一，互不相通，呈负压。胸膜腔是个潜在的间隙，间隙内仅有少许浆液，可减少摩擦。

（二）胸膜隐窝

胸膜隐窝（pleural recesses）是不同部分的壁胸膜返折并相互移行处的胸膜腔部分，包括肋膈隐窝、肋纵隔隐窝和膈纵隔隐窝。

1. 肋膈隐窝（costodiaphragmatic recess） 左右各一，位于胸膜腔的下部，由肋胸膜与膈胸膜返折形成，是各胸膜隐窝中位置最低、容量最大的部位，胸膜腔积液常先积存于此。肋膈隐窝的深度一般可达两个肋及肋间隙，深吸气时，肺下缘也不能深入其中。

2. 肋纵隔隐窝（costomediastinal recess） 在胸膜腔的前下部，位于心包处的纵隔胸膜与肋胸膜相互移行处，因左肺前缘有心切迹，故左侧肋纵隔隐窝较大。

3. 膈纵隔隐窝（phrennicomediastinal recess） 位于膈胸膜与纵隔胸膜之间，由于心尖向左侧突出而形成，故该隐窝仅存在于左侧胸膜腔。

三、胸膜与肺的体表投影

各部壁胸膜相互移行返折之处称胸膜返折线。肋胸膜与纵隔胸膜前缘的返折线是胸膜前界，与其后缘的返折线是胸膜后界；而肋胸膜与膈胸膜的返折线则是胸膜下界（图6-9）。

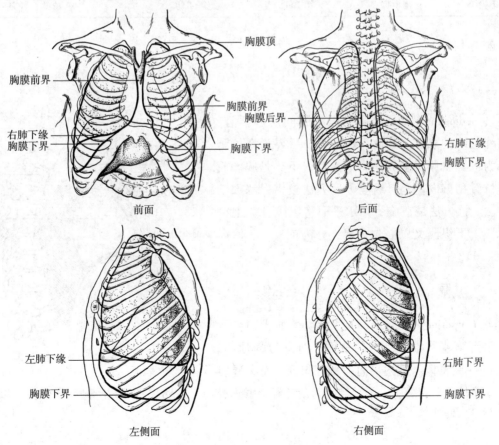

图6-9　肺和胸膜的体表投影

（一）胸膜前界体表投影

胸膜上端起于锁骨中、内 1/3 交界处上方约 2.5cm 的胸膜顶，向内下斜行，在第 2 胸肋关节水平，两侧互相靠拢，在正中线附近垂直下行。右侧于第 6 胸肋关节处越过剑肋角与胸膜下界相移行；左侧在第 4 胸肋关节处转向外下方，沿胸骨的左侧缘 2~2.5cm 的距离向下行，在第 6 肋软骨中点后方与胸膜下界相移行。因此，左、右胸膜前界的上、下分彼此分开，中间部分彼此靠近。胸膜上部在第 2 胸肋关节平面以上胸骨柄后方，两侧胸膜前，返折线之间的倒三角形区，称胸腺区。儿童胸腺区较宽，容纳胸腺；成人胸腺区较窄，内有胸腺遗迹和结缔组织。胸膜下部在第 4 胸肋关节平面以下，两侧胸膜返折线互相分开，形成心包区，为位于胸骨体下部和左侧第 4、5 肋软骨后方的三角形区。此区心包前方无胸膜覆盖，因此，左剑肋角处是临床进行心包穿刺术的安全区。

右侧胸膜的下界前内侧端起自第 6 胸肋关节的后方，左侧胸膜的下界内侧端则起自第 6 肋软骨后方。两侧胸膜下界起始后分别斜向左、右侧胸下部的外下方，它们在锁骨中线与第 8 肋相交，腋中线与第 10 肋相交，肩胛线与第 11 肋相交，最终止于第 12 胸椎高度。

（二）肺的体表投影

两肺下缘的体表投影相同，在同一部位肺下界一般较胸膜下界高出两个肋的距离。肺下缘在锁骨中线处与第 6 肋相交，腋中线处与第 8 肋相交，肩胛线处与第 10 肋相交，再向内于第 11 胸椎棘突外侧 2cm 左右向上，与其后缘相移行（表 6-2）。

表 6-2　肺和胸膜下界的体表投影

	锁骨中线	腋中线	肩胛线	后正中线
肺下界	第 6 肋	第 8 肋	第 10 肋	第 10 胸椎棘突
胸膜下界	第 8 肋	第 10 肋	第 11 肋	第 12 胸椎棘突

第四节　纵　隔

纵隔（mediastinum）是两侧纵隔胸膜间所有器官、结构和结缔组织的总称。其前界为胸骨，后界为脊柱胸段，两侧为纵隔胸膜，上界是胸廓上口，下界是膈。成人的纵隔位置稍偏向左侧。纵隔分区方法较多，解剖学常用四分法。该方法是在胸骨角水平面将纵隔分为上纵隔和下纵隔。下纵隔又以心包为界，分为前、中、后纵隔（图 6-10）。

一、上纵隔

上纵隔（superior mediastinum）上界为胸廓上口，下界为胸骨角至第 4 胸椎体下缘的平面，前方为胸骨柄，后方为第 1~4 胸椎体。其内自前向后有胸腺、左头臂静脉、右头臂静脉、上腔静脉、膈神经、迷走神经、喉返神经、主动脉弓及其凸侧三大分支，以及后方的气管、食管、胸导管等。

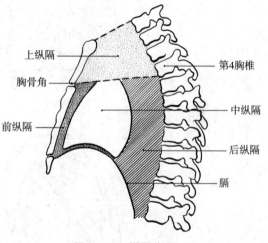

图 6-10　纵隔分区

二、下纵隔

下纵隔（inferior mediastinum）上界为上纵隔的下界，下界是膈，两侧为纵隔胸膜。下纵隔分三部。心包前方与胸骨体之间为前纵隔；心包连同其包裹的心脏所在的部位为中纵隔；心包后方与脊柱胸段之间的部分为后纵隔。

1. 前纵隔（anterior mediastinum） 非常狭窄，只容纳胸腺或胸腺遗迹、纵隔前淋巴结、胸廓内动脉纵隔支、疏松结缔组织及胸骨心包韧带等。

2. 中纵隔（middle mediastinum） 容纳心脏及出入心的大血管，如升主动脉、肺动脉干、左肺动脉和右肺动脉、上腔静脉根部、左肺静脉和右肺静脉、奇静脉末端及心包、心包膈动脉、膈神经和淋巴结等。

3. 后纵隔（posterior rnediastinum） 容纳气管杈、左和右主支气管、食管、胸主动脉及奇静脉、半奇静脉、胸导管、胸交感干和淋巴结等。

❀ 护理应用解剖

1. 气管切开术 一般在颈部进行，患者仰卧位，头后仰，与颈前正中纵行切开第 1～2 或 2～3 气管软骨环与软骨环韧带的前壁。成人颈段有 7～11 个气管软骨环，甲状腺峡部位于 1～5 气管软骨环前面，因此，甲状腺峡部可作为气管切开的定位标志。如临床需要可进行低位气管切开，常选取第 4～5 或第 5～6 气管软骨环之间进行，不宜低于第 7 气管软骨环，因为气管下端进入胸腔，与众多大血管毗邻，故低位切开，并发大出血的可能性比较大。气管切开术经过：皮肤→浅筋膜→封套筋膜→舌骨下肌群→气管前筋膜→气管管壁→气管管腔。 ⓔ 微课6

2. 胸膜腔穿刺术 简称胸穿，是指对有胸腔积液（或气胸）的患者，为了诊断和治疗疾病的需要而通过胸腔穿刺抽取积液（或气体）的一种技术。适用于胸膜腔内疾病的诊断和治疗。例如胸膜腔内有积液时，可进行胸膜腔穿刺术。选择穿刺点：在胸部叩诊实音最明显部位进行，胸液较多时，一般常取肩胛线或腋后线第 6～7 肋间；有时也选腋中线第 6～7 肋间或腋前线第 5 肋间为穿刺点。穿刺时，患者取坐位，两手抱对侧肩部，先行局部麻醉，穿刺时应沿着肋间隙的下位肋的上缘进针，以免伤及肋间神经和血管。经过：皮肤→浅筋膜→肋间肌→胸内筋膜→壁胸膜→胸膜腔。

答案解析

目标检测

一、简答题

1. 简述鼻旁窦的位置、开口部位及功能。

2. 简述喉的位置和喉腔的分部。

3. 简述气管的位置及分部，气管内的异物常易坠入哪侧主支气管，为什么？

4. 何为肋膈隐窝？有何临床意义？

二、综合题

患者，男性，64 岁。因持续性咳嗽、咯血痰伴右侧胸痛而来医院就诊。胸部 X 线片显示：右肺下叶有一块状阴影，右侧肋膈隐窝处也有阴影状。支气管镜检查见右肺下叶支气管内有一肿块，取材活检，病理诊断为鳞状上皮癌。临床诊断：肺癌，右侧胸膜腔积液。

问题：（1）胸膜腔积液常聚集于何处？

（2）支气管镜检查时，判断气管分叉的重要标志是什么？

（3）支气管镜检查时，依次经过哪些结构才能到达右肺下叶支气管腔内？

（劳梅丽）

书网融合……

本章小结　　　　　微课　　　　　题库

第七章　泌尿系统

PPT

📖 学习目标

知识目标

1. 掌握　肾的形态、位置、被膜；输尿管的狭窄；膀胱的形态、位置及主要毗邻。

2. 熟悉　肾的内部结构；膀胱三角的位置、形态特点及临床意义。

3. 了解　输尿管的分部；女性尿道的形态特点。

技能目标

1. 能正确描述肾的形态、位置及内部形态结构。

2. 能准确地触认肾区的位置，输尿管的压痛点。

3. 知晓膀胱穿刺的部位。

4. 知晓女性患者插尿管的注意事项。

素质目标

1. 了解"中国人体器官捐献管理中心"相关内容，提倡勇于奉献的志愿精神。

2. 提倡健康的生活方式，预防泌尿系统的结石产生。

泌尿系统（urinary system）由肾、输尿管、膀胱及尿道四部分组成（图7-1）。肾是形成尿液的器官，输尿管输送尿液至膀胱，膀胱是暂时储存尿液的器官，尿道是排出尿液的管道。

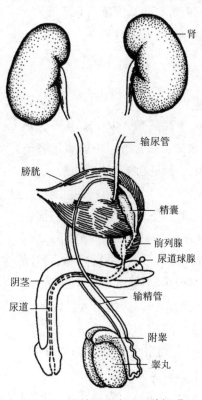

图7-1　男性泌尿生殖系统概观

泌尿系统的主要功能是把机体中的代谢产物以尿液的方式排出体外。肾不仅是排泄器官，也是调节机体体液、维持电解质平衡的器官。如果肾功能发生障碍，代谢产物则蓄积于体液中并改变其理化性质，破坏机体内环境的相对稳定，从而影响机体新陈代谢的正常进行，严重时可出现尿毒症，危及生命。

第一节　肾

⇒ 案例引导

　　患者，男，56 岁，右侧腰痛伴血尿 2 个月。2 个月前，患者右侧腰部胀痛，呈持续性，活动后出现血尿并伴轻度尿急、尿频、尿痛。去医院就诊，反复化验尿中有较多红细胞、白细胞，给予抗炎治疗。发病以来，食欲及大便正常。近 3 年来有时双足趾红、肿、痛，疑有 "痛风"，未作进一步检查。否认肝炎、结核等病史。吸烟 30 余年，1 包/日。体检：发育正常，营养良好，皮肤巩膜无黄染，浅表淋巴结不大，心、肺无异常。腹平软，肝、脾、双肾未及，右肾区压痛（＋），叩痛（＋）。右输尿管走行区平脐水平，有深压痛。化验：血常规正常，尿 pH 5.0，尿蛋白（＋），RBC 30～50/HP，WBC 2～4/HP，尿酸 596mmol/L（正常 90～360mmol/L），肝、肾功能正常。B 超：右肾盂扩张，未见结石影，右输尿管上段扩张，内径 1.2～1.5cm。左肾未见明显异常。膀胱镜检查正常。右尿路逆行造影，插管至第 5 腰椎水平受阻，注入造影剂在受阻水平有一 2.6cm×1.5cm 大小充盈缺损，上段输尿管显著扩张。诊断：右输尿管结石（尿酸结石）。

　　提问：

　　1. 泌尿系统的组成是什么，肾区在什么位置？

　　2. 患者输尿管结石产生的机制是什么？

　　3. 什么是静脉尿路造影和逆行尿路造影？

　　4. 输尿管的压痛点在哪？与其生理性狭窄有什么关系？

　　5. 输尿管结石发作时，疼痛的护理是怎样的？

一、肾的形态

　　肾（kidney）是实质性器官，位于腹后壁，左、右各一，形似蚕豆，活体呈红褐色，质地较柔软，表面光滑，一般男性肾略大于女性肾。肾的外形可分为上、下两端，内、外侧两缘，前、后两面（图 7-2）。

　　上端较宽而薄，上方附着有肾上腺；下端较窄而厚。前面较凸，朝向前外侧；后面较平坦，紧贴腹后壁。外侧缘隆凸呈弓形；内侧缘中央部凹陷，称肾门（renal hilum），是肾静脉、肾动脉、肾盂（renal pelvis）、淋巴管和神经等结构出入的部位。肾门约平对第 1 腰椎体的平面，距正中线约 5cm。这些出入肾门的结构被结缔组织包裹称肾蒂，肾蒂内主要结构的排列关系，由前向后依次为肾静脉、肾动脉、肾盂；由上到下为肾动脉、肾静脉、肾盂。右肾蒂较左侧为短，故临床上右肾手术难度较大。肾门向

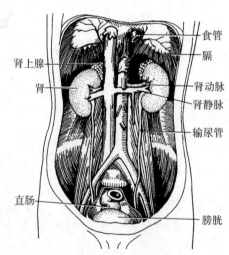

图 7-2　肾和输尿管的位置（前面观）

肾实质内凹陷形成的腔隙称肾窦（renal sinus），为肾实质围成的腔隙。肾窦内有肾小盏、肾大盏、肾盂、肾静脉及其属支、肾动脉及其分支、神经、淋巴管和脂肪组织等结构。

二、肾的位置和毗邻 e 微课7

（一）肾的位置

肾位于腹后壁上部、脊柱的两侧，仅前面有腹膜覆盖，故属于腹膜外位器官（图7-2）。两肾上端相距较近，下端相距较远，两肾上端距中线3.8cm，下端距中线7.2cm。右肾比左肾略低半个椎体。左肾上端平对第11胸椎体下缘，下端平对第2腰椎下缘；右肾上端平对第12胸椎体上缘，下端平对第3腰椎体上缘。左、右两侧第12肋分别斜过左肾后面中部、右肾后面上部。肾门约平对第1腰椎体的高度，其体表的投影位置，约在竖脊肌外侧缘与第12肋之间所形成的夹角处，临床上称此区为肾区（renal region）。患某些肾脏疾病时，叩击或触压肾区可引起疼痛。肾的位置存在个体差异，一般女性略低于男性、儿童低于成人，新生儿肾的位置更低，有时可达髂嵴平面。

（二）肾的毗邻

两肾的上端邻接肾上腺，肾上腺被肾筋膜包绕，但其间被疏松结缔组织分隔。两肾后方上1/3部分与膈相邻，下部自内向外与腰大肌、腰方肌及腹横肌相毗邻。左肾前上部邻接胃底后壁，左部为结肠左曲、中部有胰尾横过肾门前方。右肾前上部邻接肝右叶、下部为结肠右曲，内侧缘邻接十二指肠降部。

> ⊕ 知识链接
>
> 肾的畸形与变异
>
> 在发育过程中，肾可发生形态、位置、数量的变异或畸形。常见的有以下4种。
>
> 1. 马蹄肾：两肾的下端互相连接呈马蹄铁形，发生率为1%～3%。这种畸形可引起肾盂积水、感染或结石。
>
> 2. 多囊肾：属于遗传性疾病，为胚胎时期部分肾小管与集合管不交通，致使肾小管分泌物不能排出，引起肾小管膨胀而形成囊肿，随着囊肿的增大，肾组织逐渐萎缩、坏死，最终导致肾功能衰竭。
>
> 3. 单肾：一侧肾发育不全或缺如，发生率约为0.5%。
>
> 4. 低位肾：一侧者多见，多因胚胎时期肾上升受影响所致，多位于小骨盆髂窝内。

三、肾的构造

在肾的冠状切面上，肾实质可分为浅层的肾皮质和深层的肾髓质（图7-3）。

1. 肾皮质（renal cortex） 位于肾实质的浅层，富含血管，新鲜时呈红褐色，肉眼观察可见密布的细小红色颗粒。皮质主要由肾小体和肾小管构成。肾皮质伸入肾锥体之间的部分，称肾柱（renal columns）。

2. 肾髓质（renal medulla） 位于肾实质的深层，血管较少，新鲜时呈淡红色，致密而有条纹。肾髓质由15～20个肾锥体构成。肾锥体（renal pyramid）呈圆锥形，底部朝向肾皮质，尖端钝圆呈乳头状伸向肾窦，称肾乳头（renal papillae），有时2～3个肾锥体合成1个肾乳头，每个肾平均有7～12个肾乳头，

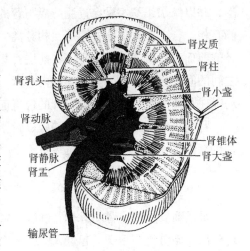

图7-3　肾的剖面结构

每个肾乳头顶端有 10～30 个小孔称乳头孔，为终尿流向肾小盏的开口。

3. 肾小盏（minor renal calices） 为一膜性的囊，呈漏斗型围绕肾乳头，每个肾小盏包绕 1 个肾乳头，也可包绕 2～3 个肾乳头，故每个肾有 7～8 个肾小盏，每 2～3 个肾小盏合并形成 1 个肾大盏（major renal calices）。每 2～3 个肾大盏再合并成一扁漏斗状的肾盂（renal pelvis）。肾盂在近肾门逐渐变窄，出肾门后移行为输尿管。

四、肾的被膜

肾的表面由三层被膜覆盖，由内向外依次为纤维囊、脂肪囊和肾筋膜（图 7－4，图 7－5）。

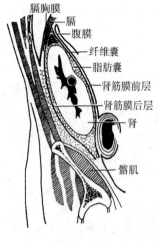
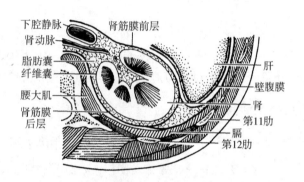

图 7－4　肾的被膜（矢状切面）　　　　图 7－5　肾的被膜（横切面）

1. 纤维囊（fibrous capsule） 为紧贴在肾实质表面的固有膜，薄而坚韧，主要由薄层致密结缔组织和少量弹力纤维所构成。在纤维囊与肾实质之间有一层由平滑肌和结缔组织构成的肌织膜。在正常状态下，纤维囊与肌织膜容易剥离；但在某些病理情况下，纤维囊由于与肾实质粘连，而不易剥离。在当肾破裂或肾部分切除时，需缝合此纤维囊，以防肾下垂和肾实质撕裂。

2. 脂肪囊（adipose capsule） 又称为肾床，为包裹在纤维囊外周的脂肪层，并经过肾门深入肾窦内，充填于肾窦诸结构的间隙内。临床上作肾囊封闭，即是将药物注入该脂肪囊内。脂肪囊对肾起到弹性垫样的保护作用。

3. 肾筋膜（renal fascia） 围绕在肾脂肪囊的外面，由致密结缔组织构成，包绕于肾和肾上腺的周围，并以结缔组织小梁穿过脂肪囊与肾的纤维囊相连。肾筋膜可分为前、后两层，两层在肾的上方和外侧互相融合，在肾的下方两层互相分离，其间有输尿管通过。在肾的内侧，前层越过腹主动脉和下腔静脉的前面至对侧并与对侧肾筋膜前层互相移行。后层与腰大肌和腰方肌的筋膜相融合。肾筋膜前、后层之间的间隙称为肾周间隙，间隙内有肾、肾上腺、脂肪及营养肾周组织的肾包膜血管。肾脏感染时，常局限在肾周间隙内。肾筋膜对肾的位置起固定作用。

肾的正常位置主要依靠肾筋膜、肾脂肪囊及其邻近器官的承托来维持，肾的血管、腹膜和腹内压对肾也有固定作用。当肾的固定装置不全时，肾可向下移位造成肾下垂或游走肾。

五、肾的血管与肾段

肾的血管主要有肾动脉和肾静脉。肾动脉来源于腹主动脉，在肾门处分为前支和后支。前支较粗，再分出 4 条分支与后支一起进入肾实质内，称肾段动脉。每一条肾段动脉所分布区域的肾实质，称为肾段（renal segment）。根据肾段动脉的分布，将肾实质划分为五个肾段，即上段、上前段、下前段、下段和后段。各肾段间有少量组织分隔，肾段动脉分支之间缺乏吻合，不存在侧支循环，因此，当某一肾段动脉阻塞时，可导致相应肾段组织坏死。但肾内静脉分布与肾内动脉不同，静脉之间有丰富的吻合支。各级静脉汇合成肾静脉注入下腔静脉。

> ⊕ **知识链接**
>
> **肾移植**
>
> 　　目前，肾功能衰竭晚期最理想的治疗方法是肾移植。肾移植的10年存活率已达到60%左右。
>
> 　　肾移植术的解剖学：基础部位选择在髂窝，主要是将供体肾的动脉与受者髂内动脉或髂外动脉吻合，供体肾的静脉与受者髂外静脉吻合，供体肾的输尿管与受者膀胱或输尿管吻合。
>
> 　　肾移植技术的成功必须具备以下标准条件：
>
> 　　1. 供体肾的生理功能正常，热缺血时间不超过10分钟。供肾者身体健康，年龄最好在50岁以下。
>
> 　　2. 供肾的动脉、静脉和输尿管能吻合到受体特定部位的血管和膀胱上。
>
> 　　3. 保护好输尿管的动脉，以防止术后输尿管坏死。
>
> 　　4. 供肾取出后应立即用2~4℃的Collins灌注液持续灌注，直至肾颜色变苍白为止，然后保存于含有高渗透压、高浓度的钾钙镁的低温营养液中，以降低其新陈代谢，是组织损伤减少到最低程度。

第二节　输尿管

输尿管（ureter）是一对细长的肌性管道，左、右各一，全长20~30cm，管径0.5~1.0cm，起自肾盂，终于膀胱（图7-2）。通过输尿管的蠕动性收缩将尿从肾输送到膀胱。

一、输尿管的走行与分部

（一）输尿管的走行

输尿管约在平对第2腰椎上缘起自肾盂，位于腹膜的后方，属于腹膜外位器官，沿腰大肌前面下行，在小骨盆上口，右侧输尿管经髂外动脉起始部的前方，左侧输尿管经髂总动脉末端的前方，进入盆腔。在盆腔内，男性输尿管沿盆腔侧壁弯曲向下走，在输精管末段交叉后转向前内到达膀胱底，斜穿膀胱壁，开口于膀胱的输尿管口；女性输尿管行至子宫颈和阴道穿两侧，距子宫颈2.5cm处，从子宫动脉后下方绕过，向前内至膀胱底，斜穿膀胱壁，开口于膀胱的输尿管口。在做子宫手术结扎子宫动脉时，应特别注意这一解剖关系，避免误伤输尿管。

（二）输尿管的分部

输尿管按行程可分为三部，分别为输尿管腹部、输尿管盆部和输尿管壁内部（图7-2）。

1. 输尿管腹部（abdominal part of the ureter）　从输尿管的起始部至小骨盆上口处。

2. 输尿管盆部（pelvic part of the ureter）　从小骨盆上口至膀胱底处。

3. 输尿管壁内部（intramural part of the ureter）　是输尿管斜行穿膀胱壁的部分，长约1.5cm。当膀胱充盈时，膀胱内压力升高，压迫输尿管壁内部，阻止尿液由膀胱返流入输尿管。但通过输尿管壁平滑肌的蠕动，尿液仍可不断流入膀胱内。

二、输尿管的狭窄部位

输尿管全长管径粗细不一，有三个生理性狭窄（图7-2），第一狭窄位于肾盂与输尿管移行处；第二狭窄位于跨小骨盆上口处，是输尿管跨过髂血管部位；第三狭窄为输尿管穿膀胱壁处（输尿管壁内部）。这些狭窄常是输尿管结石容易滞留的部位，可引起尿路梗阻及剧烈疼痛等症状。

第三节　膀　胱

膀胱（urinary bladder）是贮存尿液的肌性囊状器官，其大小、形状、位置均随尿液的充盈程度而有所不同。膀胱的平均充盈量，正常成人为300~500ml，最大充盈量为800ml，新生儿膀胱充盈量为成年人的1/10，约为50ml，女性膀胱的容量小于男性，老年人由于膀胱肌的紧张性降低而容量可增加。

一、膀胱的形态

空虚时的膀胱略呈锥体形，可分为膀胱尖、膀胱底、膀胱体和膀胱颈四部分（图7-6）。膀胱尖朝向前上方，位于耻骨联合的后方。膀胱底朝向后下方，呈三角形。膀胱尖和膀胱底之间的大部分为膀胱体。膀胱的最下部缩细的部分称为膀胱颈，有尿道内口与尿道相通。膀胱各部之间无明显界限，膀胱充盈时形态变成卵圆形。

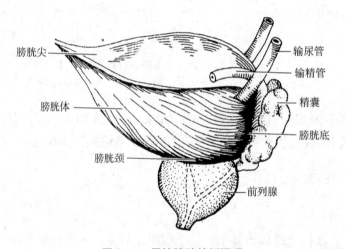

膀胱尖　　膀胱体　　膀胱颈
输尿管　　输精管　　精囊　　膀胱底　　前列腺

图7-6　男性膀胱的侧面观

二、膀胱内面的结构

膀胱壁由内向外可分为黏膜、黏膜下层、肌层和外膜四层。肌层较厚称为逼尿肌，主要由纵横交错的平滑肌组成；在尿道内口的周围有发达的环形平滑肌，称为尿道内括约肌。膀胱空虚时黏膜聚集形成黏膜皱襞，当膀胱充盈时，黏膜皱襞随之消失。但在膀胱底的内面左、右输尿管口和尿道内口之间的三角形区域内，缺少黏膜下层，黏膜与肌层紧密结合，在膀胱空虚或充盈时，黏膜都不形成皱襞，称为膀胱三角（trigone of bladder）（图7-7），是膀胱结核、炎症和肿瘤等病变的好发部位。左、右输尿管口之间的黏膜形成一横行、苍白色的黏膜皱襞，称为输尿管间襞。膀胱镜检时，输尿管间襞可作为寻找输尿管口的重要标志。

三、膀胱的位置和毗邻

（一）膀胱的位置

膀胱位于小骨盆腔的前部，耻骨联合的后方。空虚的膀胱，全部位于小骨盆腔内，膀胱尖一般不超过耻骨联合上缘；而充盈时，膀胱尖则可高出耻骨联合平面以上，与腹前壁相接触。

当膀胱充盈时，膀胱上面的腹膜也随之上移，使膀胱前下壁直接与腹前壁相接触。此时沿耻骨联合上缘实施膀胱穿刺术，可不经过腹膜腔进入膀胱，避免损伤腹膜和腹膜腔。新生儿的膀胱比成年人高，大部分位于腹腔内，随着年龄的增长和骨盆的发育，膀胱逐渐下降至盆腔内。老年人因盆底肌的松弛，位置更低。

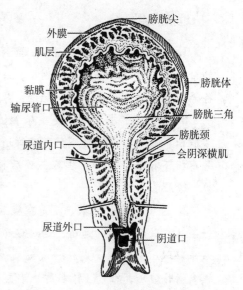

图7-7 女性膀胱和尿道（前面观）

（二）膀胱的毗邻

膀胱前方，男、女性均为耻骨联合；膀胱后方，男性与精囊腺、输精管壶腹和直肠相邻，女性与子宫颈和阴道相邻；膀胱下方，男性邻接前列腺，女性邻接尿生殖膈。

⊕ **知识链接**

膀胱的临床应用解剖

膀胱充盈时呈卵圆形，膀胱尖上升至耻骨联合以上，腹前壁返折向膀胱的腹膜也随之上移，膀胱的下外侧面直接与腹前壁相贴。临床上常利用这种解剖关系，在耻骨联合上缘之上进行膀胱穿刺或作手术切口，以避免伤及腹膜。

外伤时可发生膀胱破裂，常分为腹膜内破裂和腹膜外破裂。腹膜内破裂一般累及膀胱的上面，膀胱充盈向上延伸入腹部时，尿液和血液大量逸入腹膜腔。腹膜外破裂涉及腹膜返折处以下的膀胱下外侧面，多发于骨盆骨折时，骨碎片刺穿膀胱壁，患者可出现下腹疼痛和尿中带血。

第四节 尿 道

尿道（urethra）是将膀胱贮存的尿液排出体外的肌性管道，起自膀胱颈的尿道内口，止于尿道外口。男性尿道除有排尿的功能外还兼有排精功能，故在男性生殖系统中叙述。

女性尿道（female urethra）长3~5cm，直径约0.6cm。自膀胱颈的尿道内口起始后，经阴道前方行向前下，穿过尿生殖膈，以尿道外口开口于阴道前庭。尿道与阴道之间的结缔组织隔称为尿道阴道隔；尿道外口位于阴道口的前方，距阴蒂头2.5cm。在穿过尿生殖膈处，有骨骼肌形成的尿道阴道括约肌包绕，具有控制排尿的作用。女性尿道与男性尿道比较，具有短、宽、直和易于扩张的特征（图7-7）。因此，女性易引起逆行性的尿路感染。

✦ **护理应用解剖**

1. 导尿术　常用于尿潴留，留尿作细菌培养，准确记录尿量，了解少尿或无尿原因，测定残余尿量、膀胱容量及膀胱测压，注入造影剂，膀胱冲洗，探测尿道有无狭窄及盆腔器官术前准备等。该方法利用导尿管，经过：尿道外口→尿道→尿道内口→膀胱。

2. 输尿管镜取石术　是输尿管镜由尿道经膀胱进入输尿管内，利用套石网篮或取石钳把结石取出，或在输尿管镜下用气压弹道碎石机、激光碎石机、超声弹道等碎石设备，在输尿管镜引导窥视下精确碎石，将结石击碎后再取出。经过：尿道外口→尿道→尿道内口→膀胱→输尿管口→输尿管→肾盂。

3. 经皮肾镜取石术　就是在腋后线偏后 12 肋下或 11 肋间（距离后正中线 10~12cm）建立一条从皮肤到肾脏的通道，通过这个通道把肾镜插入肾脏，利用激光、超声等碎石工具，把肾结石击碎取出。经过：皮肤→浅筋膜→深筋膜→肌层→腹横筋膜→腹膜外组织→壁腹膜→肾后筋膜→脂肪囊→纤维囊→肾实质→肾盂。

目标检测

答案解析

一、简答题

1. 泌尿系统由哪几部分组成？
2. 输尿管的生理性狭窄分别位于何处？有何临床意义？
3. 试述膀胱的位置、形态、分部。
4. 膀胱空虚时的主要毗邻关系如何？
5. 简述男、女尿道的形态学区别。

二、综合题

患者，男性，65 岁，因无痛性血尿 10 天入院。体检检查：肾区无压痛和叩击痛，尿常规检查可见红细胞和白细胞。B 超探查肾无异常，膀胱的黏膜层，出现了一个向腔内生长的、低信号、低回声的占位性病变，大小 1.9cm×1.8cm。膀胱镜检查提示：膀胱癌。

问题：（1）无痛性血尿的常见原因有哪些？
　　　（2）膀胱癌好发于膀胱的哪个部位？

（劳梅丽）

书网融合……

本章小结　　　　　微课　　　　　题库

PPT

第八章 男性生殖系统

📖 **学习目标**

知识目标

1. 掌握 男性生殖系统的组成；输精管的分部及意义；男性尿道的分部、三个扩大、三个狭窄和两个弯曲。

2. 熟悉 精索的概念；睾丸、附睾的位置、形态、结构；射精管的合成和开口部位；前列腺的位置、形态、毗邻。

3. 了解 前列腺的分叶；精囊、尿道球腺的位置、形态；阴茎的形态结构；阴囊的位置、构造。

技能目标

1. 能够结合标本讲述各生殖器官的位置、形态和结构特点。

2. 能够准确触认输精管精索部和前列腺。

素质目标

1. 了解精子的产生及排出，感悟生命的来之不易，引导学生尊敬生命、善待生命。

2. 通过学习男性尿道的结构特点，明确男性导尿术操作的注意事项，加强医患沟通，引导学生树立良好的职业素养和人文关怀精神。

生殖系统（reproductive system）分为男性生殖系统和女性生殖系统，二者均包括内、外生殖器两部分。内生殖器位于盆腔内，由生殖腺、生殖管道和附属腺组成；外生殖器露于体表，以性交器官为主。生殖系统的功能是繁衍后代，形成并维持第二性征。

男性内生殖器包括生殖腺（睾丸）、输精管道（附睾、输精管、射精管、男性尿道）和附属腺（精囊、前列腺、尿道球腺）。睾丸产生精子和分泌男性激素，精子生成后储存于附睾内，当射精时经输精管、射精管和尿道排出体外。精囊、前列腺和尿道球腺的分泌物参与精液的组成，并供给精子营养，有利于精子的活动。男性外生殖器为阴茎和阴囊（图8-1）。

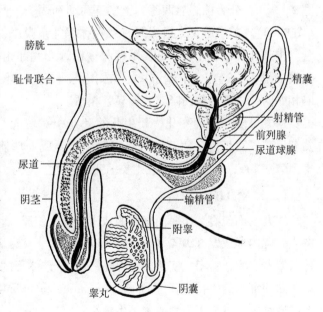

图8-1 男性生殖系统

第一节　内生殖器

一、睾丸

（一）睾丸的位置和形态

　　睾丸（testis）是男性生殖腺，位于阴囊内，左右各一，一般左侧睾丸比右侧低约1cm。

　　睾丸表面光滑，呈扁椭圆形，长3~4cm，厚1~2cm，宽2~3cm；分为前、后两缘，上、下两端和内、外侧两面（图8-2）。前缘游离，后缘附有系膜称睾丸系膜缘，有血管、神经和淋巴管出入，并与附睾和输精管睾丸部相接触。上端被附睾头遮盖，下端游离。内侧面较平坦，与阴囊中隔相贴附，外侧面较凸隆，与阴囊壁相贴。

　　睾丸可随年龄而变化，新生儿的睾丸相对较大，性成熟期以前发育较慢，随着性成熟迅速生长，成人单侧睾丸重10.5~14g，老年人的睾丸则萎缩变小。

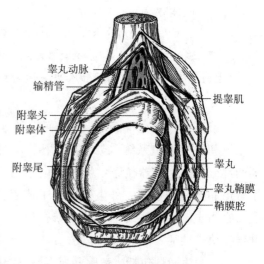

图8-2　睾丸及附睾

（睾丸动脉　输精管　提睾肌　附睾头　附睾体　睾丸　附睾尾　睾丸鞘膜　鞘膜腔）

（二）睾丸的结构

　　睾丸表面包有一层厚而坚韧的致密结缔组织膜，称白膜（tunica albuginea）。白膜沿睾丸后缘增厚并突入睾丸内形成睾丸纵隔（mediastinum testis）。从睾丸纵隔发出许多睾丸小隔（septula testis），呈扇形伸入睾丸实质，将睾丸实质分为100~200个锥体形的睾丸小叶（lobules of testis）。每个小叶内含2~4条弯曲而细长的生精小管（contorted seminiferous tubules），其上皮能产生精子。小管之间的结缔组织内有间质细胞，可分泌男性激素。生精小管逐渐向睾丸纵隔方向集中并汇合成精直小管（straight seminiferous tubules），进入睾丸纵隔后交织成睾丸网（rete testis）。从睾丸网发出12~15条睾丸输出小管（efferent ductules of testis），经睾丸后缘的上部进入附睾，并构成附睾头（图8-3）。

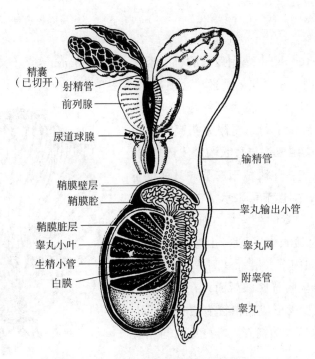

精囊
（已切开）
射精管
前列腺
尿道球腺
鞘膜壁层
鞘膜腔
鞘膜脏层
睾丸小叶
生精小管
白膜
输精管
睾丸输出小管
睾丸网
附睾管
睾丸

图 8-3 睾丸和附睾的结构及排精途径

🌐 知识链接

睾丸下降

　　睾丸和附睾在胚胎初期位于腹后壁肾的下方，在睾丸下降之前，有一结缔组织索从睾丸下端连于阴囊底，即睾丸引带。以后胚胎逐渐增大，而引带没有相应增长，并在性激素的作用下逐步缩短，导致睾丸下降。胚胎 3 个月末，睾丸降至髂窝，第 6 个月时，到达腹股沟管深环处，此处腹膜向外突出形成一囊袋，称腹膜鞘突，包在睾丸的表面。第 8 个月时，睾丸降入阴囊内。睾丸下降后，腹膜鞘突上部闭锁，形成鞘韧带，而下部并不闭锁，围绕睾丸形成双层的睾丸鞘膜，两层之间的腔隙为鞘膜腔。如腹膜鞘突闭锁不全，可形成交通性鞘膜积液和先天性腹股沟斜疝。随睾丸下降的输精管、血管和神经，均包被于结缔组织膜内，形成精索。而腹前壁的各层也随着腹膜向外膨出，形成睾丸和精索的各层被膜。

　　如睾丸未降入阴囊而停滞于腹腔、腹股沟管内口、管内或外口等处，称为隐睾。由于腹腔内温度较高，不利于精子的发育，若为双侧隐睾，则可引起不育症，需手术治疗。

二、输精管道

（一）附睾

　　附睾（epididymis）呈新月状，紧贴睾丸的上端和后缘且略偏向外侧。上端膨大为附睾头，中部为附睾体，下端狭细为附睾尾。附睾头由睾丸输出小管弯曲盘绕而成。睾丸输出小管的末端汇合形成一条附睾管，长约 4m，迂回盘曲于附睾体、尾之中，末端弯曲向后上移行为输精管。

　　附睾为暂时贮存精子的器官，分泌的附睾液供给精子营养，促进精子进一步成熟。附睾为结核的好发部位。

（二）输精管和射精管

1. 输精管（ductus deferens）   是附睾管的直接延续，长约50cm，管径约3mm，管壁厚，肌层较发达而管腔较小，活体触摸时，呈坚实的圆索状（图8-1，图8-3）。

输精管全程可分为四部分。①睾丸部：最短，较弯曲，起自附睾尾，沿睾丸后缘上行，至附睾头高度移行为精索部。②精索部：介于附睾头与腹股沟管浅环之间，在精索内其他结构的后内侧，此段位于皮下，又称皮下部，位置表浅，易于触之，男性节育手术常在此处进行。③腹股沟管部：位于腹股沟管的精索内。疝修补术时，注意勿伤及。④盆部：为最长的一段，由腹股沟管深（腹）环出腹股沟管，弯向内下，沿骨盆侧壁向后下行，经输尿管末端的前内方转至膀胱底的后面，在此处，两侧输精管末端逐渐靠近并膨大形成输精管壶腹（ampulla ductus deferentis）（图8-4）。输精管末端变细，与精囊的排泄管汇合成射精管。

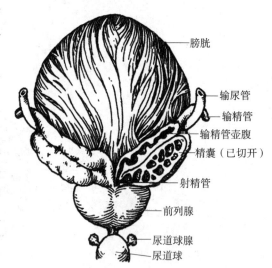

图8-4   膀胱、前列腺、精囊和尿道球腺（后面）

2. 精索（spermatic cord）   为一对柔软的圆索状结构，长11~15cm，直径约5mm，由腹股沟管深环经腹股沟管延至睾丸上端。精索内主要有输精管、睾丸血管、输精管血管、淋巴管、神经和腹膜鞘突的残余（鞘韧带）等。精索表面包有三层被膜，从内向外依次为精索内筋膜、提睾肌和精索外筋膜（图8-2）。

3. 射精管（ejaculatory duct）   由输精管的末端与精囊的排泄管汇合而成，长约2cm，向前下穿前列腺实质，开口于尿道的前列腺部（图8-4）。

三、附属腺体

（一）精囊

精囊（seminal vesicle）又称精囊腺，位于膀胱底后方，输精管壶腹的下外侧；是一对长椭圆形的囊状器官，表面凹凸不平，主要由迂曲的小管构成，其排泄管与输精管末端合成射精管（图8-4）。精囊的分泌物参与精液的组成。

（二）前列腺

前列腺（prostate）是不成对的实质性器官，由腺组织和肌组织构成。成人前列腺重8~20g，上端横径约4cm，垂直径约3cm，前后径约2cm。其表面包有筋膜鞘，称前列腺囊，囊与前列腺之间有前列腺静脉丛，手术时应避免损伤。前列腺的分泌物是精液的主要成分，内含前列腺素。

1. 形态   呈前后稍扁的栗子形，上端宽大，称前列腺底；下端尖细，称前列腺尖，位于尿生殖膈上方；底与尖之间的部分为前列腺体，体的后面平坦，在正中线上有一纵行浅沟，称前列腺沟（sulcus of prostate）。活体直肠指诊可扪及此沟，前列腺肥大时，此沟消失。男性尿道在前列腺底近前缘处穿入前列腺，即为尿道的前列腺部，经前列腺实质前部下行至前列腺尖穿出。近前列腺底的后缘处，有一对射精管斜向前下穿入前列腺，开口于尿道前列腺部后壁的精阜上。前列腺的排泄管较多，开口于尿道前列腺部的后壁尿道嵴的两侧。

前列腺一般分为5个叶，即前叶、中叶、后叶和两侧叶（图8-5）。前叶很小，位于尿道前列腺部的前方，左、右侧叶之间。中叶又称前列腺峡，呈上宽下尖的楔形，位于尿道前列腺部与射精管之间。

左、右侧叶分别位于尿道前列腺部、中叶和前叶的两侧。老年人因激素平衡失调，前列腺结缔组织增生而引起的前列腺肥大，常发生在中叶和侧叶，从而压迫尿道，造成排尿困难甚至潴留。后叶位于中叶及两侧叶的后方，是前列腺肿瘤的好发部位。

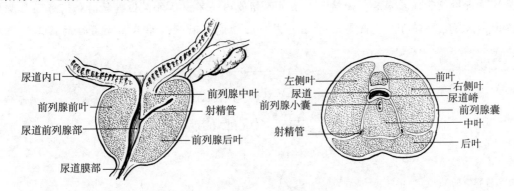

图 8-5　前列腺分叶

2. 位置　前列腺位于膀胱与尿生殖膈之间。前列腺底与膀胱颈、精囊和输精管壶腹相邻。前列腺的前方为耻骨联合，后方为直肠壶腹。直肠指诊时可触及前列腺的后面，向上还可触及输精管壶腹和精囊。

🌐 **知识链接**

前列腺增生

前列腺增生为前列腺的一种良性病变，是中老年男性常见疾病之一。有关前列腺增生的发病机制研究颇多，但病因至今仍未阐明。目前已知前列腺增生必须具备有功能的睾丸和年龄增长两个条件。前列腺增生的临床表现包括尿频、尿急、尿失禁、夜尿增多、排尿困难、排尿踌躇、尿不尽和尿滴沥等。

前列腺增生的危害性在于引起下尿路梗阻后所产生的病理生理改变。临床上以药物治疗和手术治疗为主。目前开展的微创治疗，如经尿道前列腺电气化术、冷冻治疗、激光治疗、射频消融治疗、微波治疗及经尿道前列腺等离子双极电切术和经尿道等离子前列腺剜除术，具有操作简便、手术时间短、出血少且并发症少等优点。

（三）尿道球腺

尿道球腺（bulbourethral gland）又称 Cowper 腺，是一对豌豆大的球形腺体，位于会阴深横肌内（图 8-3）。腺的导管穿尿生殖膈下筋膜开口于尿道球部。尿道球腺的分泌物参与精液的组成，有利于精子的活动。

🌐 **知识链接**

精　液

精液由睾丸产生的精子和各附属腺产生的精浆组成。精子占 5% 左右，其余为精浆。精浆内除了含有水、果糖、蛋白质和脂肪外，还含有多种酶类、前列腺素和无机盐。果糖和蛋白质是精子的营养物质。正常精液呈乳白色、淡黄色或者无色。每毫升精液中的精子数一般在 $(60 \sim 200) \times 10^6$ 个，有活动能力的精子占 60%，畸形精子占 10% 以下，在室温下精子活动力持续 3~4 小时，一般认为，正常成年男性一次排精2~6ml，如一次排精的体积少于1.5ml或精子总数少于38×10⁶个或精子浓度少于60×10⁶/ml，都可使男性生育能力降低。

男性施行输精管结扎术后，使精子无法进入精液内而排出体外，但射精时仍有各附属腺体的液体排出，只是不含精子，也无损于睾丸的内分泌功能，因此，并不影响男性的第二性征和性生活。

第二节 外生殖器

一、阴囊

阴囊（scrotum）是位于阴茎根部后下方的囊袋状结构，由皮肤和肉膜组成。阴囊皮肤薄而柔软，生有稀疏的阴毛，色素沉着明显，含有大量弹性纤维，使阴囊皮肤富有伸展性。皮肤的深面为肉膜（dartos coat），为阴囊的浅筋膜，由致密结缔组织、弹性纤维和散在平滑肌构成。平滑肌随外界温度呈反射性收缩与舒张，以调节阴囊内的温度，有利于精子的生存与发育。阴囊皮肤表面沿中线有纵行的阴囊缝，其深面的肉膜向深部发出阴囊中隔，将阴囊腔分为左、右两部分，容纳两侧的睾丸、附睾及精索等。

阴囊深面为包被睾丸、附睾和精索的被膜，由浅入深依次为：①精索外筋膜（external spermatic fascia），为腹前壁深筋膜和腹外斜肌腱膜的直接延续。②提睾肌（cremaster），来自腹内斜肌和腹横肌下缘，向下构成薄而稀疏的肌囊，包被精索和睾丸，刺激后可反射性地引起睾丸上提。③精索内筋膜（internal spermatic fascia），为腹横筋膜的延续。④睾丸鞘膜（tunica vaginalis testis），为腹膜的延续，分壁层和脏层。壁层紧贴精索内筋膜内面，脏层贴于睾丸和附睾的表面。脏、壁两层在睾丸后缘处返折移行，二者之间的腔隙即为鞘膜腔（vaginal cavity），内含少量浆液。若腹膜鞘突上部闭锁不全或鞘膜腔感染时，可形成鞘膜积液（图8-2）。

二、阴茎

阴茎（penis）可分为头、体和根三部分。后端为阴茎根（root of penis），藏于阴囊及会阴部皮肤的深面，固定于耻骨弓。中部为阴茎体（body of penis），呈圆柱形，悬垂于耻骨联合的前下方，为可动部。阴茎前端膨大为阴茎头（glans penis），头的尖端有矢状位的尿道外口（external orifice of urethra）。头与体移行部较细的部分为阴茎颈。

阴茎主要由两条阴茎海绵体和一条尿道海绵体构成，外面包以筋膜和皮肤（图8-6，图8-7）。阴茎海绵体（cavernous body of penis）为两端尖细的圆柱体，左、右各一，位于阴茎的背侧。左、右两者紧密结合，前端嵌入阴茎头底面的凹陷内。后端称阴茎脚（crus of penis），左右分离，分别附着于两侧的耻骨下支和坐骨支。尿道海绵体（cavernous body of urethra）位于阴茎海绵体的腹侧，尿道贯穿其全长。尿道海绵体中部呈圆柱形，前端膨大为阴茎头，后端膨大为尿道球（bulb of urethra），位于两侧的阴茎脚之间，固定于尿生殖膈下

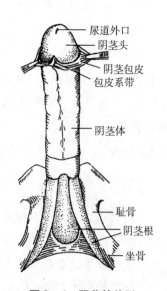

尿道外口
阴茎头
阴茎包皮
包皮系带

阴茎体

耻骨
阴茎根
坐骨

图8-6 阴茎的外形

筋膜的下方。

每个海绵体外面均包有一层厚而致密的纤维膜，坚韧而富有伸展性，分别称阴茎海绵体白膜和尿道海绵体白膜。在两个阴茎海绵体间的白膜形成中隔，称阴茎中隔。隔上有很多裂隙，左、右阴茎海绵体的血管经此互相交通。海绵体由许多海绵体小梁和腔隙组成，腔隙与血管相通。当这些腔隙充血时，阴茎即变粗变硬而勃起。

三个海绵体的表面共同包有深、浅筋膜和皮肤（图8-7）。阴茎的皮肤薄而柔软，富有伸展性。皮肤至阴茎颈的前方形成双层游离的环形皱襞，包绕阴茎头，称阴茎包皮（prepuce of penis）。在阴茎头腹侧中线上，有一连于包皮与尿道外口下端的皮肤皱襞，称包皮系带（frenulum of prepuce）。行包皮环切术时，注意勿损伤此系带，以免影响阴茎的正常勃起。

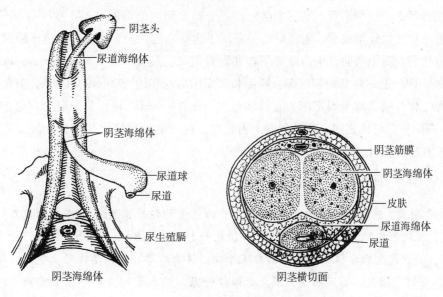

图8-7　阴茎构造

幼儿的包皮较长，包着整个阴茎头，包皮口较小。随着年龄的增长，包皮逐渐退缩，包皮口逐渐扩大。成年后，当包皮盖住尿道外口，但能上翻露出尿道外口和阴茎头时，称包皮过长。若包皮口过小，包皮完全包住阴茎头时，称包茎。上述两种情况，包皮腔内易积存污物，长期刺激易引起阴茎头炎，也可能是阴茎癌的诱因之一。

第三节　男性尿道 微课8

男性尿道（male urethra）起自膀胱的尿道内口，止于阴茎头的尿道外口，成人尿道长16~22cm，管径平均5~7mm。全长可分为前列腺部、膜部和海绵体部三部分（图8-1）。临床上把前列腺部和膜部合称后尿道，海绵体部称前尿道。

一、前列腺部

前列腺部（prostatic part）为尿道穿前列腺的部分，长约3cm，是尿道中最宽和最易扩展的部分。此部后壁上有一纵行隆起，称尿道嵴（urethral crest）。嵴中部隆起的部分称精阜（seminal colliculus）。精阜中央凹陷，称前列腺小囊（prostatic utricle），其两侧各有一个细小的射精管口。精阜及附近的黏膜上有许多前列腺排泄管的开口。

二、膜部

膜部（membrannous part）为尿道穿过尿生殖膈的部分，长约1.5cm，管腔最为狭窄。此段位置比较固定，周围被尿道膜部括约肌环绕，此肌收缩可随意控制排尿。尿道外伤多发生在膜部。

三、海绵体部

海绵体部（cavernous part）为尿道穿过尿道海绵体的部分，长约15cm。行于尿道球内的尿道较宽，称尿道球部，尿道球腺开口于此。在阴茎头内的尿道扩大成尿道舟状窝（navicular fossa of urethra）。尿道黏膜下层有许多黏液腺，称尿道腺，其排泄管开口于尿道黏膜面。

男性尿道在行程中，粗细不等，有三个狭窄、三个膨大和两个弯曲。三个狭窄分别位于尿道内口、尿道膜部和尿道外口，以外口最窄，尿道结石易滞留于这些部位。三个膨大分别位于尿道前列腺部、尿道球部和尿道舟状窝。两个弯曲分别为耻骨下弯和耻骨前弯。耻骨下弯（subpubic curvature）位于耻骨联合下方2cm处，凹向上，包括前列腺部、膜部和海绵体部的起始段，长9~11cm，阴茎在任何方位的变动，此弯曲无变化，故又称为固定部。耻骨前弯（prepubic curvature）位于耻骨联合前下方，长6~8cm，凹向下，在阴茎根与体之间，将阴茎向上提起时，此弯曲即可变直而消失，故又称为可动部。临床上行膀胱镜检查或导尿时，应注意上述弯曲和狭窄。

⚛ 护理应用解剖

1. 男性导尿术　患者多采取仰卧屈膝位，根据患者的特殊需要，也可采取截石位。充分暴露患者阴茎，依次消毒阴囊、阴茎、尿道外口、龟头和冠状沟数次，打开导尿包，一手用无菌纱布裹住阴茎，将包皮向后方推送以暴露出尿道外口，再次消毒，将阴茎提起，使之与腹前壁之间成60°角使耻骨前弯消失。固定阴茎，嘱患者张口呼吸，用血管钳夹持导尿管前端，对准尿道外口轻轻插入20~22cm，当有落空感并有尿液流出后，再插入2cm。男性尿道较长，具有三处狭窄，尿道外口非常敏感，又是男性的隐私部位，因此，实施导尿术时，医护人员应拉好围帘，注意遮盖患者隐私部位，插管过程受阻时须稍停片刻，嘱患者深呼吸以减轻尿道括约肌的紧张，再缓缓插入，以免给患者造成不必要的身心痛苦。

2. 睾丸鞘膜腔积液穿刺术　患者通常取仰卧位。诊断性穿刺可在液体波动最明显处，用5ml空针直接垂直穿刺。穿刺放液取阴囊最低处（距囊内睾丸最远点）为穿刺点。由外向内经过皮肤→肉膜→精索外筋膜→提睾肌→精索内筋膜→鞘膜壁层。由于阴囊十分松弛又血供丰富，手术时止血必须彻底，以免发生血肿。因小儿疝透光实验也可能透光，所以对小儿患者不能贸然进行穿刺。

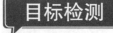

目标检测

答案解析

一、选择题

1. 暂时储存精子的器官是（　　）

A. 睾丸　　　　　B. 附睾　　　　　C. 精囊　　　　　D. 前列腺

2. 输精管结扎术常选择的部位是（ ）

 A. 睾丸部   B. 精索部   C. 盆部   D. 腹股沟管部

3. 男性尿道最狭窄处是（ ）

 A. 尿道内口   B. 尿道球部   C. 尿道外口   D. 尿道膜部

4. 行包皮环切术时应注意勿伤及的结构是（ ）

 A. 阴茎头   B. 阴茎海绵体   C. 尿道海绵体   D. 包皮系带

5. 男性激素的分泌部位是（ ）

 A. 睾丸白膜   B. 睾丸纵隔   C. 睾丸网   D. 间质细胞

二、思考题

1. 简述男性生殖系统的组成。

2. 输精管分为哪几部分？男性输精管结扎在何处？

3. 试述精子的产生部位和排出途径。

（李建忠）

书网融合……

 本章小结   微课   题库

PPT

第九章　女性生殖系统

📖 **学习目标**

知识目标

1. 掌握　女性生殖系统的组成；卵巢的形态、位置和固定装置；输卵管的位置、分部、各部的形态结构及意义；子宫的形态、位置和固定装置。

2. 熟悉　阴道穹的位置及意义；乳房的形态、位置和结构；会阴的概念及分区。

3. 了解　女性外生殖器的组成；肛门三角的肌与盆膈；尿生殖三角的肌与尿生殖膈。

技能目标

1. 能够结合标本讲述各生殖器官的位置、形态和结构特点。

2. 能够准确触认输卵管峡部。

素质目标

1. 了解生命的来源，引导学生树立正确的伦理观和尊重生命、关爱生命的理念。

2. 理解生命的孕育过程，引领学生尊重母亲、关爱女性，关注女性健康。

女性生殖系统包括内生殖器和外生殖器。内生殖器包括生殖腺（卵巢）、输送管道（输卵管、子宫和阴道）以及附属腺（前庭大腺）（图9-1）。卵巢可产生卵子和分泌雌性激素。输卵管为输送卵子的管道和卵子受精的部位。子宫是孕育胎儿的器官并可定期产生和排出月经。阴道为性交、月经排出和胎儿娩出的通道。外生殖器即女阴，包括阴阜、大阴唇、小阴唇、阴道前庭、阴蒂和前庭球等。

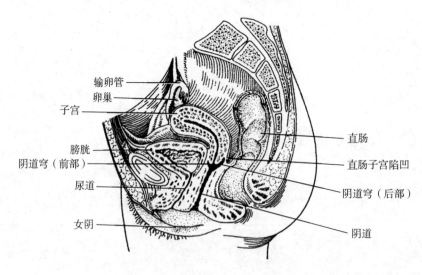

图9-1　女性骨盆（正中矢状切面）

第一节 内生殖器

⇒ **案例引导**

　　患者，女，73 岁，阴道内可复性肿物脱出 7 年。患者 7 年前于咳嗽、行走、下蹲等导致腹压增高时，有约指头大的肿物自阴道口脱出，坐位时可以消失，伴腰骶部疼痛，下腹部坠痛，此后脱出物渐增大，平卧后肿物可自行回纳。无尿频、排尿困难，为求进一步治疗来我院就诊。患者患病以来，精神、饮食、睡眠好。无阴道出血，白带正常，大小便正常，未见消瘦。查体：T 36.8℃，P 100 次/分，R 20 次/分，BP 120/60mmHg，一般情况良好，双肺呼吸音清，未闻及干湿性啰音。心律齐，各瓣膜区未闻及病理性杂音，腹平软，肝、脾未触及。外阴已产形，阴道畅通，宫颈光滑，子宫脱垂于坐骨棘下，子宫萎缩，活动好，双附件未见异常。诊断：子宫脱垂。

　　提问：

　　1. 子宫的位置、形态如何？有什么作用？

　　2. 固定子宫的韧带有哪些？老年女性为什么容易发生子宫脱垂？

一、卵巢

（一）卵巢的位置和形态

　　卵巢（ovary）为左、右成对的实质性器官，位于盆腔内，子宫两侧的卵巢窝，即髂内、外动脉夹角处。被子宫阔韧带后层的腹膜所包裹，为腹膜内位器官。新生儿卵巢位置较高，并呈斜位。未产妇直立时其长轴为垂直位，经产妇随着子宫位置的变化而改变。到老年时位置最低（图 9-1）。

　　卵巢呈扁椭圆形，可分为内、外侧面，前、后缘和上、下端（图 9-2）。内侧面朝向盆腔，与小肠相邻；外侧面与盆腔侧壁相贴；前缘为系膜缘，借系膜附着于子宫阔韧带后层，其中央有一裂隙，称卵巢门（hilum of ovary），卵巢的血管、淋巴管、神经由此出入；后缘游离，称独立缘；上端圆钝，与输卵管伞靠近，称输卵管端；下端尖细，借卵巢固有韧带连于输卵管与子宫结合处后下方，称子宫端。

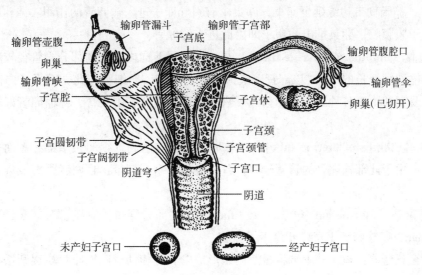

图 9-2　女性内生殖器（前面观）

（二）卵巢的固定装置

卵巢借韧带保持其在盆腔的位置。卵巢悬韧带（suspensory ligament of ovary）由腹膜形成的皱襞，起自小骨盆侧缘，向下连至卵巢的输卵管端，内含卵巢血管、淋巴管、神经以及少量结缔组织和平滑肌纤维等。卵巢悬韧带是寻找卵巢血管的标志，临床称此韧带为骨盆漏斗韧带（图9-1）。卵巢固有韧带（proper ligament of ovary）又称卵巢子宫索，由结缔组织和平滑肌纤维构成，自卵巢下端连于子宫与输卵管结合处的后下方。其表面被腹膜所包，形成一腹膜皱襞（图9-2）。

⊕ **知识链接**

卵巢的年龄变化

卵巢表面覆盖一层上皮，称表面上皮，与腹膜的间皮相连续。幼年时，此层上皮呈立方或柱形，是卵细胞的生发处，成年后变为扁平上皮。上皮深面是致密结缔组织构成的白膜。白膜深面的实质可分为外周的皮质和中央的髓质，两者间无明显界线。青春期后，皮质较厚，内含有数以万计的不同发育阶段的卵泡。成熟的卵泡经卵巢表面以破溃的方式将卵细胞排至腹膜腔。一般一个月经周期（28天）只有一侧卵巢排卵。髓质窄小，由含有血管、淋巴管和神经等的疏松结缔组织构成。卵巢分泌的激素有卵泡素和黄体素。

成年女性的卵巢大小约4cm×3cm×1cm，重5~6g。幼女的卵巢较小，表面光滑，性成熟期卵巢体积最大，但由于排卵，其表面形成瘢痕，变得凹凸不平。35~40岁卵巢逐渐缩小，50岁左右逐渐萎缩。因多次排卵，卵泡破裂萎缩，由结缔组织代替，故质地也渐变硬。

二、输卵管

输卵管（uterine tube）为一对细长而弯曲的肌性管道，可输送卵细胞，亦是卵细胞受精的部位（图9-2）。长10~12cm，管的直径平均为5mm。输卵管连于子宫底两侧，藏于子宫阔韧带上缘内，内侧端开口于子宫腔，为输卵管子宫口。外侧端游离，开口于腹膜腔，为输卵管腹腔口。输卵管由外侧向内侧可分为四部分。

1. 输卵管漏斗（infundibulum of uterine tube） 为输卵管外端扩大的部分，呈漏斗状。游离缘有许多指状突起，称输卵管伞（fimbriae of uterine tube），覆盖于卵巢表面。其中有一较长的叫卵巢伞（ovarian fimbria），循阔韧带边缘延至卵巢，卵巢伞有引导卵子进入输卵管的作用。漏斗的基底部有输卵管腹腔口，开口于腹膜腔，卵巢排出的卵子即由此进入输卵管。

2. 输卵管壶腹（ampulla of uterine tube） 是输卵管漏斗向内延续的部分，管径较粗，是输卵管最长的一段，约占输卵管全长的2/3。该部管壁最薄，弯曲而行，卵细胞在此受精后，向内侧经输卵管进入子宫着床。若受精卵由于各种原因未能移入子宫腔，而在输卵管中发育，称输卵管妊娠，为异位妊娠的一种。

3. 输卵管峡（isthmus of uterine tube） 是输卵管壶腹向内侧延续的狭窄部，短而直，输卵管结扎术常在此处进行。由于此部输卵管的管壁较厚，管径近似子宫圆韧带，且两者距离较近，故手术时应注意区分。

4. 输卵管子宫部（uterine part of uterine tube） 为输卵管穿过子宫壁部分，长约1cm，管腔最为狭窄，直径仅1mm，以输卵管子宫口开口于子宫腔。

小儿输卵管全长弯曲明显，其伞端粗短，尚未形成伞状。随性成熟输卵管峡逐渐增长变直，伞部发育明显。老年人输卵管变直，管壁变薄，管腔渐趋闭塞。

⊕ 知识链接

宫外孕

　　受精卵在子宫腔外着床发育的异常过程称为宫外孕，以输卵管妊娠最常见。由于输卵管腔或周围的炎症，引起管腔通畅不佳，阻碍受精卵正常运行，使之在输卵管内着床、发育，往往会造成输卵管妊娠流产或破裂，在流产或破裂前往往无明显症状，也可有腹痛、少量阴道流血。破裂后表现为急性剧烈腹痛、阴道出血，以至休克。

三、子宫

　　子宫（uterus）为壁厚而腔小的肌性器官，是胎儿生长发育的部位，其形态、位置和结构随年龄、妊娠和月经周期发生变化。

（一）子宫的形态

　　成人未孕子宫呈前后略扁倒置的梨形，长7~8cm，宽4~5cm，厚2~3cm，重40~50g。分为子宫底、子宫体和子宫颈三部（图9-3）。输卵管子宫口以上的部分为子宫底（fundus of uterus）；子宫下端狭窄的部分为子宫颈（neck of uterus），成人子宫颈长2.5~3cm，下1/3伸入阴道的部分为子宫颈阴道部，上2/3位于阴道以上，称为子宫颈阴道上部。子宫颈的上端与子宫体的移行处，短而狭细，称子宫峡（isthmus of uterus），子宫峡在非妊娠期长约1cm，妊娠期间，特别是中期以后，子宫峡逐渐伸展、变长，形成子宫下段，妊娠末期子宫峡可延至7~11cm，其壁逐渐变薄，容积逐渐增大，产科常在此处剖宫取胎。子宫颈与子宫底之间的部分为子宫体（body of uterus）。子宫体与输卵管相接处称子宫角。

　　子宫的内腔较为狭窄，平均长约7cm，自上而下可分为子宫腔和子宫颈管两部分。子宫腔（cavity of uterus）为子宫底与子宫体构成的腔，呈前后略扁的倒三角形裂隙，底向上，两外侧角通输卵管，尖向下移行于子宫颈管；子宫颈管（canal of cervix of uterus）为子宫颈的内腔，上、下两端细狭，中间较宽阔，全长呈梭形，下口叫子宫口（orifice of uterus），与阴道相通。未产妇的子宫口为圆形，边缘光滑而整齐；经阴道分娩的已产妇子宫口为横裂状，其前、后缘分别为前唇和后唇。

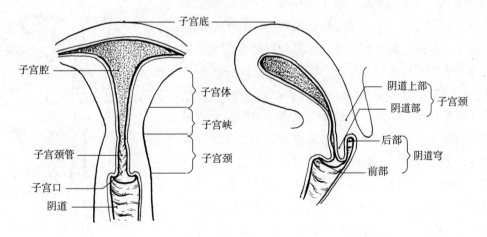

图9-3　子宫的分部

（二）子宫的位置

　　子宫位于小骨盆中央，膀胱与直肠之间，成年未孕女性子宫底位于小骨盆入口平面以下，子宫颈在坐骨棘平面稍上方连接阴道，两侧有输卵管和卵巢（二者统称子宫附件）。成年女性子宫呈前倾前屈位（图9-1，图9-3）。前倾是指子宫的长轴与阴道的长轴之间形成向前开放的钝角，略大于90°。前屈则是子宫体与子宫颈之间弯曲而形成的钝角，约为170°。当直立时，子宫底伏于膀胱上，几乎与地面平行，但多偏向右侧。子宫有较大的活动性，膀胱和直肠的充盈程度都可影响子宫的位置。子宫位置异常，是女性不孕的原因之一，常见为后倾后屈位。

（三）子宫的固定装置

维持子宫正常位置的主要韧带有四对（图9-4）。

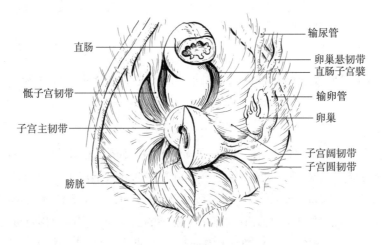

图9-4 子宫的固定装置

1. 子宫阔韧带（broad ligament of uterus） 位于子宫两侧，呈冠状位，由子宫前后面的腹膜自子宫侧缘向两侧延伸至盆腔侧壁和盆底构成，可限制子宫向两侧移动。子宫阔韧带的上缘游离，包裹输卵管，形成输卵管系膜，内含输卵管血管、淋巴管、神经等。上缘外侧1/3为卵巢悬韧带。子宫阔韧带的前层覆盖子宫圆韧带，后层覆盖卵巢和卵巢固有韧带，形成卵巢系膜，内含卵巢血管、淋巴管、神经等。子宫阔韧带下部为子宫系膜，内含子宫血管、淋巴管和神经等（图9-5）。

2. 子宫圆韧带（round ligament of uterus） 由结缔组织和平滑肌构成，呈圆索状。起于子宫角的前下方，在子宫阔韧带前层的覆盖下，向前外侧弯行，穿过腹股沟管后分散为纤维束，止于阴阜和大阴唇皮下。其主要功能是维持子宫前倾。

3. 子宫主韧带（cardinal ligament of uterus） 由结缔组织和平滑肌构成，位于子宫阔韧带的基部，自子宫颈连至骨盆侧壁。临床又称为子宫旁组织，此韧带较强大坚韧，是维持子宫正常位置、防止子宫向下脱垂的主要结构。

4. 骶子宫韧带（uterosacral ligament） 由结缔组织和平滑肌构成，从子宫颈后面的上外侧，向后绕过直肠两侧，止于第2、3骶椎前面的筋膜。其表面覆有腹膜，形成弧形的直肠子宫襞（rectouterine fold）。此韧带向后上牵引子宫颈，协同子宫圆韧带，维持子宫的前倾前屈位。

除上述韧带外，盆底肌和子宫周围的结缔组织对子宫的固定也起很大作用。如果子宫固定装置薄弱或损伤，可导致位置

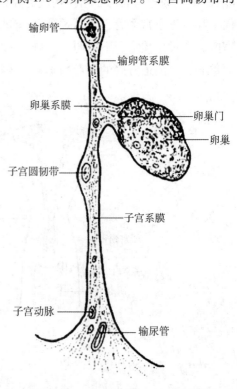

图9-5 子宫阔韧带（矢状面）

异常，或出现不同程度的子宫脱垂。严重者，子宫可脱垂至阴道以外。

（四）子宫的年龄变化

新生儿子宫高于小骨盆上口（此时输卵管和卵巢位于髂窝），子宫颈的长度约为子宫体长的 2 倍，且较粗。性成熟前期，子宫迅速发育，壁增厚。性成熟期，子宫颈和子宫体的长度几乎相等。经产妇的子宫，除各径和内径都增大外，重量可增加一倍，绝经期后，子宫缩小，壁也变薄。

四、阴道

阴道（vagina）为前后略扁的管状器官，有排出月经、导入精液和娩出胎儿的作用。阴道分为前、后两壁，上、下两端。前壁较短，平均为 7 ~ 9cm，后壁较长，平均为 10 ~ 12cm。平时前后壁相贴使内腔狭窄。阴道上端宽大，呈穹窿环绕子宫颈阴道部，称为阴道穹（fornix of vagina），分为前穹、后穹和左、右两个侧穹。阴道后穹最深，与直肠子宫陷凹之间仅隔以阴道后壁和一层腹膜。临床上可经阴道后穹穿刺引流直肠子宫陷凹内的积液或积血，以帮助诊断和治疗（图 9 - 1，图 9 - 3）。阴道下端较狭窄，以阴道口（vaginal orifice）开口于阴道前庭。处女阴道口周围有处女膜附着，其形状及厚薄因人而异，常见的形状有唇状、伞状、环状、筛状处女膜等。处女膜破裂后，阴道口周围留有处女膜痕，个别女子处女膜厚而无孔，称处女膜闭锁或无孔处女膜，这种情况当月经初潮时会造成经血滞留，需手术治疗。

阴道位于小骨盆中央，子宫的下方，前邻膀胱和尿道，后邻直肠和肛管。大部在尿生殖膈以上，仅一小部分穿尿生殖膈而位于会阴区，膈内的尿道阴道括约肌和肛提肌的内侧肌纤维束对阴道有括约作用。

五、前庭大腺

前庭大腺（greater vestibular gland）又称 Bartholin 腺，形如豌豆，位于阴道口的两侧，前庭球外侧部的后方，导管向内侧开口于阴道前庭（图 9 - 6）。该腺相当于男性的尿道球，分泌物有润滑阴道的作用。如因炎症导致导管阻塞，可形成囊肿。

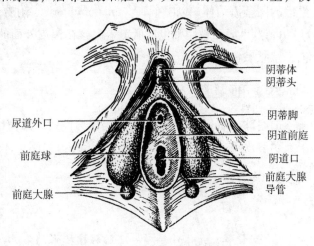

图 9 - 6　前庭大腺、阴蒂和前庭球

第二节　外生殖器

女性外生殖器即女阴（vulva），包括阴阜、大阴唇、小阴唇、阴道前庭、阴蒂和前庭球等（图 9 - 7）。

一、阴阜

阴阜（mons pubis）位于耻骨联合前面的皮肤隆起，皮下含较多的脂肪组织，性成熟后，皮肤表面生有阴毛。

二、大阴唇

大阴唇（greater lip of pudendum）位于前庭球外侧部的表面，为一对纵行隆起的皮肤皱襞。大阴唇的前、后端左右连合，称为唇前连合和唇后连合。

三、小阴唇

小阴唇（lesser lip of pudendum）位于大阴唇的内侧，为一对较薄的皮肤皱襞，表面光滑无毛。每侧小阴唇前端分成前、后两个皱襞，前者左右会合构成阴蒂包皮；后者在阴蒂下方左右会合形成阴蒂系带。两侧小阴唇的后端互相连合形成阴唇系带。

四、阴道前庭

阴道前庭（vaginal vestibule）是指两侧小阴唇之间的裂隙。前部有尿道外口，后部有阴道口。在小阴唇与处女膜之间的沟内，相当于小阴唇中、后 1/3 交界处，左右各有一前庭大腺导管的开口。

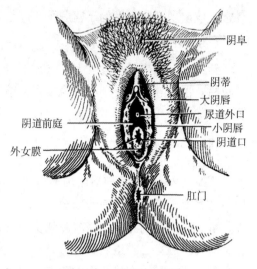

图 9 - 7　女性外生殖器

五、阴蒂

阴蒂（clitoris）由两个阴蒂海绵体（carernous body of clitoris）组成（图 9 - 6）。阴蒂海绵体相当于男性的阴茎海绵体，以阴蒂脚（crus of clitoris）附着于耻骨下支和坐骨支，向前会合构成阴蒂体（body of clitoris），表面被阴蒂包皮所覆盖，露在包皮外面的部分称阴蒂头（glans of clitoris），富有感觉神经末梢，感觉敏锐。

六、前庭球

前庭球（bull of vestibule）相当于男性的尿道海绵体，分为中间部和两个外侧部。外侧部较大，位于大阴唇皮下；中间部细小，位于尿道外口与阴蒂体之间的皮下（图 9 - 6）。

⊕ **知识链接**

试管婴儿

试管婴儿是体外受精 - 胚胎移植技术的俗称，是用人工的方法让卵子和精子在体外受精，并进行早期胚胎发育，然后移植到母体子宫内发育而诞生的婴儿。整个过程在试管内的时间只有 2 ~ 6 天。试管婴儿是伴随体外受精技术发展而来的，是由英国产科医生帕特里克·斯特普托和生理学家罗伯特·爱德华兹合作研究成功的，此后该技术得到迅速发展。世界上首名试管婴儿路易斯·布朗于 1978 年 7 月 25 日诞生于英国的奥尔德姆市医院，我国首例试管婴儿于 1988 年诞生于北医三院。试管婴儿技术堪称人类生殖技术的一大创举，为不孕不育症的治疗开辟了新的途径，2010 年，爱德华兹教授因为此技术获得了诺贝尔生理学或医学奖。作为一名医学生，我们应该刻苦学习，锐意创新，勇攀科研高峰，为人类的卫生事业添砖加瓦，多做贡献。

【附 1】乳房 🅔 微课 9

乳房（mamma）为人类和哺乳动物特有的结构。人的乳房，男性不发达，女性在青春期后开始发育成长，妊娠和哺乳期的乳房有分泌活动。

（一）乳房的位置和形态

乳房位于胸前部，胸大肌和胸肌筋膜的表面，上起第 2~3 肋，下至第 6 肋，内侧至胸骨旁线，外侧可达腋中线。由于发育程度不同，乳房位置可有变化。成年未产妇乳房呈半球形，紧张而有弹性。乳房中央有圆形突出，称乳头（mammary papilla），未产妇的乳头平对第 4 肋间隙或第 5 肋。乳头顶端有输乳管开口。乳头周围有色素较深的皮肤环形区，称乳晕（areola of brest）。乳晕表面有许多小隆起，其深面为乳晕腺，可分泌脂状物润滑乳头（图 9-8）。乳头和乳晕的皮肤较薄，容易损伤。妊娠后期和哺乳期乳腺增生，乳房明显增大。停止哺乳以后，乳腺萎缩，乳房变小。老年妇女乳房萎缩更加明显。

（二）乳房的结构

乳房由皮肤、乳腺、纤维组织和脂肪组织构成。乳腺被结缔组织分隔成 15~20 个乳腺叶（lobes of mammary gland），每叶又分为若干乳腺小叶。每一乳腺叶有一个排泄管，称输乳管（lactiferous ducts）。输乳管在近乳头处膨大为输乳管窦（lactiferous sinuses），其末端变细，开口于乳头（图 9-9）。乳腺叶和输乳管均以乳头为中心呈放射状排列，乳房手术时，应尽量采取放射状切口，以减少对乳腺叶和输乳管的损伤。

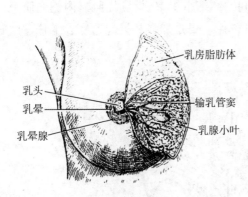

图 9-8　成年女性乳房

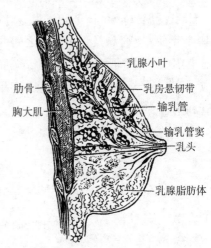

图 9-9　乳房矢状切面

胸壁浅筋膜不仅形成乳腺的包囊，而且还伸向乳腺组织中形成小叶间隔，对乳腺组织和脂肪组织起支持作用。小叶间隔中许多纤维束附着于皮肤、乳腺和胸肌筋膜之间，称为乳房悬韧带（suspensory ligament of breast）或 Cooper 韧带，对乳腺起支持作用。当有癌细胞浸润时，结缔组织小束缩短，牵引皮肤而形成许多小凹陷，临床上称"酒窝征"；当癌细胞累及浅淋巴管时，导致淋巴回流受阻，引起皮肤淋巴水肿，乳房局部皮肤呈橘皮样变。

幼年时期，男女乳房无明显差异；性成熟期，女性乳房迅速发育，体积增大。乳头过小、极度内陷者，称为内陷乳头，可造成婴儿吸乳困难。

【附2】会阴

会阴（perineum）有狭义和广义之分。狭义会阴是指肛门与外生殖器之间的软组织，在女性又称产科会阴。由于分娩时此区承受的压力较大，易发生撕裂（会阴撕裂），助产时应注意保护此区。广义会阴指封闭小骨盆下口的所有软组织，其境界与小骨盆下口一致，呈菱形，前界为耻骨联合下缘，后界为尾骨尖，两侧为耻骨下支、坐骨支、坐骨结节和骶结节韧带。以两侧坐骨结节之间的连线为界，可将此区分为前、后两个三角区：前方为尿生殖三角，男性有尿道通过，女性有尿道和阴道通过；后方为肛门三角，其中央有肛管通过（图 9-10）。

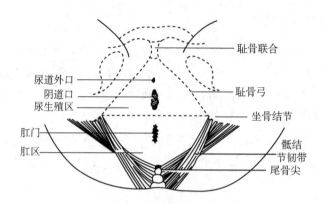

图 9 – 10　会阴的境界及分部

会阴区的结构，除男、女生殖器外，主要为肌及其筋膜。

（一）肛门三角的肌群

肛门三角的肌群包括肛提肌、尾骨肌和肛门外括约肌（图 9 – 11）。

1. 肛提肌（levator ani）　为一对宽的扁肌，两侧会合成漏斗状，封闭骨盆下口的大部分。该肌起自耻骨后面、坐骨棘及张于两者之间的肛提肌腱弓（由闭孔筋膜增厚而形成），肌纤维向后内下走行，止于会阴中心腱、尾骨和肛尾韧带（肛门和尾骨之间的结缔组织束）。肛提肌靠内侧的肌束，左、右结合成"U"形袢，从后方套绕直肠和阴道。肛提肌的作用主要是加强和提起盆底，承托盆腔脏器，并对肛管和阴道有扩约作用。

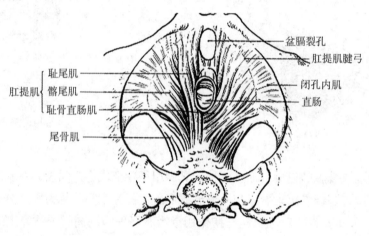

图 9 – 11　肛提肌和尾骨肌

2. 尾骨肌（coccygeus）　位于肛提肌后方，骶棘韧带上面。起于坐骨棘，呈扇形止于骶、尾骨的侧缘。协助封闭骨盆下口，承托盆腔脏器及固定骶、尾骨的作用。

肛提肌和尾骨肌的两侧与闭孔内肌、臀大肌之间形成一对凹陷，称坐骨肛门窝（ischioanal fossa）（图 9 – 14，图 9 – 15）。此窝呈楔形，尖向上，底朝下。窝内有血管、神经及大量脂肪组织。肛门周围脓肿常发生于此。

3. 肛门外括约肌（sphincter ani externus）　为环绕肛门的骨骼肌，按部位分为皮下部、浅部和深部。①皮下部：位于肛门周围皮下，为环形肌束，围绕肛管的下部。皮下部括约肌作用不大，损伤后不会引起大便失禁。②浅部：是围绕肛管下端的椭圆形肌束，后方起于尾骨尖及肛尾韧带，向前止于会阴中心腱。③深部：位于浅部的深面，为环绕肛门的环形肌束。

肛门外括约肌的浅部和深部、直肠下份的纵行肌、肛门内括约肌以及肛提肌共同形成一强大的肌环，围绕肛管和直肠的交界部，称为肛直肠环，具有括约肛门、控制排便等重要作用，若术中不慎损伤，可导致大便失禁。

（二）尿生殖三角的肌群

尿生殖三角的肌群位于肛提肌前部的下方，封闭盆膈裂孔，可分为浅、深两群（图 9 – 12，图 9 – 13）。

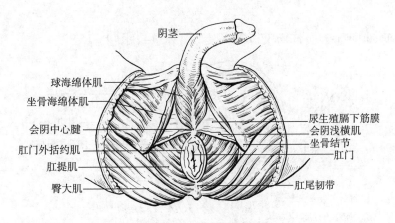

图 9 – 12 男性会阴肌

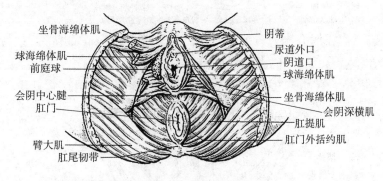

图 9 – 13 女性会阴肌

1. 浅层肌

（1）会阴浅横肌（superficial transverse muscle of perineum） 起自坐骨结节，止于会阴中心腱，有固定会阴中心腱的作用。

（2）球海绵体肌（bullbocavernosus） 起自会阴中心腱及尿道球下面的中线，围绕尿道球和尿道海绵体后部，止于阴茎背面的筋膜。收缩时，可使尿道缩短变细，协助排尿和排精，并参与阴茎的勃起。在女性，此肌环绕阴道口和尿道口，并覆盖在前庭球和阴蒂海绵体的表面，称阴道括约肌，收缩时缩小阴道口。

会阴中心腱（perineal central tendon）又称会阴体（perineal body），是狭义会阴深面的一个腱性结构，长约 1.3cm，肛提肌、会阴浅横肌、会阴深横肌、球海绵体肌和肛门外括约肌等附着于此，有加固盆底的作用。在女性，此腱较大且有韧性和弹性，有利于分娩。

（3）坐骨海绵体肌（ischiocavernosus） 男性起自坐骨结节，止于阴茎脚表面。收缩时压迫阴茎海绵体根部，以助阴茎勃起，故又称阴茎勃起肌；在女性，此肌比较薄弱，覆盖于阴蒂脚的表面，收缩时使阴蒂勃起，又称阴蒂勃起肌。

2. 深层肌

（1）会阴深横肌（deep transverse muscle of perineurn） 起自两侧耻骨下支和坐骨支，肌纤维在尿生殖膈上、下筋膜之间向对侧横行，部分纤维止于会阴中心腱。尿道球腺埋于此肌中。收缩时可加强会阴中心腱的稳固性。

（2）尿道括约肌（sphincler of urethra）　在会阴深横肌的前部，肌束围绕尿道膜部。在女性，此肌围绕尿道和阴道，又称尿道阴道括约肌（urethrovaginal sphincter），可紧缩尿道和阴道。尿道括约肌和会阴深横肌不能截然分开，有人将两者合称为尿生殖三角肌。

（三）会阴筋膜

会阴筋膜（perineal fascia）分浅筋膜和深筋膜（图9-14、图9-15）。

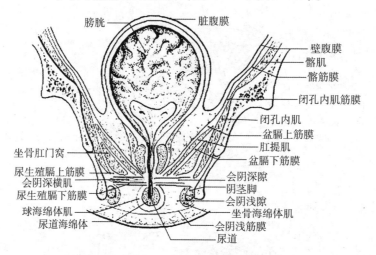

图9-14　男性盆腔冠状面

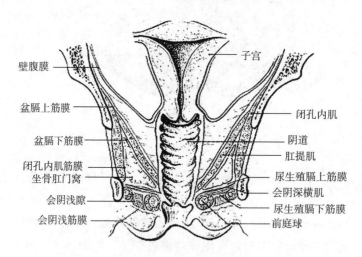

图9-15　女性盆腔冠状面

1. 浅筋膜　肛门三角的浅筋膜为富含脂肪的结缔组织，充填在坐骨肛门窝内。尿生殖三角的浅筋膜分为浅、深两层，浅层富含脂肪，与腹壁下部和下肢的浅筋膜相延续；深层呈膜状，称会阴浅筋膜（superficial fascia of perineum），又称Colles筋膜，向前上方与腹前外侧壁浅筋膜的Scarpa筋膜相延续，向下方与阴囊肉膜和阴茎浅筋膜相延续，向两侧附着于耻骨下支和坐骨支，向后附着于尿生殖膈后缘。

2. 深筋膜　肛门三角的深筋膜覆盖于坐骨肛门窝的各壁。紧贴于肛提肌和尾骨肌上面与下面的深筋膜分别称为盆膈上筋膜和盆膈下筋膜。盆膈上、下筋膜及其间的肛提肌和尾骨肌共同组成盆膈（pelvic diaphragm）。尿生殖三角的深筋膜亦分两层，分别覆盖在会阴深横肌和尿道括约肌的上面和下面，称为尿生殖膈上筋膜和尿生殖膈下筋膜。两层筋膜两侧缘附着于耻骨下支和坐骨支，前缘和后缘相互融合。尿生殖膈上、下筋膜及其间的会阴深横肌和尿道括约肌共同组成尿生殖膈（urogenital diaphragm），封闭盆膈裂孔及整个尿生殖三角的区域。

会阴浅筋膜与尿生殖膈下筋膜之间形成会阴浅隙（superficial perineal space），内有尿生殖三角的浅层肌、男性的阴茎根或女性的前庭球、阴蒂脚和前庭大腺等结构。尿生殖膈上、下筋膜之间形成会阴深隙（deep perineal space），内有尿生殖三角深层肌，在男性有尿道膜部穿过，尿道球腺也位于深隙内，在女性有尿道和阴道穿过。

⚛ 护理应用解剖

1. 阴道后穹穿刺术　患者排尿或者导尿后，取膀胱截石位（估计积液量少者可取半坐位）。常规消毒外阴、阴道，铺无菌洞巾。用阴道窥器暴露宫颈及阴道穹，再次消毒。用宫颈钳夹持宫颈后唇向前牵引，充分暴露阴道后穹，穿刺针于子宫颈与阴道黏膜交界下方1.0cm处的后穹正中部位，与宫颈管平行方向刺入2～3cm。当针穿过阴道后壁失去阻力，有落空感时，表示已刺入直肠子宫陷凹。穿经层次：阴道后壁→盆膈筋膜→腹膜→直肠子宫陷凹。抽取液一般为5～10ml，腹腔内出血为不凝血，若抽出鲜血并很快凝固，应改变穿刺部位、方向和深度，重新穿刺。

2. 输卵管通液（气）术　患者取膀胱截石位。暴露宫颈，用宫颈钳夹持宫颈稍向外牵拉，另一手持探针探查子宫大小。助手用Y形管将宫颈导管末端与压力表、注射器相连，压力表高于Y形管水平，以免注射液进入压力表。用注射器向宫颈导管内缓慢推注无菌生理盐水及抗生素混合液，压力不可超过160mmHg，观察有无阻力及液体反流，询问患者有无下腹部疼痛。术中如果阻力较大不能推进，表明输卵管不通，切勿强行用力推进，以免发生意外。若注入液体4～6ml时，患者感到下腹部疼痛，注入药液有一定阻力但仍能注入，表示输卵管轻度粘连，此时粘连部分已经分离。

3. 女性导尿术　患者多采用仰卧屈膝位，根据患者的特殊需要，也可采取截石位。患者充分暴露外阴，依次消毒阴阜、大阴唇、小阴唇、尿道外口，打开导尿包，分开大、小阴唇，寻找尿道外口，再次消毒后，选择合适的导尿管，从尿道外口徐徐插入4～6cm，当有落空感并有尿液流出后，再插入1～2cm，松开固定小阴唇的手，固定导尿管。如插入过程中患者因情绪紧张引起括约肌痉挛导致插入困难时，应稍停片刻，让患者做深呼吸，使会阴部放松，再缓慢插入导尿管。女性尿道较短，导尿管容易脱出，应妥当固定，如不慎滑出，不能再向内插，防止发生逆行性感染。

目标检测

答案解析

一、选择题

1. 卵子正常的受精部位是（　　）

　　A. 输卵管子宫部　　　B. 输卵管峡部　　　C. 输卵管壶腹部　　　D. 输卵管漏斗部

2. 输卵管结扎术常选择的部位是（　　）

　　A. 子宫部　　　　　　B. 峡部　　　　　　C. 壶腹部　　　　　　D. 漏斗部

3. 产科进行剖宫产常选择的部位是（　　）

　　A. 子宫底　　　　　　B. 子宫体　　　　　　C. 子宫峡　　　　　　D. 子宫颈

4. 维持子宫前倾位的韧带是（　　）

　　A. 子宫阔韧带　　　　B. 子宫主韧带　　　　C. 子宫圆韧带　　　　D. 骶子宫韧带

5. 阴道穹最深的部位是（　　）

　　A. 前部　　　　　　　B. 后部　　　　　　　C. 左侧部　　　　　　D. 右侧部

二、思考题

1. 简述女性生殖系统的组成。

2. 某初产妇，因急性乳腺炎需切开引流，请回答以下几个问题：

（1）乳房由哪些结构组成？

（2）应如何选择手术切口？为什么？

（3）乳房皮肤呈"橘皮样"变的原因是什么？

3. 试述会阴的概念和分区。

（李建忠）

书网融合……

本章小结

微课

题库

第十章 腹 膜

📖 学习目标

知识目标

1. 掌握 腹膜的分部及腹膜腔、腹腔的概念；腹膜与腹、盆腔脏器的关系；小网膜和大网膜的位置；具有系膜的器官；肝肾隐窝、直肠膀胱陷凹和直肠子宫陷凹的位置。

2. 熟悉 肝、胃、脾的韧带名称和位置；网膜囊和网膜孔的位置；腹膜的基本功能；腹膜腔的分区与间隙。

3. 了解 腹膜的基本功能；各系膜的名称、位置和附着；腹膜腔的分区和间隙。

技能目标

1. 培养学生实验能力、空间想象能力、运用知识分析解决问题能力。

2. 结合临床知识，理解解剖学知识与临床的紧密联系。

素质目标

培养学生获取新知的学习能力，具备疾病联系患者疾患的爱伤意识。

⇨ 案例引导

患者，男，35岁，工人，因突发剧烈腹痛6小时急诊入院。患者6小时前无明显诱因，突然上腹部剑突下剧痛，刀割样，很快扩散至全腹。偶伴呕吐，为胃内容物。无腹泻，无发热。既往反复出现胃部不适，伴反酸及上腹烧灼感，约5年余，未行规则治疗。无肝炎、结核、心脑血管疾病史。无腹部手术史。查体：T 37.8℃，P 92次/分，R 23次/分，BP 130/80mmHg。一般情况尚可，巩膜无黄染。心、肺检查未见明显异常。腹部稍隆起，全腹肌紧张、压痛、反跳痛，以脐周及上腹为著，肝脾触诊肋下未及，全腹叩诊鼓音，肝浊音界缩小，移动性浊音（-），肠鸣音活跃。辅助检查：WBC 16.7×10^9/L，中性粒细胞92.2%。诊断为：急性弥漫性腹膜炎；胃、十二指肠溃疡穿孔。

提问：

1. 腹膜与腹腔脏器的位置关系怎样？

2. 腹膜形成了哪些结构？

3. 腹腔手术后患者宜采取什么样的体位？为什么？

一、概述

腹膜（peritoneum）是薄而光滑、呈半透明状的浆膜。衬覆于腹、盆壁内表面的腹膜称壁腹膜（parietal peritoneum）或腹膜壁层；贴覆于腹、盆腔脏器表面的部分称脏腹膜（visceral peritoneum）或腹膜脏层。脏、壁腹膜相互延续、移行，共同围成不规则的潜在性腔隙称腹膜腔（peritoneal cavity）（图10-1）。男性腹膜腔是封闭的，女性腹膜腔则借输卵管腹腔口经输卵管、子宫、阴道与外界相通。

腹膜具有分泌、吸收、保护、支持、修复、再生和防御等多种功能。正常情况下，腹膜能分泌少量

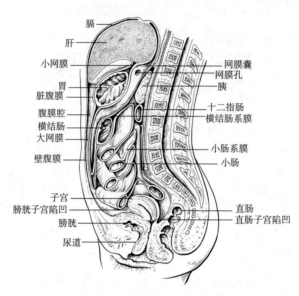

图 10 - 1　腹膜腔正中矢状切面

浆液，润滑和减少脏器间摩擦。病理情况下，腹膜渗出增加，可形成腹水。腹膜有广阔的表面，能吸收腹膜腔内的液体和空气等。腹膜及腹膜腔内的浆液有大量吞噬细胞，能吞噬细菌和有害物质。腹膜所形成的韧带、系膜等结构对脏器有支持和固定作用。

⊕ **知识链接**

腹膜的临床意义

　　腹膜由间皮和结缔组织构成。腹膜腔的浆液由脏腹膜产生。浆液的分泌与吸收保持一种动态平衡。通常认为，腹上部的腹膜吸收能力较下部强，故临床对腹膜炎或手术后的患者多采取半卧位，使炎性渗出液流入下腹部，以延缓或减少腹膜对毒素的吸收。腹膜有很强的修复和再生能力，所分泌的液体中，含有大量巨噬细胞和纤维素，后者有粘连作用，可促使伤口愈合和使炎症局限。但若手术操作粗暴，也可造成肠袢纤维性粘连等后遗症。故手术过程中要有爱伤意识，操作尽量轻柔。

二、腹膜与腹盆腔脏器的关系

　　腹、盆腔器官根据被腹膜覆盖范围的大小不同，可分为 3 类，即腹膜内位器官、腹膜间位器官和腹膜外位器官（图 10 - 1 至图 10 - 3）。

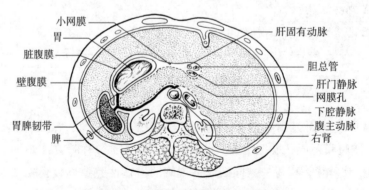

图 10 - 2　腹膜腔通过网膜孔的横断面

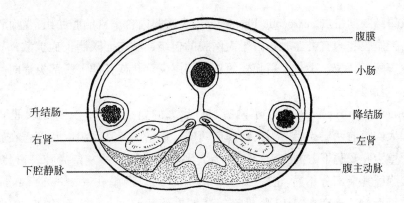

图 10-3　腹膜与脏器的关系（通过下腹部横断面）

（一）腹膜内位器官

凡表面均被腹膜覆盖的器官，称为腹膜内位器官。如胃、空肠、回肠、盲肠、阑尾、横结肠、乙状结肠、脾、卵巢和输卵管等。

（二）腹膜间位器官

凡表面大部分被腹膜覆盖的器官，称为腹膜间位器官。如肝、胆囊、升结肠、降结肠、直肠上部、子宫和充盈的膀胱等。

（三）腹膜外位器官

仅一面被腹膜所覆盖的器官，称为腹膜外位器官。如肾、肾上腺、输尿管、十二指肠降部和水平部、直肠中下部及空虚的膀胱等。

了解腹膜与器官的关系有重要的临床意义。如腹膜内位器官若进行手术，必须通过腹膜腔；肾、输尿管等腹膜外位器官进行手术不必打开腹膜腔，以避免腹膜腔感染和术后粘连。

三、腹膜形成的结构

（一）网膜

网膜（omentum）由双层或四层腹膜构成，其间有血管、神经、淋巴管和结缔组织等，包括小网膜、大网膜等（图 10-4）。

1. 小网膜（lesser omentum）　是自肝门向下移行至胃小弯和十二指肠上部的双层腹膜结构。其左侧部从肝门至胃小弯称肝胃韧带（hepatogastric ligament）；内含有胃左、右血管，胃上淋巴结及分布于胃的神经等。小网膜的右侧部从肝门至十二指肠上部称肝十二指肠韧带（hepatoduodenal ligament），内有胆总管、肝固有动脉和肝门静脉通过。小网膜的右缘游离，后方为网膜孔，经此孔可进入网膜囊。

2. 大网膜（greater omentum）　形似围裙覆盖于空、回肠和横结肠的前方。大网膜由 4 层腹膜构成，前两层是

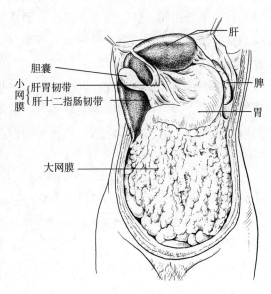

图 10-4　网膜

由胃前、后壁的脏腹膜自胃大弯和十二指肠上部下垂而成，下垂至腹下部后返折向上形成其后两层，附着于横结肠。大网膜后面两层与横结肠上面的腹膜和横结肠系膜相愈着。连于胃大弯和横结肠之间的大

网膜前两层则形成胃结肠韧带（gastrocolic ligament）。大网膜内含丰富的脂肪组织、血管和巨噬细胞，有重要的防御功能。当腹膜腔内有炎症时，由于大网膜的包绕、粘连而限制炎症扩散，故手术时可根据大网膜移动的位置探查病变部位。小儿大网膜较短，当阑尾炎穿孔或其他下腹部炎症时，病灶不易被大网膜包裹，常造成弥漫性腹膜炎。

3. 网膜囊（omental bursa）　是位于小网膜和胃后方的扁窄间隙，又称小腹膜腔。其前壁为小网膜、胃后壁腹膜和大网膜前两层；后壁为大网膜后两层、横结肠及其系膜以及覆盖在胰、左肾、左肾上腺等处的腹膜；上壁为肝及膈下方的腹膜；下壁为大网膜的返折处；左壁为脾、胃脾韧带和脾肾韧带；右侧借网膜孔与腹膜腔其余部分相通（图10－1，图10－2）。网膜孔（omental foramen）又称Winslow孔，位于小网膜右缘后方，高度在第12胸椎至第2腰椎体的前方，成人可容1～2指通过。其上界为肝，下界为十二指肠上部，前界为肝十二指肠韧带，后界为覆盖在下腔静脉表面的腹膜。手术中遇有外伤性肝破裂或肝门附近动脉出血时，可将示指伸入孔内，拇指在小网膜游离缘前方加压，进行暂时止血。

网膜囊位置较深，胃后壁穿孔时，胃内容物常积聚在囊内，给早期诊断带来一定困难。继而经网膜孔流至腹膜大囊，引起弥漫性腹膜炎。

（二）系膜

系膜是壁、脏腹膜相互延续移行形成的将器官连至腹后壁的双层腹膜结构，其内含有进出器官的血管、神经、淋巴管及淋巴结等。主要的系膜有肠系膜、阑尾系膜、横结肠系膜和乙状结肠系膜等（图10－5）。

1. 肠系膜（mesentery）　是将空、回肠连于腹后壁的双层腹膜结构，呈扇形，其附着于腹后壁的部分称肠系膜根，长约15cm，自第2腰椎左侧起，斜向右下跨过脊柱及其前方结构，止于右骶髂关节前方。肠系膜连接空、回肠的肠缘较长，空、回肠的活动性大，活动异常时，易发生肠扭转、肠套叠等急腹症。肠系膜的两层腹膜间含有肠系膜上动、静脉及其分支和属支，以及淋巴管、淋巴结、神经和脂肪等。

2. 阑尾系膜（mesoappendix）　呈三角形，将阑尾连于肠系膜下方。阑尾的血管、淋巴管、神经走行于系膜的游离缘内，故阑尾切除时，应从系膜游离缘进行血管结扎。

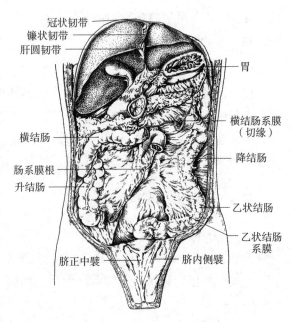

图10－5　腹膜形成的结构

3. 横结肠系膜（transverse mesocolon）　将横结肠连于腹后壁的横位双层腹膜结构。其内含有横结肠的血管、淋巴管、淋巴结和神经丛等。

4. 乙状结肠系膜（sigmoid mesocolon）　是将乙状结肠固定于左下腹部的双层腹膜结构，其根部附着于左髂窝和骨盆左后壁。该系膜较长，故乙状结肠活动度较大，易发生肠扭转。系膜两层间含有乙状结肠血管、直肠上血管、淋巴管、淋巴结和神经丛等。

（三）韧带

韧带是连于腹、盆壁与器官之间或连接相邻器官之间的腹膜结构，对器官有固定作用。

1. 肝的韧带　肝的下方有肝胃韧带和肝十二指肠韧带；上方有镰状韧带、冠状韧带及左、右三角韧带等。

（1）镰状韧带（falciform ligament） 为膈下面连于肝上面的双层腹膜结构，呈矢状位。其下缘游离、增厚，内含肝圆韧带。镰状韧带位于前正中线右侧，故脐以上腹壁正中切口需向下延长时，应偏向中线左侧，以避免损伤肝圆韧带及伴行的附脐静脉。

（2）冠状韧带（coronary ligament） 呈冠状位，由膈下面的腹膜返折至肝上面所形成的双层腹膜组成。前层与镰状韧带相延续，前、后两层之间无腹膜被覆的肝表面称肝裸区。在冠状韧带左、右端，前、后层彼此粘合增厚，形成左、右三角韧带。

2. 脾的韧带 主要有胃脾韧带、脾肾韧带和膈脾韧带等。

（1）胃脾韧带（gastrosplenic ligament） 为连于胃底和脾门间的双层腹膜结构，韧带内有胃短血管、胃网膜左血管的起始段等。

（2）脾肾韧带（splenorenal ligament） 为脾门连至左肾前面的双层腹膜结构，其内有脾血管、胰尾等。

（3）膈脾韧带 即脾肾韧带的上部，由脾上极连至膈下的腹膜结构。

（四）腹膜襞、隐窝与陷凹

腹膜襞是腹、盆壁与器官间或器官与器官间腹膜形成的皱襞，其深部常有血管走行。在皱襞间或皱襞与腹、盆壁间形成的腹膜凹陷称隐窝，较大的隐窝称陷凹。

1. 腹后壁的腹膜襞和隐窝 常见的腹膜襞和隐窝有：十二指肠上襞位于十二指肠升部左侧，呈半月形，下缘游离。皱襞深面为口朝下的十二指肠上隐窝，此隐窝下方为三角形的十二指肠下襞，其上缘游离。此皱襞深面为口朝上的十二指肠下隐窝。盲肠后隐窝位于盲肠后方，盲肠后位的阑尾常在其内。乙状结肠间隐窝位于乙状结肠左后方，乙状结肠系膜与腹后壁之间，其后壁内有左输尿管经过。肝肾隐窝（hepatorenal recess）位于肝右叶与右肾之间，其左界为网膜孔和十二指肠降部，右界为右结肠旁沟。仰卧时，肝肾隐窝是腹膜腔的最低部位，腹膜腔内的液体易积存于此。

2. 腹前壁的腹膜襞和隐窝 腹前壁脐下的内面有 5 条腹膜襞。脐与膀胱尖之间为脐正中襞，内含脐正中韧带。成对的脐内侧襞位于脐正中襞的两侧，内含脐内侧韧带。成对的脐外侧襞位于脐内侧襞的外侧，内含腹壁下动、静脉。在腹股沟韧带上方，上述皱襞间形成 3 对浅凹，由中线向外侧依次为膀胱上窝、腹股沟内侧窝和腹股沟外侧窝。腹股沟内侧窝和外侧窝分别与腹股沟管皮下环和腹环的位置相对应。与腹股沟内侧窝相对应的腹股沟韧带的下方，有一浅凹称股凹，是易发生股疝的部位。

3. 腹膜陷凹 主要位于盆腔内，由腹膜在盆腔脏器之间移行返折形成。男性在膀胱与直肠间有直肠膀胱陷凹（rectovesical pouch），凹底距肛门约 7.5cm。女性在膀胱与子宫间有膀胱子宫陷凹（vesico-uterine pouch），在直肠与子宫间有直肠子宫陷凹（rectouterine pouch），后者又称 Douglas 腔（图 10 - 1），此陷凹较深，与阴道穹后部之间仅隔以阴道后壁和腹膜。站立或半卧位时，男性的直肠膀胱陷凹和女性的直肠子宫陷凹是腹膜腔的最低部位，故腹膜腔内的积液多聚积于此，临床上可进行直肠穿刺和阴道穹后部穿刺以进行诊断和治疗。

四、腹膜腔的分区和间隙

腹膜腔借横结肠及其系膜分为结肠上区和结肠下区。

（一）结肠上区

此区位于膈与横结肠及其系膜间，又称膈下间隙（subphrenic space）。以肝为界分为肝上间隙和肝下间隙（图 10 - 6）。

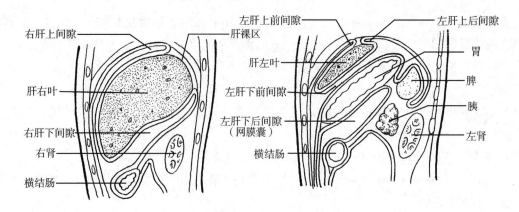

图 10 − 6　结肠上区的间隙示意图

1. 肝上间隙　位于膈与肝上面之间，被镰状韧带分为左肝上间隙和右肝上间隙。左肝上间隙被冠状韧带分为左肝上前间隙和左肝上后间隙。此外，位于膈与肝裸区之间的间隙，称膈下腹膜外间隙。

2. 肝下间隙　位于肝下方，借肝圆韧带分为左肝下间隙和右肝下间隙（即肝肾隐窝），左肝下间隙以小网膜和胃再分为左肝下前间隙和左肝下后间隙，后者即网膜囊。

（二）结肠下区

此区以肠系膜根和升、降结肠为标志，分为左、右结肠旁沟和左、右肠系膜窦 4 个间隙（图 10 − 7）。

1. 结肠旁沟　位于升、降结肠外侧。右结肠旁沟为升结肠与右腹侧壁之间的间隙，向上直通肝肾隐窝，向下经右髂窝通盆腔。胃后壁穿孔时，胃内容物可经网膜囊→网膜孔→肝肾隐窝→右结肠旁沟到达右髂窝，甚至盆腔；反之，阑尾穿孔或脓肿时，脓液可经右结肠旁沟到达肝肾隐窝，甚至形成膈下脓肿。左结肠旁沟为降结肠外侧与腹侧壁间的间隙。

2. 肠系膜窦（mesenteric sinus）　位于肠系膜根和升、降结肠之间。右肠系膜窦为肠系膜根与升结

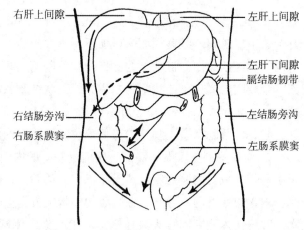

图 10 − 7　结肠下区的间隙及交通示意图

肠间的三角形间隙，下方有回肠末端相隔，间隙内的炎性渗出物常积存于局部。左肠系膜窦为肠系膜根与降结肠间的斜方形间隙，向下可通盆腔，如有积液可沿乙状结肠向下流入盆腔。

⊕ **知识链接**

腹膜透析

腹膜透析（peritoneal dialysis，PD）是利用人体自身的腹膜作为半透膜，以腹腔作为交换空间，通过弥散和对流作用，清除体内过多水分、代谢产物和毒素，达到血液净化、替代肾脏功能等目的的治疗技术。

腹膜透析是治疗急性肾损伤和慢性肾衰竭的有效肾脏替代治疗方法之一，通过灌入腹腔的透析液与腹膜另一侧的毛细血管内的血浆成分进行溶质和水分的交换，清除体内潴留的代谢产物和过多的水分，同时通过透析液补充机体所必需的物质。通过不断地更新腹透液，达到肾脏替代或支持治疗的目的。透析过程中要有无菌意识，防止腹膜透析管的感染和腹腔的感染。

✦ 护理应用解剖

1. 腹水与腹腔穿刺术 正常情况下，腹膜可分泌少量浆液，润滑和减少脏器间摩擦。病理情况下，如腹膜炎或肝门静脉淤血时，腹膜渗出增加，发生浆液的渗出和积聚，形成腹水。

腹腔穿刺术是将穿刺针从腹前壁刺入腹腔的一项诊疗技术。可以通过抽出腹腔积液进行检验，协助明确诊断；大量腹水的患者，可以通过穿刺抽取适量腹水，减轻腹腔压力，缓解腹胀、呼吸困难；也可以向腹膜腔内注射药物治疗。穿刺点一般在下腹部，经过的层次：皮肤→浅筋膜→腹壁肌层→腹横筋膜→腹膜外组织→壁腹膜→腹膜腔。

2. 大网膜的临床应用 大网膜富含脂肪，可防止脏腹膜与衬覆于腹前外侧壁内面的壁腹膜之间发生粘连。

大网膜血运丰富，主要来源于胃网膜左、右动脉，二者沿胃大弯连接而构成胃网膜血管弓，动、静脉伴行。从胃网膜血管弓发出血管分支分布于大网膜。在外科的实践中，用大网膜来预防吻合口漏、防止肿瘤细胞的脱落、治疗渗血及体表缺损的填塞起到了很好的作用。将带蒂大网膜移植后，可迅速和受区组织粘连并形成丰富的侧支循环，抗感染及修复力强，覆盖后衬垫作用较好，是一种理想的修复材料。可通过游离移植或带蒂移植修复颜面凹陷畸形、重建肢体血液循环、修复颅骨外露创面等。通过带蒂网膜组织填充无效腔，改善局部血液供应，吸收局部渗液及提供某种程度的抗感染力，已在心胸外科、颅脑外科、整形外科及肝胆外科学等临床领域获得较为肯定的疗效，为临床解决了很多治疗难题。

目标检测

答案解析

一、思考题

1. 根据腹膜覆盖脏器的程度，可将腹盆腔脏器分为哪三类？有什么临床意义？

2. 腹部手术后的患者，卧床时应采取何种体位？为什么？

二、综合题

患者，男，45岁，无明显诱因突然发作剧烈腹痛，初起时上腹部呈发作性胀痛，腹痛迅速波及全腹部转成持续性，呈刀割样剧烈疼痛，且放射至后背，伴恶心、呕吐，吐出胃内容物。发病约12小时后腹痛加重并出现烦躁不安，憋气，伴发热遂来急诊。患者2年前体检发现胆囊结石，从无症状，未予治疗。既往无类似腹痛，无溃疡病史。

查体：体温38.9℃，BP 115/80mmHg，P 110次/分，R 32次/分。急性病容，右侧卧位，全身皮肤及巩膜无黄染，头颈心肺（－），全腹膨隆，伴明显肌紧张及广泛压痛，反跳痛。肝脾触诊不满意，肝浊音界在右第六肋间，移动性浊音（＋），肠鸣音弱。

辅助检查：Hb 96.4g/L，WBC 19.3×10^9/L，AST 216U/L，BUN 9.5mmol/L，TBIL 30μmol/L，DBIL 12μmol/L，血钙1.75mmol/L。卧位腹平片示肠管充气扩张，肠间隙增宽。B超：肝回声均匀，未发现异常病灶，胆囊6cm×3cm×2cm大小，壁厚0.4cm，内有多发强光团，回声后有声影，胆总管直径0.9cm，胰腺形态失常，明显肿大，尤其以胰头、胰体明显，胰周大量液性暗区，胰管增粗。

诊断：急性弥漫性腹膜炎；急性胰腺炎。

问题：（1）腹膜可分为哪几部分？何谓腹膜腔？

（2）胰腺炎的基本治疗是胃肠减压，插胃管时自鼻孔经哪些结构可到达胃内？

（3）该患者若需要腹膜腔穿刺抽取腹水检查。请思考，若在左下腹部穿刺，需经过哪些层次结构可到达腹膜腔？

（周正丽）

书网融合……

本章小结　　　　题库

第三篇
脉管系统

　　脉管系统（vascular system）是分布于人体各部的一套连续、封闭的管道系统，包括心血管系统和淋巴系统。心血管系统由心、动脉、毛细血管和静脉组成，血液在其中循环流动。淋巴系统包括淋巴管道、淋巴器官和淋巴组织，淋巴液沿淋巴管道向心流动，汇入静脉，故淋巴管道可视为静脉的辅助管道。

　　脉管系统的主要功能是运输。将消化系统吸收的营养物质、呼吸系统吸入的氧、内分泌系统分泌的激素和生物活性物质运送到全身各器官、组织和细胞，以保证其正常的新陈代谢和体液调节；同时又将它们产生的代谢产物和二氧化碳运送到肾、肺、皮肤等器官并排出体外，以保证机体内环境的稳定。其次，脉管系统具有免疫防御功能，淋巴系统的淋巴器官和淋巴组织产生淋巴细胞和抗体，参与机体的免疫反应，清除外来的病原微生物。此外，脉管系统还有内分泌功能，心肌细胞、血管平滑肌细胞、血管内皮细胞等可分泌心钠素、肾素、血管紧张素、内皮细胞生长因子等生物活性物质，参与机体的功能调节。

第十一章　心血管系统

PPT

第一节　总　论

一、心血管系统的组成　📱微课 11-1

心血管系统（cardiovascular system）由心、动脉、毛细血管和静脉组成。

1. 心（heart）　是心血管系统的动力器官。主要由心肌构成，为中空肌性器官，被房间隔和室间隔分为互不相通的左、右两半，每侧又分为心房和心室，故心有左心房、左心室、右心房和右心室四个腔。同侧心房与心室经房室口相通。心房与静脉相连，心室与动脉相连。房室口和动脉口均有瓣膜，血液顺流时开放，逆流时关闭，保证血液定向流动。左半心内容动脉血，右半心内容静脉血。心有节律地收缩和舒张，使血液从动脉射出，从静脉返回，周而复始地循环流动。

2. 动脉（artery）　运送血液离开心室的血管称动脉。管腔呈圆形，管壁厚，弹性大，随心室舒缩搏动。行程中不断分支，越分越细。按口径分为大、中、小三级。大动脉口径达 10mm 以上，含大量弹性纤维，具有较大弹性，心收缩时被动扩张，心舒张时弹性回位，推动血液继续流动。中动脉口径 1~10mm，小动脉口径 1mm 以下，这两种管壁平滑肌发达，通过舒缩改变张力和管腔大小，调节血压。

3. 毛细血管（capillary） 连于微动脉和微静脉之间的微小血管称毛细血管。口径 6~8μm，管壁薄，通透性大，数量多，分布广，交织成网，是血管与组织进行物质交换的场所。

4. 静脉（vein） 运送血液回到心房的血管称静脉。起于毛细血管，与同级动脉比较，其管壁薄、管腔大、容量大。回心过程中，不断接受属支，逐渐汇合成小静脉、中静脉、大静脉，最后到达心房。

二、血液循环 e 微课11-2 e 微课11-3

血液按一定方向在心血管系统内周而复始的流动，称血液循环（blood circulation）。其过程是血液由心室射出，经动脉、毛细血管、静脉，最后返回心房。根据循环途径，分为肺循环（小循环）和体循环（大循环）。

（一）肺循环

肺循环（pulmonary circulation）（图11-1）从右心室开始，右心室收缩射出血液，经肺动脉干及其各级分支到达肺泡周围毛细血管网，在此进行气体交换，静脉血转换为动脉血，再经肺静脉回到左心房。其特点是流程短、流经范围小（只流经肺），主要是经肺进行气体交换，使静脉血转变为氧饱和的动脉血。因此，肺动脉内流动的是静脉血，肺静脉内流动的是动脉血。

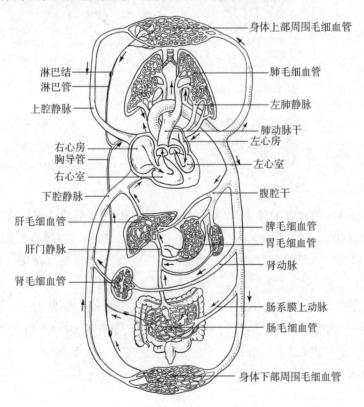

图 11-1 血液循环示意图

（二）体循环

体循环（systemic circulation）（图11-1）从左心室开始，左心室收缩射出血液，经主动脉及其各级分支流向全身的毛细血管，在此与周围组织进行物质交换后，通过各级静脉和上、下腔静脉、冠状窦回到右心房。体循环的特点是流程长，流经范围广，主要供给组织含氧高的营养物质，运走代谢后产物和二氧化碳。

三、血管吻合与侧支循环

血管之间由交通支彼此连接在一起，称血管吻合（vascular anastomosis）。血管吻合形式主要有动脉与动脉吻合、静脉与静脉吻合、动脉与静脉吻合、侧支吻合（图 11 – 2）。

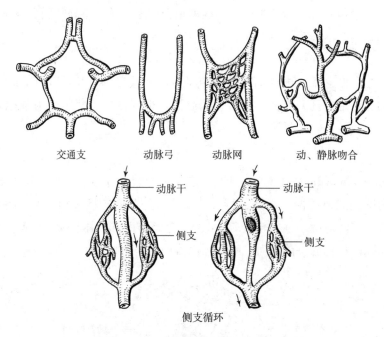

交通支　　　　动脉弓　　　　动脉网　　　　动、静脉吻合

动脉干　　　动脉干

侧支　　　侧支

侧支循环

图 11 – 2　血管吻合和侧支循环示意图

1. 动脉间吻合　其意义在于缩短循环时间和调节血流量。常见形式有动脉网、动脉弓和动脉环等。动脉网一般出现在关节附近，由多条动脉发出分支吻合成网状，如膝关节动脉网。动脉弓是两动脉末端或分支直接吻合成弓形，例如掌深弓、小肠系膜内动脉弓。动脉环是器官周围的动脉借大的分支吻合成环状，例如大脑动脉环。

2. 静脉间吻合　静脉间的吻合十分丰富，以保证脏器扩张或腔壁受压时的血流通畅。一般体表浅静脉吻合为静脉弓或静脉网，如手背静脉弓。腔或管壁内深静脉吻合为静脉丛，如直肠静脉丛。

3. 动静脉吻合　系小动脉与小静脉间借交通支相连，多存在于指尖、趾端、鼻、唇、耳和外生殖器勃起组织等。该吻合缩短了循环途径，可调节局部血流量和体温。

4. 侧支循环　血管主干在行程中发出与其平行的分支称侧副管，发自主干不同高度的侧副管彼此吻合称侧支吻合。在正常情况下，通过侧支吻合的血流极少，甚至缺如。当侧支吻合间的主干阻塞时，大量血流才经侧支吻合到达阻塞以下的血管主干，保证血流畅通，恢复循环，这种通过侧支吻合建立的循环称侧支循环（collateral circulation）或侧副循环。在血管栓塞的情况下，侧支循环保证了堵塞以下器官的血液供应。

第二节　心

⇨ **案例引导**

　　患者，男，60 岁，1 小时前突然感到胸骨后压榨性疼痛，有濒死感，休息和服用速效救心丸均不能缓解，伴大汗。既往无高血压和心绞痛病史，吸烟 40 余年。入院后查体：呼吸和心率略快，急性痛苦病容，平卧位，各瓣膜听诊区未闻及病理性杂音，余未见异常。心电图提示 ST 段抬高。临床诊断：冠心病；急性前壁心肌梗死。

提问：

1. 简述心的位置。

2. 心瓣膜有哪些？各有何作用？

3. 心的血液供应来源于哪些动脉？分别供应心的哪些部位？

一、心的位置、外形与毗邻

　　心为中空器官，主要由心肌组成。作为血液循环动力器官，其大小、形态和位置随生理功能、年龄、体型、性别和健康状况不同而异。

（一）位置和毗邻

　　心位于胸腔中纵隔内，约 2/3 居身体正中线左侧，1/3 位于正中线右侧（图 11-3）。前方与胸骨体和第 2~6 肋软骨相邻；后方平对第 5~8 胸椎；两侧借纵隔胸膜与胸膜腔和肺相邻；上连出入心的大血管，下邻膈。心大部分被肺和胸膜所覆盖，仅左肺心切迹内侧的部分与胸骨体下部左半及左侧第 4、5 肋软骨相邻。

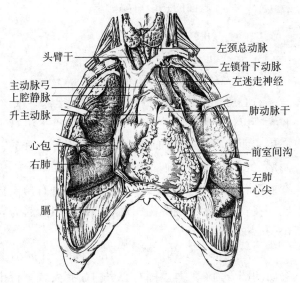

图 11-3　心的位置

（二）外形

　　心近似倒置的、前后稍偏的圆锥体，其大小与本人拳头相近。心的长轴斜向左下，与身体正中线构成 45°角，分为一尖、一底、两面、三缘和四条沟（图 11-4，图 11-5）。

　　1. 心尖（cardiac apex）　圆钝，由左心室构成，朝向左前下方，与左胸前壁接近，一般在左侧第 5 肋间隙锁骨中线内侧 1~2cm 处可看到或扪及心尖搏动。

　　2. 心底（cardiac base）　朝向右后上方，大部分由左心房、小部分由右心房构成。连接出入心的大血管。

　　3. 两面　心前面又称胸肋面，朝向前上方，大

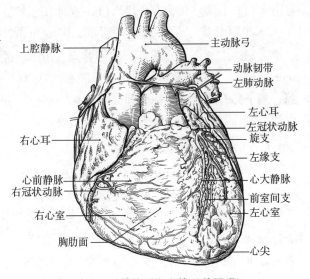

图 11-4　心的外形和血管（前面观）

部分由右心房和右心室构成，小部分由左心耳和左心室构成。下面又称膈面，邻膈，朝向后下，近水平位，大部分由左心室、小部分由右心室构成。

4. 三缘 心下缘锐利，近水平位，由右心室和心尖构成；心右缘垂直而圆钝，由右心房构成；心左缘圆钝，绝大部分由左心室构成，仅上方小部分由左心耳构成。

5. 四条沟 冠状沟（coronary sulcus）是心房和心室在心表面的分界标志，近于冠状位，前方被肺动脉干所中断。在心室的胸肋面和膈面各有一条从冠状沟走向心尖右侧的浅沟，分别称前、后室间沟，作为左、右心室表面分界的标志，它们在心尖右侧会合而成的凹陷，称心尖切迹。在心底，右上、下肺静脉与右心房交界处的浅沟，称后房间沟。后房间沟、后室间沟和冠状沟的交汇处，称房室交点（crux），是心表面的一个重要标志。

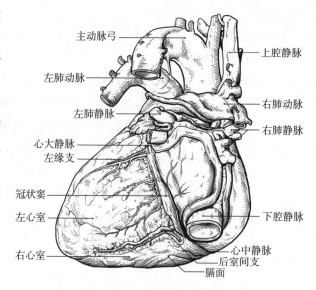

图 11-5 心的外形和血管（后下面观）

二、心腔 微课 11-4

（一）右心房

右心房（right atrium）位于心的右上部，壁薄而腔大，以位于上、下腔静脉口前缘间，上下纵行于右心房表面的界沟（sulcus terminalis）为界，分前、后两部（图 11-6）。前部为固有心房，由原始心房衍变而来；后部为腔静脉窦，由原始静脉窦右角发育而成。在右心房腔面与界沟相对应的纵行肌隆起为界嵴（crista terminalis）。

1. 固有心房 构成右心房的前部，其向前上方突出的部分为右心耳。固有心房内面有大致平行排列的肌束，称梳状肌，起自界嵴，向前外方走行，止于右房室口。右房室口为右心房出口，通向右心室。

2. 腔静脉窦 位于右心房后部，内壁光滑，无肌性隆起。上、下方分别有上腔静脉口（orifice of superior vena cava）和下腔静脉口（orifice of inferior vena cava）。下腔静脉口与右房室口间有冠状窦口（orifice of coronary sinus）。右心房的后内侧壁为房间隔，隔下部有一浅凹，称卵圆窝（fossa ovalis），为胎儿时期卵圆孔闭合后的遗迹，房间隔缺损多在此发生。

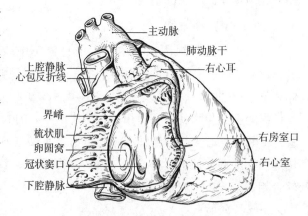

图 11-6 右心房内部结构

（二）右心室

右心室（right ventricle）位于右心房的前下方，室腔被一弓形的肌性隆起，即室上嵴（supraventricular crest），分成后下方的右心室流入道和前上方的右心室流出道（图 11-7）。

1. 右心室流入道 又称为窦部。流入道入口为右房室口，呈卵圆形，由致密结缔组织构成的三尖瓣环围绕。口的周缘有 3 个呈三角形的瓣膜，称三尖瓣（tricuspid valve）。其基底附着于该环上，瓣膜游离缘垂入室腔。室壁有多条纵横交错的肌性隆起，称肉柱（trabeculae carneae），故腔面凹凸不平。突入室腔的锥状肌隆起称乳头肌（papillary muscles），分前、后、隔侧 3 群。前乳头肌根部有一条连至室间隔下部的肌束，称隔缘肉柱（septomarginal trabecula）（或节制索 moderator band），可防止心室过度扩张。每个乳头肌尖端发出腱索与右房室口周缘的三尖瓣相连。当心室收缩时，因三尖瓣环缩小和血液推动，三尖瓣紧闭，而乳头肌收缩和腱索牵拉，使瓣膜不致翻向心房。三尖瓣环、三尖瓣、腱索和乳头肌在结构和功能上密切关联，称三尖瓣复合体（tricuspid valve complex），其作用是防止血液逆流。

2. 右心室流出道　又称动脉圆锥或漏斗部，位于右心室前上方，内壁光滑无肉柱，其上端借肺动脉口（orifice of pulmonary trunk）通肺动脉干。肺动脉口周缘有 3 个彼此相连的半月形纤维环，称肺动脉

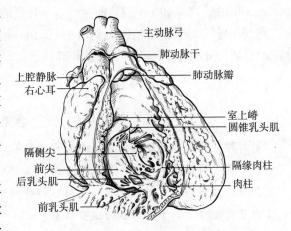

图 11-7　右心室内部结构

环，环上附有 3 个袋口向上、呈半月形的肺动脉瓣（pulmonary valve）。当心室收缩时，血液冲开肺动脉瓣进入肺动脉干；心室舒张时，3 个袋状瓣膜被倒流的血液充盈而关闭，阻止血液返流入心室。

（三）左心房

左心房（left atrium）位于右心房的左后方，构成心底的大部，是四个心腔中最靠后的一个腔（图 11-8）。前方有升主动脉和肺动脉，后方与食管相毗邻。左心房分前、后两部分。前部即左心耳，突向左前方，与二尖瓣邻近，为心外科常用手术入路之一。后部为左心房窦，较大，腔面光滑，后壁两侧有左肺上、下静脉和右肺上、下静脉的开口；前下部借左房室口通左心室。

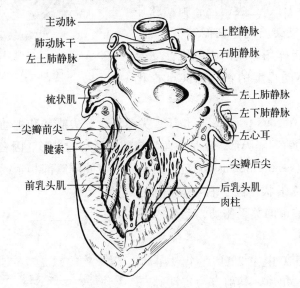

图 11-8　左心房和左心室

（四）左心室

左心室（left ventricle）位于右心室的左后方，呈圆锥形，锥底被左房室口和主动脉口占据。左室壁为右室壁厚度的 3 倍。室腔以二尖瓣前尖为界分为左后方的左心室流入道和右前方的流出道两部分（图 11-8）。

1. 左心室流入道　又称为窦部，入口为左房室口，口周缘有致密结缔组织构成的二尖瓣环，其上附有两个呈三角形的瓣膜，称二尖瓣（mitral valve）。瓣膜有腱索连于前、后乳头肌。左心室乳头肌较右心室者粗大。二尖瓣环、二尖瓣、腱索和乳头肌形成二尖瓣复合体（mitral valve complex）。

2. 左心室流出道　又称主动脉前庭，位于左房室口的前内侧，腔面光滑无肉柱，出口为主动脉口

（aortic orifice），周缘有 3 个袋口向上、呈半月形的主动脉瓣（aortic valve），分别排列在主动脉口的左、右、后方。与每个瓣相应的主动脉壁向外膨出，形成左、右、后主动脉窦（aortic sinus），其中，主动脉左、右窦内分别有左、右冠状动脉开口。

⊕ 知识链接

心肺复苏术

心肺复苏术即通过胸外按压形成暂时的人工循环并恢复心自主搏动，采用人工呼吸代替自主呼吸。胸外心按压术是有节奏地将停搏的心挤压于胸骨和脊柱之间，代替已丧失的心自主舒缩，使血液从左、右心室排出，流入主动脉和肺动脉。当按压解除时，胸廓由于弹性而复位，且胸膜腔内呈负压，有利于静脉血回流至心室。

三、心的构造

（一）心纤维性支架

在心房肌和心室肌间，由致密结缔组织环绕肺动脉口、主动脉口和左、右房室口周围构成坚实的纤维性支架，称心纤维性支架，又称心纤维骨骼（fibrous skeleton），是心肌纤维和心瓣膜的附着处，包括左纤维三角、右纤维三角、二尖瓣环、三尖瓣环、肺动脉环和主动脉环等。心纤维性支架质地坚韧而富有弹性，在心肌运动中起支持和稳定作用。人的心纤维性支架随着年龄的增长可发生不同程度的钙化，甚至骨化（图 11-9）。

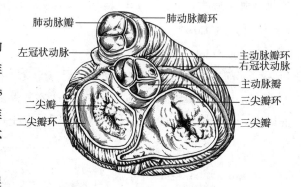

图 11-9 心的瓣膜和纤维环

1. 右纤维三角（right fibrous trigone） 位于二尖瓣环、三尖瓣环和主动脉环之间，向下附着于室间隔肌部，向前逐渐移行为室间隔膜部，略呈三角形或前宽后窄的楔形。因右纤维三角位于心的中央部位，故又称为中心纤维体（central fibrous body），其前面与室间隔膜部相延续，后面有时发出一结缔组织束，称 Todaro 腱，呈白色索状，位于右心房深面。中心纤维体与房室结、房室束的关系密切，已为心外科所重视。

2. 左纤维三角（left fibrous trigone） 位于二尖瓣环和主动脉环之间，呈三角形，其前方与主动脉左瓣环相连，向后与右纤维三角共同形成二尖瓣环。左纤维三角位于二尖瓣前外连合之前，外侧与左冠状动脉旋支相邻，是二尖瓣手术时的重要标志。

（二）心壁

心壁由内向外依次由心内膜、心肌膜和心外膜三层构成，其中，心肌膜是构成心壁的主体，主要由心肌纤维构成。心肌纤维呈螺旋状排列，可分为内纵、中环和外斜三层。心肌膜包括心房肌和心室肌两部分，

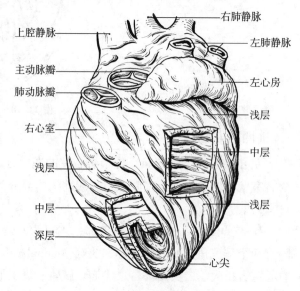

图 11-10 心肌模式图

而这两部分彼此间不直接相连，各自分别附着于心纤维性支架，故心房和心室可不同时收缩（图 11 – 10）。

（三）心间隔

心间隔把心分隔为容纳动脉血的左半心和容纳静脉血的右半心。它们之间互不相通。左、右心房之间为房间隔，左、右心室之间为室间隔，右心房与左心室之间为房室隔。

1. 房间隔（interatrial septum）　位于左、右心房之间，向前方倾斜，由双层心内膜夹以结缔组织和少量心房肌纤维组成，较薄，卵圆窝处最薄。卵圆窝是房间隔缺损的好发部位。

2. 室间隔（interventricular septum）　位于左、右心室之间，下方大部分由肌组织覆盖心内膜而成，称肌部，占据室间隔的大部分，厚 1～2cm，其左侧面心内膜深面有左束支及其分支通过，在右侧有右束支通过，但其表面有薄层心肌覆盖。肌部的后上方位于心房和心室交界处，为一不规则的膜性结构，称膜部（图 11 – 11）。膜部右侧面有三尖瓣隔侧尖附着，故将膜部分为后上部和前下部。后上部位于右心房与左心室之间，称房室部；而前下部位于左、右心室之间，称室间部。膜部缺乏心肌，是室间隔缺损的好发部位。

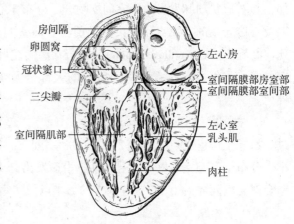

图 11 – 11　房间隔室间隔

四、心传导系

心传导系由特殊分化的心肌细胞构成，其主要功能是产生和传导冲动，控制心的节律性活动。包括窦房结、结间束、房室结、房室束、左右束支和 Purkinje 纤维网（图 11 – 12）。

1. 窦房结（sinuatrial node）　是心的正常起搏点，呈长椭圆形，位于上腔静脉与右心房交界处的心外膜深面。

2. 结间束　窦房结的冲动经结间束传到心房，再到房室结。但迄今尚无充分的形态学证据。

3. 房室结（atrioventricular node）　呈扁椭圆形，位于冠状窦口与右房室口之间心内膜深面。

4. 房室束（atrioventricular bundle）　又称 His 束，起于房室结的前端，向前行穿过右纤维三角，沿室间隔膜部后下缘前行，在室间隔肌部上缘分为左、右束支。

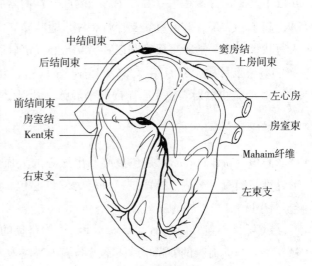

图 11 – 12　心传导系统模式图

5. 左、右束支

（1）左束支（left bundle branch）　呈扁带状，沿室间隔左侧心内膜深面下行，在室间隔肌部上、中 1/3 交界水平分为前组、后组和间隔组 3 组，分支布于左心室内面。

（2）右束支（right bundle branch）　呈圆索状，沿室间隔右侧面下行，于心内膜深面至右心室前乳头肌根部，分支分布于右心室壁。此支为单一细支，行程较长，易受伤。

6. Purkinje 纤维网　左、右束支的分支在心内膜深面交织成心内膜下 Purkinje 纤维网，由网发出纤维进入心室壁内，形成心肌内 Purkinje 纤维网。

五、心的血管

心的动脉主要来自左、右冠状动脉，静脉血绝大部分经冠状窦回流到右心房（图 11 - 4、图 11 -5）。

（一）动脉

1. 左冠状动脉（left coronary artery）　起于主动脉左窦，主干粗短，在肺动脉干和左心耳间左行，分为 2 支：①前室间支，是左冠状动脉主干的延续，沿前室间沟走行，末端绕心尖切迹至后室间沟下部，与右冠状动脉发出的后室间支吻合。分布于心尖、左心室前壁、部分右心室前壁、室间隔的前 2/3 以及心传导系的右束支和左束支的前半。前室间支阻塞时，引起左心室前壁心肌及室间隔前部心肌梗死。②旋支（circumflex branch），沿冠状沟向左后行，绕过心左缘至左心室膈面，分布于左心房和左心室前壁一小部分、左室侧壁和后壁的大部分及窦房结。旋支闭塞时，常引起左心室侧壁或后壁心肌梗死。

2. 右冠状动脉（right coronary artery）　起于主动脉右窦，经右心耳与肺动脉干之间入冠状沟，绕过心右缘至房室交点处分为 2 支：①后室间支，沿后室间沟下行与前室间支吻合；②左室后支，较细小，分布于左心室后壁。右冠状动脉沿途发出分支，分布于右心房、右心室前壁大部分、右室侧壁和后壁全部、室间隔后下 1/3、左束支的后半以及房室结和窦房结。

（二）静脉

1. 冠状窦（coronary sinus）　位于心膈面、左心房和左心室之间的冠状沟内，向右最终借冠状窦口开口于右心房。主要属支有：①心大静脉，在前室间沟内与前室间支伴行，注入冠状窦左端；②心中静脉，起于心尖部，与后室间支伴行，注入冠状窦右端；③心小静脉，在冠状沟内与右冠状动脉伴行，注入冠状窦右端。冠状窦属支间以及属支与心前静脉间均有丰富吻合（图 11 -4、图 11 -5）。

2. 心前静脉　有 1~4 支，起于右心室前壁，开口于右心房。

3. 心最小静脉　位于心壁内的小静脉，开口于心房或心室腔。

六、心包

心包（pericardium）是包裹心和出入心的大血管根部的圆锥形纤维浆膜囊，分内、外两层，外层为纤维心包，内层为浆膜心包（图 11 -13）。

1. 纤维心包（fibrous pericardium）　为坚韧的纤维结缔组织囊，上方与大血管的外膜相续，下方与膈中心腱愈着。

2. 浆膜心包（serous pericardium）　薄而光滑，分脏、壁两层。壁层贴衬于纤维心包内面，与纤维心包紧密相贴，在大血管根部移行为脏层。脏层即心外膜，包于心肌层表面。脏、壁两层间的潜在腔隙称心包腔（pericardium cavity），内含少量浆液，起润滑作用。在心包腔内，浆膜心包脏、壁层转折处形成的较大间隙，称心包窦（pericardium sinus）。其中，位于升主动脉、肺动脉干后方与上腔静脉、左心房前壁间的间隙，称心包横窦（transverse pericardium sinus）；位于左心房后壁、左右肺静脉、下腔静脉与心包后壁之间的间隙，称心包斜窦（oblique pericardium sinus）；位于心包腔前下部，心包前壁与膈交角处，由心包前壁移行为下壁所形成的间隙，称心包前下窦（anterior inferior sinus of pericardium）。人

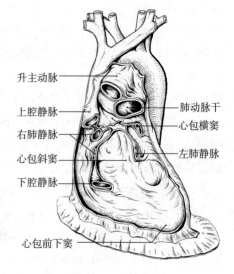

升主动脉

上腔静脉　　　　　　　　　　肺动脉干

右肺静脉　　　　　　　　　　心包横窦

心包斜窦　　　　　　　　　　左肺静脉

下腔静脉

心包前下窦

图 11 -13　心包

体直立时，心包前下窦位置最低，心包积液常存于此，是心包穿刺比较安全的部位，从左侧剑肋角进行心包穿刺时，恰可进入该窦。

七、心的体表投影 ⓔ 微课 11 - 5

心的体表投影个体差异较大，也可因体位而变化。心在胸前壁的体表投影通常采用下列 4 点及其连线表示：①左上点，于左侧第 2 肋软骨的下缘，距胸骨左缘约 1.2cm 处；②右上点，于右侧第 3 肋软骨上缘，距胸骨右缘约 1cm；③右下点，在右侧第 7 胸肋关节处；④左下点，于左侧第 5 肋间隙，左锁骨中线内侧 1~2cm 处。顺次连接上述 4 点，得到心在胸前壁的投影，了解此投影对临床诊断有实用意义（图 11 -14）。

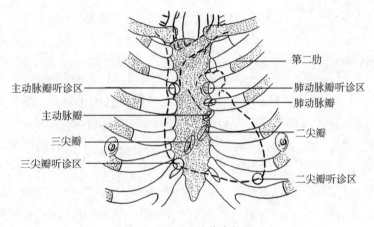

图 11 -14　心的体表投影

第三节　动　脉

⇒ 案例引导

　　患者，男，25 岁，刀伤后急诊入院。查体：意识不清，肘窝处鲜红血液喷溅而出，血压测不到，已休克，拟急诊手术治疗。

　　提问：

　　1. 上肢的动脉有哪些？患者可能损伤了哪支血管？

　　2. 喷溅而出的是鲜红色血液，对诊断有何意义？

　　3. 如果现场急救止血，应该怎样止血？

动脉是将血液由心运送到全身各器官的血管。由左心室发出的主动脉及其各级分支运送动脉血；而由右心室发出的肺动脉干及其分支则输送静脉血。动脉干分支离开主干进入器官前的一段称为器官外动脉，入器官后的一段称为器官内动脉。

器官外动脉分布的基本规律为：①大多数动脉是左、右对称地分布于头颈、躯干和四肢，且都有 1~2 条动脉干；②动脉常与静脉、神经伴行，构成血管神经束，多居于身体的屈侧、深部或隐蔽安全的部位；③动脉从主干发出后常以最短距离到达分布的器官；④动脉管径的大小和分布形式与器官的功能和形态结构相适应；⑤动脉在躯干保持节段性分布，可分为壁支和脏支。器官内动脉的分布规律为：①不同器官内的动脉分支情况不同，而构造相似的器官内动脉分支大体相似；②实质性器官其动脉多由门进入，然后呈辐射状向周围分支，并与该器官的分叶、分段相适应；③中空性或管状器官其动脉多沿管壁纵行或横行分布（图 11 - 15）。

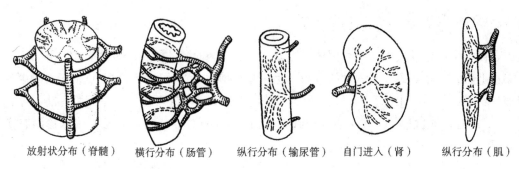

放射状分布（脊髓）　横行分布（肠管）　纵行分布（输尿管）　自门进入（肾）　纵行分布（肌）

图 11 - 15　器官内动脉分布模式图

一、肺循环的动脉

肺动脉干（pulmonary trunk）起自右心室，为一粗短动脉干（图 11 - 4，图 11 - 5）。在升主动脉前方向左后上方斜行，至主动脉弓下方分左、右肺动脉。左肺动脉（left pulmonary artery）较短，在左主支气管前方横行，分 2 支进入左肺上、下叶。右肺动脉（right pulmonary artery）较长而粗，经升主动脉和上腔静脉后方向右横行，至右肺门处分为 3 支分别进入右肺上、中、下叶。在肺动脉干分叉处稍左侧与主动脉弓下缘之间有一短的结缔组织索，称动脉韧带（arterial ligament）（图 11 - 4），是胚胎时期动脉导管闭锁后的遗迹。若出生后 6 个月动脉导管仍不闭锁，称动脉导管未闭，是常见的先天性心脏病之一。

⊕ 知识链接

动脉导管未闭

动脉导管未闭是动脉导管在出生后没有闭合，呈持续开放的病理状态。在胎儿时期，动脉导管的作用是将大部分右心室内的静脉血导入主动脉送往胎盘进行氧合。出生后，动脉导管未闭可作为一个独立病变单独存在，也可与其他心血管畸形并存，是临床上常见的先天性心脏病之一。

二、体循环的动脉

体循环的动脉是从心将血液运到全身各部器官的管道。体循环的动脉分布很广，除毛发、指（趾）甲及角膜等处外，遍布全身。

主动脉（aorta）是体循环的动脉主干。由左心室发出，先斜向右上，再弓形弯向左后，沿脊柱左前下方下行，穿膈主动脉裂孔入腹腔，至第 4 腰椎体下缘处分左、右髂总动脉。依其行程分为升主动脉、主动脉弓、胸主动脉和腹主动脉。

（一）升主动脉

升主动脉（ascending aorta）起自左心室，在肺动脉干与上腔静脉之间向右前上方斜行，至右侧第 2 胸肋关节高度移行为主动脉弓。升主动脉发出左、右冠状动脉。

（二）主动脉弓

主动脉弓（aortic arch）续升主动脉，弓形弯向左后方，跨左肺根，至第 4 胸椎体下缘向下移行为胸主动脉。从主动脉弓上发出的分支由右向左依次为头臂干、左颈总动脉和左锁骨下动脉（图

11-16）。头臂干（brachiocephalic trunk）为一粗短动脉干，向右上方斜行至右胸锁关节后方分为右颈总动脉和右锁骨下动脉。主动脉弓壁的外膜下有丰富的神经末梢，称为压力感受器，可感受血压的变化。主动脉弓下方近动脉韧带处有2~3个粟粒样小体，称为主动脉小球（aortic glomera），为化学感受器，可感受血液中CO_2和O_2的分压及H^+浓度的变化。

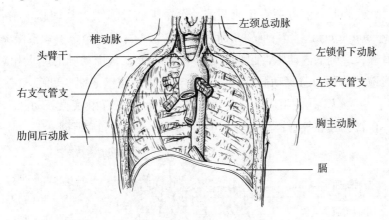

图 11-16　胸主动脉及其分支

1. 颈总动脉（common carotid artery） 是头颈部的动脉主干。左侧直接起自主动脉弓，右侧起自头臂干。两侧的颈总动脉上行均经胸锁关节后方，沿气管和喉及食管外侧上行，至甲状软骨上缘高度分为颈内动脉和颈外动脉（图11-17）。颈总动脉上段位置表浅，在活体可摸到其搏动。当头面部大出血时，在胸锁乳突肌前缘，平环状软骨弓的侧方，向后内将颈总动脉压向第6颈椎的颈动脉结节，进行急救止血。在颈总动脉分叉处有两个重要结构，即颈动脉窦（carotid sinus）和颈动脉小球（carotid glomera）。颈动脉窦是颈总动脉末端和颈内动脉起始部的膨大部分，窦壁的外膜内含丰富游离神经末梢，称压力感受器，可感受血压的变化。颈动脉小球是扁椭圆形小体，借结缔组织连于颈总动脉分叉的后方，为化学感受器，可感受血液中CO_2和O_2的分压及H^+浓度的变化。

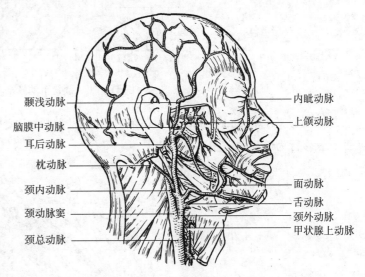

图 11-17　颈外动脉及其分支

（1）颈外动脉（external carotid artery） 起始后上行穿腮腺至下颌颈处分为颞浅动脉和上颌动脉两个终支。主要分支有：①甲状腺上动脉（superior thyroid artery），颈外动脉起始处发出后向前下行至甲状腺侧叶上端，分布于甲状腺和喉；②舌动脉（lingual artery），平舌骨大角处发出，行向前内方入舌；③面动脉（facial artery），于下颌角高度发自颈外动脉，向前经下颌下腺深面，于咬肌前缘绕过下颌骨下缘至面部，沿口角及鼻翼外侧，上行到内眦，易名内眦动脉，分布于下颌下腺、面部和腭扁桃体等；④颞浅动脉（superior temporal artery），在外耳门前方上行，分布于腮腺和额、颞、顶部的软组织；⑤上颌动脉（maxillary artery），经下颌颈深面入颞下窝，沿途分支分布于外耳道、鼓室、牙及牙龈、鼻腔、腭、咀嚼肌等处。其中，分布于硬脑膜者称脑膜中动脉（middle meningeal artery），向上穿棘孔入颅腔，分前、后两支，分布于颅骨和硬脑膜。前支较粗大，行于翼点的内面，骨折时易伤及此动脉，形成硬膜外血肿。

颈外动脉的分支还有枕动脉、耳后动脉、咽升动脉等，分别分布于枕部、咽和耳后等处。

（2）颈内动脉（internal carotid artery） 由颈总动脉分出后垂直上行至颅底，经颈动脉管入颅腔，分布于视器和脑（详见中枢神经系统）。

2. 锁骨下动脉（subclavian artery） 左侧起自主动脉弓，右侧起自头臂干。经胸锁关节后方斜向外行至颈根部，呈弓状经胸膜顶前方穿斜角肌间隙，至第 1 肋外缘续为腋动脉。主要分支有（图 11 - 18）：①椎动脉（vertebral artery），起自前斜角肌内侧缘，向上穿第 6 至第 1 颈椎横突孔，经枕骨大孔入颅腔，分布于脑和脊髓；②胸廓内动脉，起自锁骨下动脉下壁，与椎动脉的起点相对，沿第 1~6 肋软骨后面下降，分为腹壁上动脉和肌膈动脉两终支，分布于膈、腹壁诸肌、乳房和心包等；③甲状颈干（thyrocervical trunk），为一短干，发出后立即分为数支。主要分支有甲状腺下动脉和肩胛上动脉，前者分布于甲状腺、咽、食管、喉和气管；后者分布于冈上肌、冈下肌和肩胛骨。

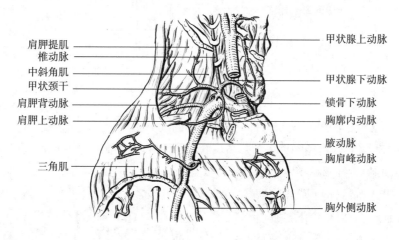

图 11 - 18 锁骨下动脉及其分支

3. 腋动脉（axillary artery） 在第 1 肋的外侧缘续于锁骨下动脉（图 11 - 19），经腋窝深部至背阔肌下缘移行为肱动脉。主要分支如下。

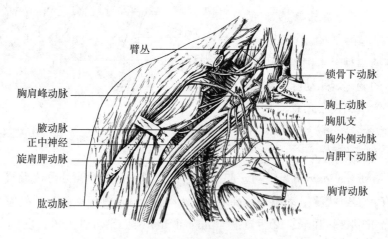

图 11 - 19 腋动脉及其分支

（1）胸上动脉 分布于第 1~2 肋间隙。

（2）胸肩峰动脉 穿锁胸筋膜，分为数支分布于三角肌、胸大肌、胸小肌和肩关节。

（3）胸外侧动脉 沿胸小肌下缘走行，分布到前锯肌、胸大肌、胸小肌和乳房。

（4）肩胛下动脉 在肩胛下肌下缘附近发出，向后下行，分为胸背动脉和旋肩胛动脉。前者至背阔肌和前锯肌；后者穿三边孔至冈下窝，营养附近诸肌，并与肩胛上动脉吻合。

（5）旋肱后动脉　伴腋神经穿四边孔，绕肱骨外科颈的后外侧至三角肌和肩关节等处，并与旋肱前动脉吻合。

（6）旋肱前动脉　至肩关节及邻近肌。

4. 肱动脉（brachial artery）　在背阔肌下缘续于腋动脉，沿肱二头肌内侧下行至肘窝，平桡骨颈高度分为桡动脉和尺动脉（图 11 - 20）。最重要分支为肱深动脉（deep brachial artery），伴桡神经沿桡神经沟下行，分布于肱三头肌和肱骨。肱动脉位置表浅，可在肱二头肌内侧沟触知其搏动，当前臂和手部出血时，可在臂中部将该动脉压向肱骨暂时止血。若使用止血带进行止血，应避开臂中 1/3 部，以免长时间压迫位于桡神经沟内的桡神经，造成该神经损伤。

5. 桡动脉（radial artery）　发出后先经肱桡肌与旋前圆肌之间，继而在肱桡肌腱与桡侧腕屈肌腱之间下行，绕桡骨茎突至手背，穿第 1 掌骨间隙至手掌。主要分支有：①掌浅支，与尺动脉末端吻合成掌浅弓；②拇主要动脉，分为三支分布于拇指掌侧面的两侧缘及示指桡侧缘。

6. 尺动脉（ulnar artery）　发出后在尺侧腕屈肌与指浅屈肌之间下行，经豌豆骨桡侧至手掌。主要分支有：①骨间总动脉，又分为骨间前、后动脉，分布于前臂肌和尺、桡骨；②掌深支，与桡动脉的末端吻合形成掌深弓。

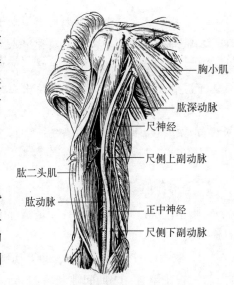

图 11 - 20　肱动脉及其分支

图中标注：胸小肌、肱深动脉、尺神经、尺侧上副动脉、肱二头肌、肱动脉、正中神经、尺侧下副动脉

7. 掌浅弓和掌深弓

（1）掌浅弓（superficial palmar arch）　由尺动脉末端与桡动脉掌浅支吻合而成（图 11 - 21），位于掌腱膜深面，弓上发出 3 条指掌侧总动脉和 1 条小指尺掌侧动脉。每条指掌侧总动脉行至掌指关节附近，再分为 2 条指掌侧固有动脉，分别分布到第 2 ~ 5 指相对缘；小指尺掌侧动脉分布于小指掌面尺侧缘。

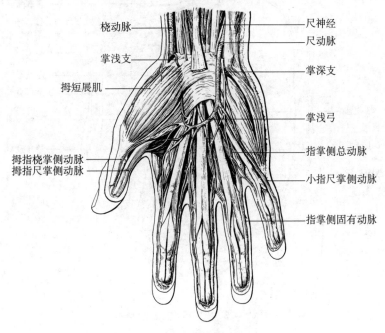

图中标注：桡动脉、尺神经、尺动脉、掌浅支、掌深支、拇短展肌、掌浅弓、指掌侧总动脉、拇指桡掌侧动脉、拇指尺掌侧动脉、小指尺掌侧动脉、指掌侧固有动脉

图 11 - 21　掌浅弓和掌深弓

（2）掌深弓（deep palmar arch）　由桡动脉末端和尺动脉的掌深支吻合而成，位于指深屈肌腱深

面，弓上发出 3 条掌心动脉，行至掌指关节附近分别注入相应的指掌侧总动脉。

⊕ 知识链接

指压止血法 🅔 微课 11 - 6

指压止血法是临床上用手指或手掌压迫近心端动脉干以达到暂时止血目的的方法。上臂、肩及腋部外伤出血时，可在锁骨中点上方 1 ~ 2 横指处，向后下方将锁骨下动脉压在第 1 肋骨上进行止血。前臂和手外伤出血时，可用拇指或其他四指在臂中部向外压迫肱二头肌内侧沟的肱动脉于肱骨上进行止血。手部外伤出血时，可用健手拇指、示指在腕横纹稍上，分别向后压迫内侧的尺动脉和外侧的桡动脉于尺、桡骨上进行止血。第 2 ~ 5 指外伤出血时，可用拇指、示指分别压迫手指根部两侧偏掌侧面于近节指骨上进行止血。

（三）胸主动脉

胸主动脉（thoracic aorta）是胸部的动脉主干，为主动脉弓的延续，其分支有壁支和脏支两种（图 11 - 16）。

1. 壁支　有肋间后动脉、肋下动脉和膈上动脉。其中，肋间后动脉和肋下动脉由胸主动脉后壁发出后，行于第 3 ~ 11 肋间隙和第 12 肋下方，在脊柱两侧分为前、后 2 支，分布于脊髓及其被膜、背部皮肤和肌以及第 3 肋间隙以下的胸壁和腹壁上部。

2. 脏支　较细小，有支气管动脉、食管动脉和心包动脉，分布于同名器官。

（四）腹主动脉

腹主动脉（abdominal aorta）是腹部的动脉主干，在膈的主动脉裂孔处续于胸主动脉，沿腰椎前方下降，至第 4 腰椎体下缘处分为左、右髂总动脉。腹主动脉的分支也可分为壁支和脏支（图 11 - 22）。

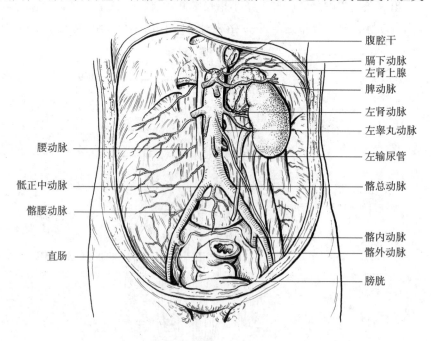

图 11 - 22　腹主动脉及其分支

1. 壁支　包括腰动脉、膈下动脉和骶正中动脉，分布于腹盆腔后壁、膈下面、肾上腺、脊髓及其被膜等。

2. 脏支　有成对和不成对两种。

（1）成对脏支　包括肾上腺中动脉、肾动脉和睾丸动脉（卵巢动脉）。

1）肾上腺中动脉（middle suprarenal artery）　约平第1腰椎平面起于腹主动脉，向外行分布于肾上腺。

2）肾动脉（renal artery）　平第1~2腰椎间盘高度起于腹主动脉，向外横行至肾门入肾，入肾门前发肾上腺下动脉至肾上腺。

3）睾丸动脉（testicular artery）　于肾动脉起始处稍下方，由腹主动脉前壁发出，穿入腹股沟管，参与精索组成，分布至睾丸和附睾。在女性为卵巢动脉（ovarian artery），经卵巢悬韧带下行入盆腔，分布于卵巢和输卵管壶腹部。

（2）不成对脏支　包括腹腔干、肠系膜上动脉和肠系膜下动脉。

1）腹腔干（coeliac trunk）　为粗而短的动脉干，起自腹主动脉前壁，迅即分为胃左动脉、肝总动脉和脾动脉3大支（图11-23，图11-24）。

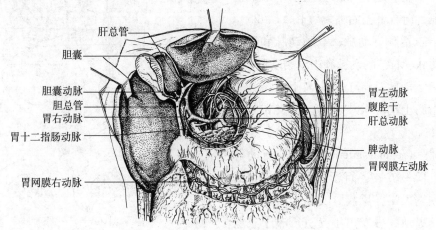

图 11-23　腹腔干及其分支胃前面

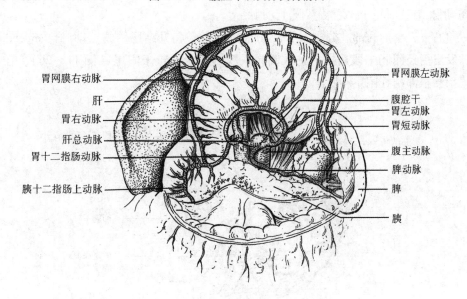

图 11-24　腹腔干及其分支胃后面

①胃左动脉（left gastric artery）：自腹腔干发出后，向左上行至胃的贲门，在小网膜两层之间，沿胃小弯右行与胃右动脉吻合，分支布于食管下段、贲门和胃小弯侧的胃壁。

②肝总动脉（common hepatic artery）：由腹腔干发出，向右上方至十二指肠上部上方进入肝十二指肠韧带内，分为肝固有动脉（proper hepatic artery）和胃十二指肠动脉（gastroduode-nal artery）。肝固

有动脉在肝十二指肠韧带内上行至肝门附近分为左、右肝支，经肝门分别进入肝左叶和肝右叶。肝右支在入肝门前发出胆囊动脉，分布于胆囊。肝固有动脉在其起始还发出胃右动脉，沿胃小弯左行与胃左动脉吻合，分支布于十二指肠上部和胃小弯侧胃壁。胃十二指肠动脉在十二指肠上部后方下行，至下缘分为胃网膜右动脉和胰十二指肠上动脉。胃网膜右动脉沿胃大弯左行，与胃网膜左动脉吻合，分支布于胃大弯侧胃壁和大网膜。胰十二指肠上动脉在胰头与十二指肠降部之间下降，分支布于十二指肠降部和胰头。

③脾动脉（splenic artery）：为腹腔干最大的分支，伴脾静脉沿胰的上缘左行，至脾门处分数支入脾，其沿途发出数条胰支，分布于胰。脾动脉在入脾门前还发出 3 ~ 5 条胃短动脉和胃网膜左动脉，胃短动脉分布于胃底，胃网膜左动脉沿胃大弯右行与胃网膜右动脉吻合，分支布于胃大弯侧胃壁和大网膜。

2）肠系膜上动脉（superior mesenteric artery）约平第 1 腰椎高度起自腹主动脉前壁，经胰头与胰体交界处后方下行，越过十二指肠水平部的前面进入肠系膜根，向右下至右髂窝（图 11 - 25）。主要分支有胰十二指肠下动脉、空肠动脉和回肠动脉、回结肠动脉、右结肠动脉和中结肠动脉。

①胰十二指肠下动脉：行于胰头与十二指肠之间，与胰十二指肠上动脉分支吻合。分支布于十二指肠和胰。

②空肠动脉（jejunal arteries）和回肠动脉（ileal arteries）：12 ~ 16 支，行于肠系膜内，由肠系膜上动脉左侧壁发出，反复分支吻合成多级动脉弓，由最后一级动脉弓发出小支直行布于空肠和回肠。

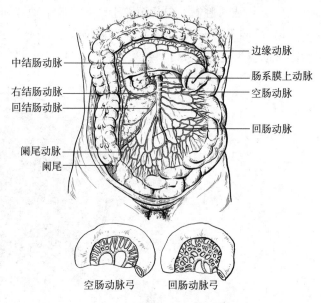

图 11 - 25　肠系膜上动脉及其分支

③回结肠动脉（ileocolic）：是肠系膜上动脉的终末支，行向右下，至回盲部。分支布于回肠末段、盲肠和升结肠。阑尾动脉（appendicular artery）由回结肠动脉发出后经回肠末段后方，进入阑尾系膜游离缘，布于阑尾（图 11 - 26）。在阑尾切除术中，应在阑尾系膜根部结扎阑尾动脉。

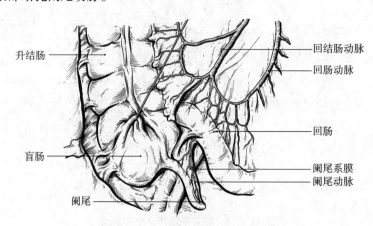

图 11 - 26　回结肠动脉及其分支

④右结肠动脉（right colic artery）：在回结肠动脉上方发自肠系膜上动脉左壁，向右行布于升结肠。

⑤中结肠动脉（middle colic artery）：在右结肠动脉上方发自肠系膜上动脉左壁，进入横结肠系膜，分支布于横结肠。

3）肠系膜下动脉（inferior mesenteric artery）　约平第3腰椎高度起于腹主动脉前壁（图11－27）。主要分支有左结肠动脉、乙状结肠动脉和直肠上动脉。

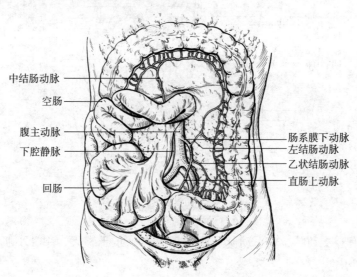

图 11－27　肠系膜下动脉及其分支

①左结肠动脉（left colic artery）：紧贴腹后壁向左至降结肠，与中结肠动脉和乙状结肠动脉吻合，分支营养结肠左曲和乙状结肠。

②乙状结肠动脉（sigmoid arteries）：有2～3条，斜向左下方进入乙状结肠系膜内，彼此吻合成动脉弓，分支营养乙状结肠。

③直肠上动脉（superior rectal artery）：为肠系膜下动脉的直接延续，在乙状结肠系膜内下行，至第3骶椎处分为2支，沿直肠两侧下行，分布于直肠上部，并与直肠下动脉吻合。

（五）髂总动脉

髂总动脉（common iliac artery）平第4腰椎体下缘由腹主动脉分出，沿腰大肌内侧下行至骶髂关节处分为髂内动脉和髂外动脉。

1. 髂内动脉（internal iliac artery）　为一短干，沿盆腔侧壁下行，发出壁支和脏支（图10－28，图11－29）。

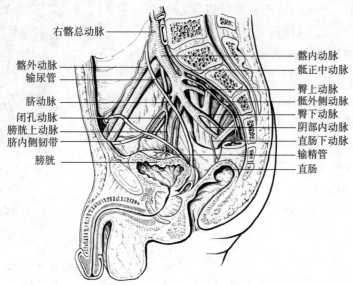

图 11－28　男性盆部的动脉

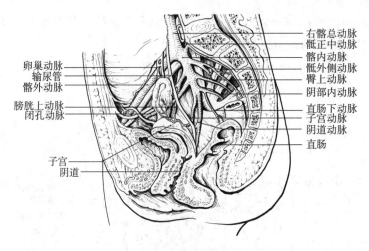

图 11 - 29　女性盆部的动脉

（1）壁支　主要有臀上动脉、臀下动脉和闭孔动脉，分布于臀大、中、小肌和大腿肌内侧群、髋关节以及臀部、股后部皮肤。

（2）脏支　主要有脐动脉、膀胱下动脉、直肠下动脉、子宫动脉和阴部内动脉。①脐动脉（umbilical artery），是胎儿时期的动脉干，出生后其远侧段闭锁形成脐内侧韧带，近侧段管腔未闭，与髂内动脉起始段相连，发出 2～3 支膀胱上动脉，分布于膀胱中上部。②子宫动脉（uterine artery），沿盆腔侧壁下行，进入子宫阔韧带底部的两层腹膜之间，在子宫颈的外侧约 2cm 处从输尿管的前上方跨过并与之交叉，再沿子宫侧缘迂曲上升至子宫底，分布于子宫、阴道、输卵管和卵巢等。③阴部内动脉（internal pudendal artery），穿梨状肌下孔出盆腔，继经坐骨小孔至坐骨肛门窝，其主要分支有肛动脉、会阴动脉、阴茎（阴蒂）动脉，分布于肛门、会阴部和外生殖器。

2. 髂外动脉（external iliac artery）　沿腰大肌内侧缘下降，经腹股沟韧带中点深面至股前部，移行为股动脉。髂外动脉在腹股沟韧带稍上方发出腹壁下动脉，进入腹直肌鞘，分布于腹直肌，并与腹壁上动脉吻合。

3. 股动脉（femoral artery）　为下肢动脉的主干，在股三角内下行，穿过收肌管后出收肌腱裂孔至腘窝，移行为腘动脉（图 11 - 30）。主要分支有股深动脉（deep femoral artery），分布于大腿肌前群、内侧群、后群和股骨等。在腹股沟韧带中点下方，股动脉位置表浅，外侧有股神经，内侧有股静脉，在活体上可摸到其搏动。当下肢出血时，可在该处压迫股动脉进行止血。亦可以该搏动点为标志，在其外侧进行股神经阻滞麻醉，在其内侧进行股静脉穿刺和插管。

4. 腘动脉（popliteal artery）　在腘窝深部下行，至腘肌下缘分出胫前动脉和胫后动脉。腘动脉在腘窝内发出数支关节支和肌支，分布于膝关节及邻近肌，并参与膝关节网。

5. 胫前动脉（anterior tibial artery）　由腘动脉发出后，穿小腿骨间膜经小腿前面至踝关节前方移行为足

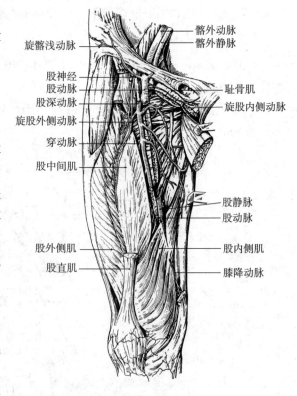

图 11 - 30　股动脉及其分支

背动脉。胫前动脉分布于小腿肌前群和膝关节（图 11 - 31）。

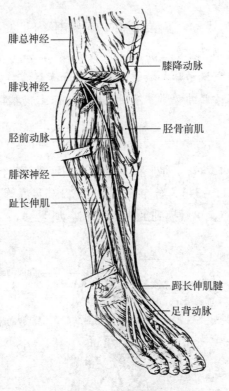

图 11 - 31 小腿前面的动脉

6. 胫后动脉（posterior tibial artery）（图 11 - 32） 沿小腿后面浅、深层屈肌之间下行，经内踝后方转至足底，分为足底内侧动脉和足底外侧动脉（图 11 - 33）。足底内侧动脉分布于足底内侧；足底外侧动脉在第 5 跖骨底转向内侧，至第 1 跖骨间隙与足背动脉的足底深支吻合成足底弓。足底弓发出分支至足趾的相对缘。胫后动脉上端发出腓动脉（peroneal artery），沿腓骨内侧下行，分支营养邻近诸肌及胫、腓骨。骨外科常将腓动脉作为带蒂血管进行腓骨移植。

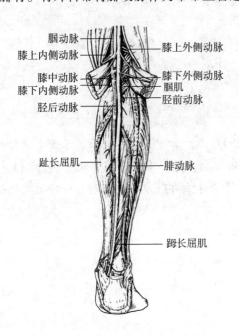

图 11 - 32 小腿后面的动脉

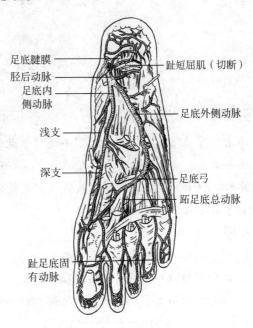

图 11 - 33 足底的动脉

⊕ **知识链接**

下肢动脉的应用解剖

由髂外动脉发出的旋髂深动脉分支营养髂嵴及邻近肌肉，临床上常借此用作游离髂骨移植的重要血管；由股动脉发出的腹壁浅动脉和旋髂浅动脉的分布区常作为带血管皮瓣移植的供皮区；由胫后动脉发出的腓动脉分布于胫骨、腓骨及附近肌，临床上常取腓骨中段作为带血管游离骨移植的供骨。

7. 足背动脉（dorsal artery of foot） 是胫前动脉的直接延续，前行至第 1 跖骨间隙近侧，分为第 1 跖背动脉和足底深支两终支（图 11 - 34），分布于足背、足趾和足底等。足背动脉位置表浅，在踝关节的前方，内、外踝前方连线的中点，可触摸到足背动脉的搏动。

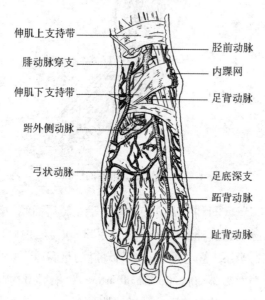

伸肌上支持带 —— 胫前动脉
腓动脉穿支 —— 内踝网
伸肌下支持带 —— 足背动脉
跗外侧动脉
弓状动脉 —— 足底深支
—— 跖背动脉
—— 趾背动脉

图 11 - 34 足背动脉及其分支

第四节 静 脉

→ **案例引导**

患者，男，55 岁，间断性上腹不适伴食欲缺乏、乏力 8 年，加重半年，呕血、黑便 4 小时入院。体格检查：血压偏低，大便有潜血，胸前可见 2 枚蜘蛛痣，有肝掌。腹部膨隆，脾肿大。双下肢水肿。腹部 B 超提示肝硬化及脾大。胃镜提示食管胃底静脉曲张。临床诊断：肝硬化失代偿期；食管胃底静脉曲张破裂出血。

提问：

1. 肝门静脉的组成及属支有哪些？

2. 肝门静脉血可能经过哪些途径回流？

3. 针对以上临床表现，该患者应该加强哪些护理工作？

静脉是运送血液回心的血管，起始于毛细血管，止于心房。静脉的数量比动脉多，管径较同等动脉略粗，管腔较大，管壁较薄，弹性较小，血流缓慢。在结构和配布上静脉有以下特点：①静脉管壁的内面有成对的、向心开放的半月形小袋，称静脉瓣（venous valve）。其游离缘朝向心，可防止血液逆流。受重力影响较大的四肢的浅静脉内，静脉瓣较多，全身的大静脉、肝门静脉及头部的静脉等，一般无静脉瓣（图 11 - 35）。②体循环的静脉分浅、深两类。浅静脉位于皮下浅筋膜内，又称皮下静脉，皮下静脉数目众多，不与动脉伴行，最终注入深静脉，较大的皮下静脉可透过皮肤看到，临床上常经此注射、输液、输血、采血和插入导管等。深静脉位于深筋膜的深面或体腔内，多与同名动脉伴行，故称伴行静脉，在四肢常有两条静脉与同名动脉伴行。深静脉引流静脉血的范围与伴行动脉的分布范围大体一致。③静脉之间的吻合比较丰富。浅静脉之间，深静脉之间，浅、深静脉之间均有广泛的吻合。在器官扩张或受压迫的情况下，静脉丛仍能保证血流畅通。④特殊结构的静脉。硬脑膜窦为颅内硬脑膜两层之间形成的导流静脉血的腔隙，窦壁无肌层，无瓣膜，外伤时不易止血。板障静脉（diploic vein）位于颅顶诸骨板障内，借无瓣膜的导血管与颅内、外的硬脑膜窦和头皮静脉连通。

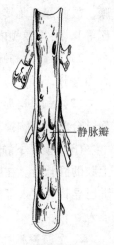

图 11 - 35　静脉瓣

一、肺循环的静脉

肺静脉（pulmonary vein）左、右各两条，分别称左上、左下肺静脉和右上、右下肺静脉。起自肺泡周围毛细血管网，自肺门出肺后合成肺静脉，注入左心房后部。肺静脉将含氧量高的血液输送到左心房。

二、体循环的静脉

（一）上腔静脉系

上腔静脉系由上腔静脉及其属支组成，收集头颈部、上肢和胸部（心和肺除外）等上半身的静脉血。上腔静脉（superior vena cava）由左、右头臂静脉在右侧第 1 胸肋结合处后方汇合而成，在上纵隔内沿升主动脉右侧垂直下降，平第 3 胸肋关节下缘注入右心房。上腔静脉入心房前有奇静脉注入。

1. 头颈部静脉

（1）颈内静脉（internal jugular vein）　是颈部最大的静脉干（图 11 - 36），在颅底颈静脉孔处续于乙状窦，伴颈内动脉和颈总动脉下行，至胸锁关节后方与锁骨下静脉汇成头臂静脉。颈内静脉的属支按其所在部位分为颅内支和颅外支。颅内支主要收集脑、脑膜、视器、内耳等处的静脉血（详见中枢神经系统）。颅外支主要收集面部和颈部等处的静脉血，其主要属支如下。

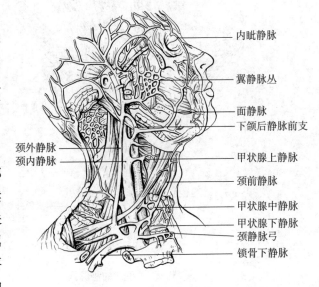

图 11 - 36　头颈部的静脉

内眦静脉
翼静脉丛
面静脉
下颌后静脉前支
颈外静脉
颈内静脉
甲状腺上静脉
颈前静脉
甲状腺中静脉
甲状腺下静脉
颈静脉弓
锁骨下静脉

1）面静脉（facial vein）　起自内眦静脉，与面动脉伴行，平舌骨大角高度注入颈内静脉，收集面前部软组织的静脉血。面静脉经眼静脉和翼静脉丛与颅内海绵窦相交通。因面静脉在口角以上一般无瓣膜，故面部，尤其是危险三角（鼻根至两侧口角间的三角区）内发生化脓感染时，若处理不当（如挤压等），可导致颅内感染。

2）下颌后静脉（retromandibular vein）　由颞浅静脉和上颌静脉汇合而成，分前、后两支，前支注入面静脉，后支与耳后静脉及枕静脉合成颈外静脉。

（2）颈外静脉（external jugular vein）　是颈部最粗大的浅静脉，由下颌后静脉后支与耳后静脉及枕静脉合成，沿胸锁乳突肌表面向后下行，注入锁骨下静脉。

（3）锁骨下静脉（subclavian vein）　在第1肋外侧缘续腋静脉，与同名动脉伴行，收纳颈外静脉和上肢的静脉血。在胸锁关节后方与颈内静脉合成头臂静脉。两静脉汇合处称静脉角（venous angle），是淋巴导管的注入部位。其属支主要有颈外静脉和腋静脉。临床上常经锁骨上或锁骨下作锁骨下静脉导管插入。

2. 上肢静脉　上肢的静脉包括浅静脉、深静脉两种，这些静脉最终都汇入腋静脉。

（1）浅静脉　起于丰富的指背浅静脉，汇集成手背静脉网，向上汇合形成头静脉、贵要静脉和肘正中静脉。临床上常选用手背静脉网、前臂和肘部前面的浅静脉进行采血、输液和注射药物（图11-37，图11-38）。

1）手背静脉网　为各指的浅静脉吻合为指背静脉，上行至手背汇合成手背静脉网，该网常用于穿刺输液。

2）头静脉（cephalic vein）　起自手背静脉网的桡侧，沿前臂前面桡侧、肘部前面和肱二头肌外侧沟上行，经三角胸大肌间沟至锁骨下窝，穿深筋膜注入腋静脉或锁骨下静脉。该静脉在肘窝处借肘正中静脉与贵要静脉相交通。

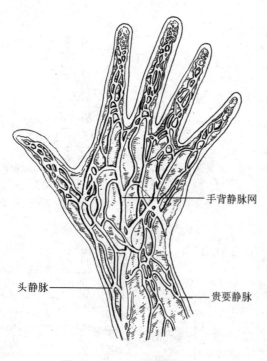

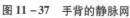

图 11 - 37　手背的静脉网

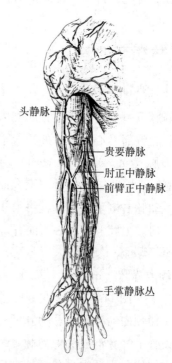

图 11 - 38　上肢的浅静脉

3）贵要静脉（basilic vein）　起自手背静脉网尺侧，经前臂前面内侧上行，在肘窝处接收肘正中静脉，再经肱二头肌内侧沟上行至臂中点处，穿深筋膜注入肱静脉或腋静脉。

4）肘正中静脉（media cubital vein）　位于肘窝前方，粗短而变异甚多，多由头静脉斜向内上注入贵要静脉。

（2）深静脉　与同名动脉伴行，多为2条，最后汇成1条腋静脉，注入锁骨下静脉。

⊕ **知识链接**

浅静脉的临床应用

静脉输液是利用大气压和液体静压原理将大量无菌液体、电解质、药物由静脉输入体内的方法。补液、注射药物、采血、输血时，常选用浅静脉作穿刺进针或切开插管，如选头皮静脉、手背静脉网、前臂浅静脉、肘正中静脉、足背静脉弓及大隐静脉起始段等。

3. 胸部静脉

（1）头臂静脉（brachhiocephalic vein）　又称无名静脉，由颈内静脉和锁骨下静脉在胸锁关节后方汇成，收纳椎静脉、胸廓内静脉和甲状腺下静脉等属支。

（2）上腔静脉（superior vena cava）　是1条粗短的静脉干，由左、右头臂静脉在右侧第1胸肋结合处后方合成，向下注入右心房。在穿纤维心包之前，有奇静脉注入（图11 - 39）。

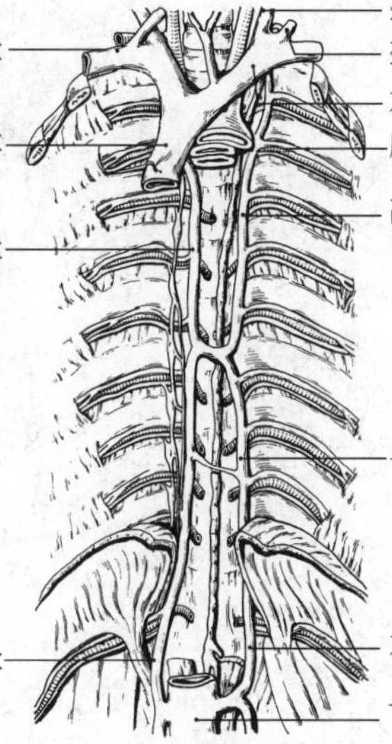

（3）奇静脉（azygos vein）　起自右腰升静脉，在第4胸椎高度跨过右肺根注入上腔静脉，接收右肋间后静脉、食管静脉、支气管静脉和半奇静脉的血液。

（4）半奇静脉（hemiazygos vein）　起自左腰升静脉，在第9或第10胸椎高度经脊柱前方汇入奇静脉，收集左侧下部肋间后静脉、副半奇静脉和食管的静脉血。副半奇静脉收集左上部肋间后静脉的血，沿胸椎体左侧下降注入半奇静脉。

（5）椎静脉丛（vertebral venous plexus）　椎管内、外有丰富的静脉丛，纵贯脊柱全长，按部位可分为椎内静脉丛和椎外静脉丛，两者间有丰富的吻合。椎内静脉丛位于硬膜外隙，接收椎体和脊髓的静脉血；椎外静脉丛位于椎体前方、椎弓及突起的后方，收集椎体及邻近肌肉的静脉血（图11 - 40）。

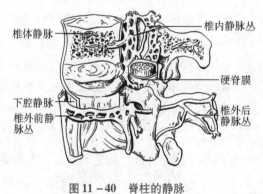

图11 - 39　上腔静脉及其属支

图11 - 40　脊柱的静脉

（二）下腔静脉系

下腔静脉系由下腔静脉及其属支组成，主要收集下肢、腹部和盆部的静脉血。

1. 下肢的静脉　下肢的静脉也分浅、深两种，静脉瓣比上肢多。浅、深静脉间有较多的交通支。

（1）下肢浅静脉　主要有小隐静脉和大隐静脉及其属支（图11 - 41，图11 - 42）。

1）小隐静脉（small saphenous vein）　起自足背静脉弓的外侧，经外踝后方，沿小腿后面上行，至腘窝下角处穿深筋膜注入腘静脉。

2）大隐静脉（great saphenous vein）　起自足背静脉弓的内侧，经内踝前方，沿小腿内侧面、膝关节内后方、大腿前内侧面上行，至耻骨结节外下方3～4cm处穿隐静脉裂孔，注入股静脉。在注入股静脉前，还接受股外侧浅静脉、股内侧浅静脉、阴部外静脉、腹壁浅静脉和旋髂浅静脉5条属支。大隐静脉收集足、小腿和大腿的前内侧部浅层的静脉血。在内踝前方，大隐静脉位置表浅且恒定，是临床上输液和注射的常用部位。大隐静脉和小隐静脉借吻合支与深静脉交通，当深静脉回流受阻时，深静脉血液返流入浅静脉，可导致下肢浅静脉曲张。

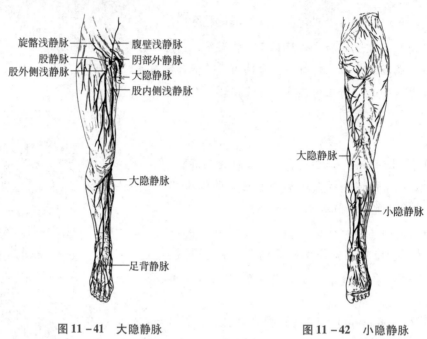

旋髂浅静脉　　腹壁浅静脉
股静脉　　阴部外静脉
股外侧浅静脉　　大隐静脉
股内侧浅静脉

大隐静脉

足背静脉

大隐静脉

小隐静脉

图 11 - 41　大隐静脉　　　　　　图 11 - 42　小隐静脉

⊕ **知识链接**

静脉曲张

　　一些人的下肢皮肤表面有一根根"凸出来的青筋"，这是怎么回事？这是下肢静脉曲张。下肢的浅静脉与深静脉交通，穿静脉的瓣膜朝向深静脉，可将浅静脉的血液引流入深静脉。当深静脉回流受阻时，使静脉瓣膜关闭不全，深静脉血液反流入浅静脉，下肢浅静脉淤血、迂曲、扩张和压力增高，导致静脉曲张。大隐静脉是下肢静脉曲张的好发血管。诱发因素包括遗传、长时间站立、静脉炎史及各种原因引起的腹腔压力增高等。症状轻者可采取抬高患肢、应用弹力绷带、适当运动等方法来缓解，严重者进行手术治疗。

　　（2）下肢深静脉　从足至股部，与同名动脉伴行，收集同名动脉分布区域的静脉血。股静脉伴股动脉上行于股三角内，经腹股沟韧带中点稍内侧深面移行为髂外静脉。股静脉在腹股沟韧带稍下方位于股动脉的内侧，临床上常在此作静脉穿刺插管。

　　2. 盆部静脉

　　（1）髂外静脉（external iliac vein）　为股静脉的直接延续（图 11 - 43），沿髂外动脉内侧上行，至骶髂关节前方与髂内静脉汇合成髂总静脉。髂外静脉还接受腹壁下静脉和旋髂深静脉。收集腹壁下部及下肢浅、深静脉的血液。

　　（2）髂内静脉（internal iliac vein）　沿髂内动脉的后内侧上行，与髂外静脉汇合成髂总静脉（图 11 - 43）。其属支与同名动脉相伴行，主要收集盆部回流的静脉血。髂内静脉的属支分为脏支与壁支。脏支常在器官表面或壁内形成丰富的静脉丛，男性有直肠静脉丛和膀胱静脉丛，女性除此之外还有子宫静脉丛及阴道静脉丛等，在盆腔器官扩张或受挤压时，静脉丛有助于血液的回流。由于盆腔内各静脉丛之间吻合丰富，并与骶管内、外的椎静脉丛吻合，盆腔肿瘤可经侧支吻合转移到肺、椎骨及颅腔。

（3）髂总静脉（common iliac vein） 在骶髂关节的前方，由同侧髂内静脉和髂外静脉汇合而成。两侧髂总静脉伴髂总动脉斜上行至第 5 腰椎右侧汇合成下腔静脉。髂总静脉还接受髂腰静脉、骶外侧静脉和骶正中静脉等汇入。

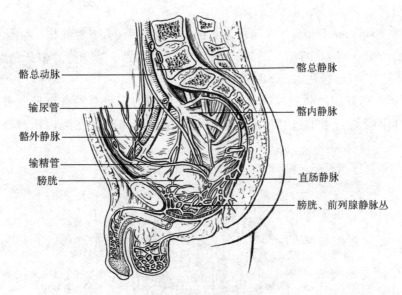

图 11-43 盆部静脉

3. 腹部静脉

（1）下腔静脉（inferior vena cava） 由左、右髂总静脉在第 4 或第 5 腰椎体右前方汇合而成（图11-44），沿腹主动脉右侧和脊柱右前方上行，经肝的腔静脉沟、穿膈的腔静脉孔入胸腔，注入右心房。下腔静脉的属支分壁支和脏支。壁支有 1 对膈下静脉和 4 对腰静脉，各腰静脉间有纵行的腰升静脉相连，左、右腰升静脉向上分别移行为半奇静脉和奇静脉，向下连于髂总静脉。脏支主要有以下属支。

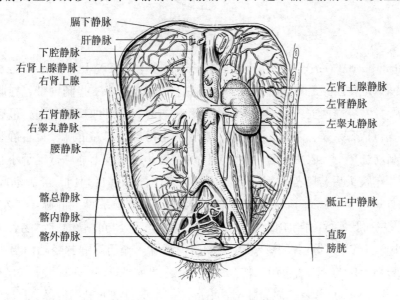

图 11-44 下腔静脉及其属支

1）肾静脉（renal veins） 在肾门处合为静脉干，横行向内注入下腔静脉。左肾静脉出肾门后向右跨腹主动脉前方注入下腔静脉，故长于右肾静脉。

2）睾丸静脉和卵巢静脉　睾丸静脉（testicular veins）起自睾丸和附睾的数条小静脉，在精索内彼此吻合形成蔓状静脉丛，围绕在睾丸动脉周围上行，经腹股沟管进入盆腔，最后汇合成一条睾丸静脉。右侧睾丸静脉直接注入下腔静脉，左侧睾丸静脉以直角注入左肾静脉（图 11 - 44）。由于左侧睾丸静脉内血液回流阻力大于右侧，因此，睾丸静脉曲张多发于左侧。卵巢静脉（ovarian vein）起自卵巢静脉丛，经卵巢悬韧带上行，注入部位与睾丸静脉相同。

3）肾上腺静脉（suprarenal veins）　起自肾上腺，右侧直接注入下腔静脉，左侧注入左肾静脉。

4）肝静脉（hepatic veins）　有 2～3 支，分别称为肝右静脉、肝中静脉和肝左静脉，收集肝血窦回流的血液，在腔静脉沟处出肝并注入下腔静脉。

（2）肝门静脉系　由肝门静脉及其属支组成，收集腹腔内不成对器官（肝除外）的静脉血（图 11 - 45）。起始端和末端均与毛细血管相连，一般无静脉瓣。当回流受阻内压升高时，可发生血液倒流。

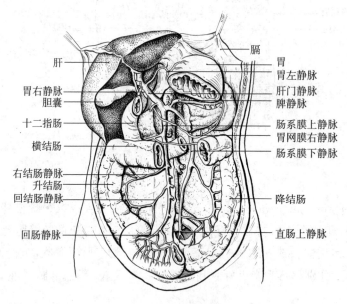

图 11 - 45　肝门静脉及其属支

肝门静脉（hepatic portal vein）为一粗而短的静脉干，多由肠系膜上静脉（superior mesenteric vein）和脾静脉（splenic vein）在胰颈后方汇合而成，行向右上方进入肝十二指肠韧带，在胆总管和肝固有动脉后方上行至肝门，分左、右两支，分别进入肝左叶和肝右叶，在肝内反复分支，最后注入肝血窦。

肝门静脉的属支包括肠系膜上静脉、脾静脉、肠系膜下静脉、胃左静脉、胃右静脉、胆囊静脉和附脐静脉等。多与同名动脉伴行，收集同名动脉分布区的血液。肠系膜上静脉行走于小肠系膜内，伴在同名动脉的右侧上行，在胰头后与脾静脉汇合成肝门静脉。脾静脉起自脾门，经脾动脉下方和胰后方右行。肠系膜下静脉（inferior mesenteric vein）多数注入脾静脉或肠系膜上静脉。胃左静脉（left gastric vein）沿胃小弯与胃左动脉伴行，向右汇入肝门静脉，并在贲门处与食管静脉丛吻合。胃右静脉（right gastric vein）沿胃小弯右行注入肝门静脉，并接受幽门前静脉。幽门前静脉经幽门与十二指肠交界处前方上行，是手术中辨别幽门与十二指肠上部的标志。胆囊静脉（cystic vein）注入肝门静脉或其右支。附脐静脉（paraumbilical vein）起自脐周静脉网，沿肝圆韧带上行注入肝门静脉。

肝门静脉与上、下腔静脉间存在丰富的吻合（图 11 - 46）。正常情况下，这些吻合支均细小，血流量少，均按正常方向分别回流至各自所属的静脉系。

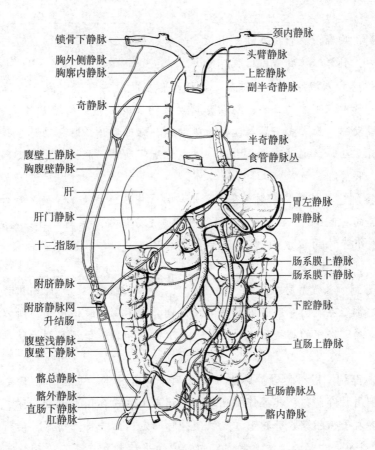

锁骨下静脉
胸外侧静脉
胸廓内静脉
奇静脉
腹壁上静脉
胸腹壁静脉
肝
肝门静脉
十二指肠
附脐静脉
附脐静脉网
升结肠
腹壁浅静脉
腹壁下静脉
髂总静脉
髂外静脉
直肠下静脉
肛静脉

颈内静脉
头臂静脉
上腔静脉
副半奇静脉
半奇静脉
食管静脉丛
胃左静脉
脾静脉
肠系膜上静脉
肠系膜下静脉
下腔静脉
直肠上静脉
直肠静脉丛
髂内静脉

图 11 – 46　肝门静脉与上下腔静脉系之间的交通

　　肝门静脉系的主要吻合途径有：①肝门静脉通过胃左静脉经食管静脉丛与上腔静脉系的奇静脉相交通，回到上腔静脉。当肝门静脉高压时，可致食管静脉丛曲张破裂，造成消化管大出血。②肝门静脉通过脾静脉、肠系膜下静脉、直肠上静脉经直肠静脉丛与下腔静脉系的直肠下静脉和肛静脉相交通，通过髂内静脉、髂总静脉回到下腔静脉。当肝门静脉高压时，可致直肠静脉丛曲张破裂而便血。③肝门静脉通过附脐静脉经脐周静脉网，向上通过胸腹壁静脉、腋静脉或锁骨下静脉回到上腔静脉；也可经深层的腹壁上静脉、胸廓内静脉、头臂静脉回到上腔静脉。向下通过腹壁浅静脉、股静脉、髂外静脉、髂总静脉回到下腔静脉；也可经深层的腹壁下静脉、髂外静脉、髂总静脉回到下腔静脉。当肝门静脉高压时，脐周静脉网曲张而呈现放射状分布的特征，这一体征称"海蛇头"。

　　当肝门静脉回流受阻（如肝硬化）时，肝门静脉系的血液经上述吻合途径形成侧支循环逆流注入上、下腔静脉系。随着血流量的增多，吻合支变得粗大而弯曲，呈现静脉曲张现象。若曲张的静脉破裂，则引起前述的呕血或便血等症状。当肝门静脉的侧支循环失代偿时，可导致胃、肠和脾等器官淤血，进而出现腹水和脾大等。

🔬 护理应用解剖

　　1. 心内注射术　是指通过胸壁直接将药物注入心室腔内的一种复苏术，以抢救心搏骤停的患者。穿刺部位临床上常选左侧第 4 肋间隙、胸骨左缘旁 0.5 ~ 1cm 处进针，沿肋上缘刺入右心室，或左侧第 5 肋间隙、胸骨左缘旁 2 ~ 2.5cm 处，沿肋上缘刺入左心室，或在剑突下偏左肋弓下约 1cm 处（向后上方朝心底方向进针），针与腹前壁的角度为 15° ~ 35°。穿经的结构依次为皮肤、浅筋膜、肋间隙、胸内筋膜、心包、心室前壁至心室腔。勿伤及胸膜、胸膜腔及肺，避免造成气胸，也避免刺伤胸廓内血管而造成大出血；注射时要先回吸，抽得回血方可注射药物，以免将药物注入心肌内，引起心律失常或心肌坏死。

2. 经皮冠状动脉介入治疗术 穿刺点：因股动脉在腹股沟韧带中点下方位置较浅，穿刺点一般定于腹股沟韧带中点下方约 2cm、股动脉搏动最明显处。穿经的结构依次为皮肤、浅筋膜、阔筋膜、股鞘、股动脉。血管支架置入途径为股动脉、髂外动脉、髂总动脉、腹主动脉、胸主动脉、主动脉弓、升主动脉、主动脉左或右窦、左或右冠状动脉、冠状动脉病变部位。穿刺时避免损伤股神经或误入股静脉。

3. 颈外静脉穿刺 颈外静脉穿刺点在下颌角与锁骨中线连线上 1/3 处、颈外静脉外侧缘。患者去枕平卧，头转向对侧 90°，后仰 45°，使颈外静脉充分暴露。穿刺针与皮肤成 45° 进针，穿皮后改成 25°，沿颈外静脉向心方向刺入，进针深度 20mm 左右。若静脉插管一般应插入 20cm 左右。

4. 头皮静脉穿刺 头皮静脉数量多，位置表浅，被纤维隔固定，不易滑动。头皮静脉没有静脉瓣，正逆方向都能穿刺，穿刺既不影响病儿保暖，又不影响肢体活动，所以，婴幼儿治疗时多选用头皮静脉穿刺。穿经的结构依次为皮肤、皮下组织和静脉壁。穿刺后注意局部压迫，以免形成皮下血肿。

5. 上肢浅静脉穿刺 成年患者静脉输液多选用手背静脉网，头静脉、贵要静脉或肘正中静脉，急需输液时采用肘部静脉，其操作要点是在穿刺点上方约 6cm 处扎止血带，同时嘱患者握拳使静脉充盈。术者左手拇指绷紧静脉下方皮肤使静脉固定；右手持注射器，使针尖斜面朝上，针头与皮肤约呈 20° 夹角。由静脉上方或侧方以向心方向平稳刺入皮下，沿静脉走向平行刺入。如见回血，表示针已进入静脉，可再沿静脉向前推进少许，将针头放平固定，进行抽血或注射。

6. 头静脉置管术 头静脉起于手背静脉网桡侧，上行于臂部肱二头肌外侧沟内、胸大肌与三角肌肌间沟内，在锁骨下方穿深筋膜注入腋静脉或锁骨下静脉。此静脉位置表浅，较为固定，常用于静脉插管。头静脉置管穿经的结构依次为皮肤、浅筋膜、头静脉、腋静脉、锁骨下静脉、头臂静脉、上腔静脉至右心房。

7. 肝门静脉高压症的护理应用 肝门静脉高压时，可致食管静脉丛曲张破裂，造成消化管大出血，所以，此类患者要加强饮食护理，应进软食，细嚼慢咽。肝门静脉高压时，也可致直肠静脉丛曲张破裂而便血，应加强排便护理，养成定时排便习惯，防止粪便干结及便秘的发生。

目标检测

答案解析

一、思考题

1. 名词解释：动脉韧带、卵圆窝、静脉角、心包腔、掌浅弓、掌深弓。
2. 冠状动脉怎样分部于心？
3. 什么是体循环、肺循环？各自的循环路径是什么？
4. 腹腔干有哪些分支？分部于哪些器官？
5. 全身从体表可以触摸到搏动的血管有哪些？哪些体表标志可作为寻找依据？
6. 肝门静脉系是如何组成的？有哪些属支？

二、综合题

1. 患儿，4 岁，在激烈活动时出现气促、心悸。检查发现：肺动脉区可听见Ⅱ～Ⅲ级收缩期杂音，第二心音亢进、分离；心电图提示伴有不完全性右束支传导阻滞，P－R 间期延长；X 线检查发现心影扩大和肺门血管增大。诊断为先天性房间隔缺损。

　　问题：（1）简述心腔的结构。

　　　　　（2）维持心内血液正常流动的结构有哪些？

　　　　　（3）简述心传导系的组成和功能。

2. 一名建筑工地工人工作时脚踩了一颗钉子，拔掉后没有在意，几天后伤口化脓，到医院就诊，诊疗后用抗生素治疗。

　　问题：（1）临床上常选用哪些血管进行采血和输液？

　　　　　（2）如果通过手背桡侧进针输液，药物经过哪些血管到达病变部位？

　　　　　（3）如果需口服药物治疗，药物经过哪些结构到达病变部位？

（杨方玖）

书网融合……

本章小结　　　　　微课 1　　　　　微课 2　　　　　微课 3

微课 4　　　　　微课 5　　　　　微课 6　　　　　题库

第十二章　淋巴系统

PPT

第一节　总　论 🅔微课12

➡ 案例引导

　　患者，男，56 岁，因颈背部疼痛 6 个月就诊。个人史：吸烟 30 年，20 支/天，余无特殊。查体：体温 37.4℃，正常面容，双侧锁骨上及颈部扪及多个肿大淋巴结，局部无红肿。彩超示：双侧颈部淋巴结肿大。肺部 CT 检查提示：左肺上叶舌段可见 1.9cm × 2.0cm 肿物。PET – CT 检查结果显示：左肺上叶前段可见一 1.7cm × 2.0cm 肿块影，左侧肺门及纵隔可见转移淋巴结肿大，左侧锁骨上淋巴结肿大。左侧锁骨上肿大淋巴结穿刺病理检查，提示为腺癌。临床诊断：左上肺周围型腺癌；双颈部淋巴结及锁骨上淋巴结转移。

　　提问：

　　1. 简述淋巴系统的组成及功能意义。

　　2. 肺癌为何出现淋巴结肿大？

　　3. 局部淋巴结肿大在疾病诊断中有何意义？

　　淋巴系统（lymphatic system）由淋巴管道、淋巴组织和淋巴器官组成（图 12 – 1）。淋巴管道和淋巴结的淋巴窦内含有淋巴液，简称淋巴。淋巴一般无色透明，仅自小肠绒毛的中央乳糜管至胸导管的淋巴管道内的淋巴因含乳糜微粒而呈白色。当血液流经毛细血管动脉端时，一些成分透过毛细血管壁进入组织间隙，形成组织液；与细胞进行物质交换后，大部分组织液在毛细血管静脉端被吸收入血液，小部分进入毛细淋巴管成为淋巴；淋巴沿淋巴管道和淋巴结的淋巴窦向心流动，最后注入静脉。故淋巴系统是心血管系统的辅助系统，协助静脉引流组织液。而淋巴组织和淋巴器官尚有产生淋巴细胞、过滤淋巴和进行免疫应答等功能。

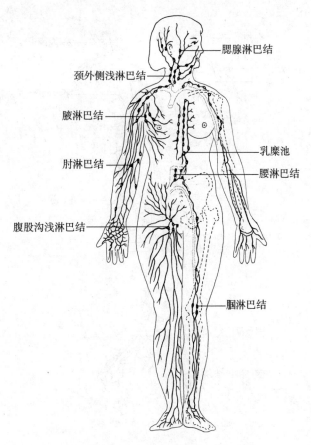

图 12 –1　淋巴系统模式图

腮腺淋巴结

颈外侧浅淋巴结

腋淋巴结

乳糜池

肘淋巴结

腰淋巴结

腹股沟浅淋巴结

腘淋巴结

一、淋巴系统的结构和配布特点

（一）淋巴管道

根据结构和功能的特点，淋巴管道可分为毛细淋巴管、淋巴管、淋巴干和淋巴导管。

1. 毛细淋巴管（lymphatic capillary）　是淋巴管道的起始段（图 12 –2）。它以膨大的盲端起始，彼此吻合成网，几乎遍布全身，但在上皮、软骨、角膜、晶状体、脊髓和脑等处无毛细淋巴管。毛细淋巴管的管腔大、形状不规则，管壁薄，仅由内皮和极薄的结缔组织构成，细胞间隙较宽，基膜不完整，通透性大，一些大分子物质如蛋白质、癌细胞、细菌等较易进入毛细淋巴管。

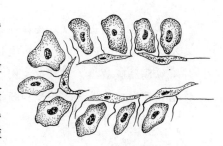

图 12 –2　毛细淋巴管

2. 淋巴管（lymphatic vessel）　由毛细淋巴管汇合而成，管壁结构与静脉相似，腔内丰富的瓣膜可防止淋巴逆流。相邻两对瓣膜间的淋巴管段明显扩张，使淋巴管外观呈串珠状。淋巴管分浅、深两类。浅淋巴管位于浅筋膜内，与浅静脉伴行；深淋巴管位于深筋膜深面，多与血管、神经伴行。浅、深淋巴管间存有广泛交通。

3. 淋巴干（lymphatic trunk）　全身各部的浅、深淋巴管通过一系列的淋巴结后，其最后一群淋巴结的输出管汇集成相应的淋巴干。全身共有 9 条淋巴干，包括头颈部淋巴管汇合成的左、右颈干，上肢及部分胸、腹壁淋巴管汇合成的左、右锁骨下干，胸腔器官及部分胸、腹壁淋巴管汇合成的左、右支气管纵隔干，下肢、盆部、腹腔成对器官及部分腹壁淋巴管汇合成的左、右腰干，腹腔不成对器官淋巴管汇合成的单一的肠干（图 12 - 3）。

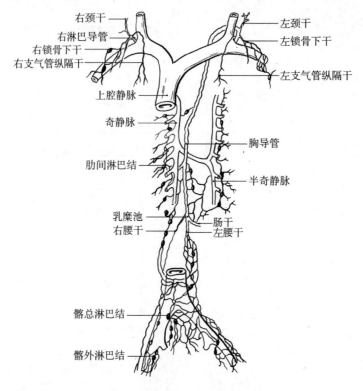

图 12 - 3　淋巴干和淋巴导管

4. 淋巴导管　全身 9 条淋巴干汇合成 2 条淋巴导管（lymphatic duct），即胸导管和右淋巴导管，分别注入左、右静脉角（图 12 - 3）。

⊕ **知识链接**

胸导管的临床应用解剖

　　胸导管的起止部位以及各部的形态和位置常有变异，以双干型胸导管最常见，占 5% ~ 20%；其次为分叉型，还有右位型和左位型等。胸导管的上段和下段与纵隔胸膜相贴，故胸导管损伤如伴有纵隔胸膜破损，则可致左侧或右侧乳糜胸。因此，乳糜胸、肝源性腹水和心力衰竭等疾病的诊治以及淋巴管造影、胸部和颈根部手术常涉及胸导管，应注意其解剖学变异存在与否。

（二）淋巴组织

　　淋巴组织（lymphatic tissue）以网状组织为支架，网孔内有大量淋巴细胞、浆细胞和巨噬细胞等，一般分为弥散淋巴组织和淋巴小结两种。淋巴小结主要分布于脾和淋巴结内；弥散淋巴组织主要分布于消化道和呼吸道黏膜的上皮之下，称为上皮下淋巴组织。淋巴组织参与构成抵御病菌、异物入侵的屏障。

（三）淋巴器官

　　以淋巴组织为主构成的淋巴器官（lymphatic organ），可分为中枢淋巴器官和周围淋巴器官两种。中枢淋巴器官包括胸腺和骨髓，发育均较早，并不断地向周围淋巴器官输送淋巴细胞，决定周围淋巴器官的发育程度；周围淋巴器官包括淋巴结、脾和扁桃体等，发生较晚，可接受中枢淋巴器官输入的淋巴细胞，是进行免疫应答的主要场所。

1. 淋巴结（lymph node）　是主要的周围淋巴器官，在哺乳动物较发达，人体内约有450个，常成群分布。淋巴结新鲜时呈灰红色，质软，大小不一，外观似豆形，一侧隆凸，连有数条输入淋巴管；另一侧凹陷，其中央处为淋巴结门，有血管、神经出入，并连有1~2条输出淋巴管（图12-4）。淋巴回流行程中，要数次经过淋巴结，因此某一淋巴结的输出管又可成为下一淋巴结的输入管。淋巴结常聚集成群，并以深筋膜为界分为浅、深两种，多沿血管排列，位于身体的隐蔽位置，如肘窝、腋窝、腹股沟和腘窝等处；在内脏，淋巴结多位于脏器门的附近，如肝门、肺门。浅淋巴结在活体常易触及。淋巴结的主要功能是过滤淋巴、产生淋巴细胞，参与机体的免疫活动。

人体某一器官或某一部位的淋巴管均引流到一定的淋巴结，此淋巴结可称为该器官或部位的局部淋巴结（regional lymph node），临床上又称哨位淋巴结（sentinel lymph node）。当身体某局部或器官有病变或感染时，细菌、毒素、寄生虫或癌细胞等可沿淋巴管侵入相应的局部淋巴结，此局部淋巴结能阻截和清除这些毒素、细菌等，成为阻止病变扩散的直接屏障，对机体起到保护作用。此时，淋巴结内细胞迅速增殖，引起淋巴结肿大。若局部淋巴结不能阻截或清除它们，则病变可沿淋巴流向继续蔓延。所以，了解局部淋巴结的位置、收纳范围及淋巴液的流注方向，对诊断和治疗某些疾病有重要意义。

2. 脾（spleen）　是人体最大的淋巴器官，不同个体间大小和重量差异较大，在同一个体也可因机能状况不同而有所变化。脾在成年人长约12cm，宽约7cm，厚3~4cm，重约150g，在老年人大小和重量都趋于减少。

脾位于左季肋区、第9~11肋的深面，长轴与第10肋一致。正常时，在肋弓下不能触及脾。脾略呈椭圆形，在活体呈暗红色，质软而脆，故左季肋区受暴力打击时易致脾破裂。脾为腹膜内位器官，分为膈、脏两面，上、下两缘和前、后两端。膈面平滑隆凸，与膈相贴；脏面凹陷，毗邻胃底、左肾和左肾上腺等，脏面中央处为脾门（splenic hilum），是神经、血管等出入之处。上缘较锐，前部有2~3个脾切迹（splenic notch）（图12-5）。在脾的附近常可见副脾，数目不一，大小不等，可独立存在，也可与脾相连。脾的主要功能是储血、造血、滤血、清除衰老的红细胞及参与机体免疫反应等。

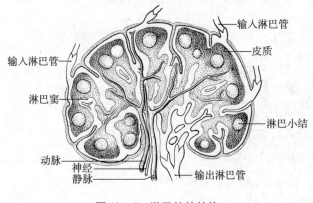

图12-4　淋巴结的结构

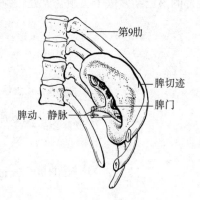

图12-5　脾的形态

二、淋巴的回流因素

正常情况下，淋巴在淋巴管道内不断向心流动，回流过程缓慢，流量是静脉的1/10。人静息的状态下，每小时约有120ml淋巴汇入血流。淋巴回流的因素有：①新生淋巴的不断产生，推动淋巴的向心流动；②较大淋巴管壁平滑肌的收缩，促进淋巴回流；③淋巴管周围动脉搏动、器官的运动及肌肉收缩的挤压，促进淋巴回流；④胸腔负压的吸引有利于淋巴回流；⑤淋巴管内的瓣膜可保持淋巴的定向流动。

正常淋巴管之间多有吻合支相连，形成丰富的淋巴侧支通路。当淋巴管可因炎症、肿瘤或寄生虫而阻塞，或淋巴管被切断、淋巴结被摘除时，不仅正常存在的侧支吻合管道能迅速扩大形成新的淋巴通路，而且被切断的淋巴管能迅速再生，建立淋巴侧支通路，恢复淋巴回流功能。因此，淋巴侧支通路的建立也是病变扩散或肿瘤转移的途径。临床发生的肿瘤转移，多是通过淋巴侧支循环进行的。

第二节　淋巴导管

一、胸导管

胸导管（thoracic duct）为全身最大的淋巴导管（图 12 - 3），长 30 ~ 40cm，通常起自第 1 腰椎体前方的乳糜池。乳糜池（cisterna chyli）为胸导管起始处的膨大，由左、右腰干和肠干汇合而成。胸导管向上穿膈的主动脉裂孔进入胸腔，先沿脊柱右前方上行，至第 5 胸椎高度斜行转至脊柱左前方上行，出胸廓上口至颈根部，经左颈总动脉和左颈内静脉的后方，呈弓形注入左静脉角。注入前尚接受左锁骨下干、左颈干和左支气管纵隔干。胸导管引流下肢、盆部、腹部、左胸部、左上肢及左头颈部的淋巴。

二、右淋巴导管

右淋巴导管（right lymphatic duct）为一短干，长约 1.5cm，由右颈干、右锁骨下干和右支气管纵隔干汇合而成，注入右静脉角。右淋巴导管引流右胸部、右上肢和右头颈部的淋巴。

第三节　人体各部的淋巴结和淋巴回流

一、头颈部的淋巴结

头颈部的淋巴结多位于头颈交界处和颈内、外静脉的周围，输出管注入颈外侧深淋巴结（图 12 - 6）。

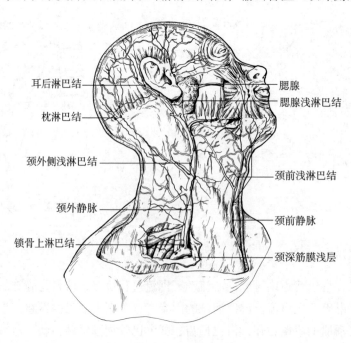

图 12 - 6　头颈部淋巴结

（一）头部的淋巴结

头部的淋巴结多位于头颈交界处，由后向前依次有枕淋巴结、乳突淋巴结、腮腺淋巴结、下颌下淋巴结和颏下淋巴结。收纳头面部浅层的淋巴，其输出管直接或间接注入颈外侧深淋巴结。

1. 枕淋巴结（occipital lymph node） 位于枕部皮下，引流枕部和项部淋巴。

2. 乳突淋巴结（mastoid lymph node） 又称耳后淋巴结，位于乳突部皮下，引流颅顶部、颞区和耳廓后面的淋巴。

3. 腮腺淋巴结（parotid lymph node） 位于腮腺表面和实质内，引流额、颅顶、颞区、耳廓、外耳道、颊部和腮腺等处的淋巴。

4. 下颌下淋巴结（submandibular lymph node） 位于下颌下腺周围，收纳面部和口腔的淋巴管。故面部、口腔的炎症或肿瘤常引起该淋巴结肿大。

5. 颏下淋巴结（submental lymph node） 位于颏下部，引流舌尖、下唇中部和颏部的淋巴。输出管注入下颌下淋巴结或颈外侧深淋巴结。

（二）颈部的淋巴结

颈部的淋巴结主要有颈前淋巴结和颈外侧淋巴结。

1. 颈前淋巴结（anterior cervical lymph node）

（1）颈前浅淋巴结（superficial anterior cervical lymph node） 沿颈前静脉排列，引流颈前部浅层淋巴，输出管注入颈外侧下深淋巴结。

（2）颈前深淋巴结（deep anterior cervical lymph node） 包括喉前淋巴结、甲状腺淋巴结、气管前淋巴结、气管旁淋巴结。引流喉、甲状腺、气管和食管的淋巴。输出管注入颈外侧深淋巴结。

2. 颈外侧淋巴结

（1）颈外侧浅淋巴结（superficial lateral cervical lymph node） 沿颈外静脉排列，收纳颈浅部和头部的淋巴，其输出管注入颈外侧深淋巴结。该淋巴结是颈部淋巴结核的好发部位。

（2）颈外侧深淋巴结（deep lateral cervical lymph node） 多沿颈内静脉排列，有10～15个。以肩胛舌骨肌为界分为颈外侧上深淋巴结和颈外侧下深淋巴结。颈外侧上深淋巴结主要沿颈内静脉上段排列，其中位于面静脉、颈内静脉和二腹肌后腹之间的颈内静脉二腹肌淋巴结（角淋巴结）引流鼻咽部、腭扁桃体和舌根的淋巴。颈外侧下深淋巴结主要沿颈内静脉下段排列，其中沿颈横血管分布的锁骨上淋巴结引流头颈部、胸壁上部和乳房上部淋巴，其输出管合成颈干，注入胸导管或右淋巴导管。颈外侧深淋巴结直接或间接收纳头颈部、胸壁上部等器官的淋巴，其输出管汇成颈干，左侧注入胸导管，右侧注入右淋巴导管。

二、上肢的淋巴结

上肢浅淋巴管多伴上肢浅静脉上行，上肢深淋巴管与深血管伴行，直接或间接注入腋窝内的腋淋巴结（图12-7）。

（一）肘淋巴结

1. 肘浅淋巴结 又称滑车上淋巴结，常1～2个，位于肱骨内上髁上方，收纳手尺侧半和前臂尺侧半的部分淋巴管。

2. 肘深淋巴结 在肘窝内，收纳前臂部分深淋巴管。

肘浅、肘深淋巴结输出管循肱血管上行，注入腋淋巴结。

（二）腋淋巴结

腋淋巴结（axillary lymph node）位于腋腔内腋血管及其分支的周围，按位置分为5群。乳腺癌患者

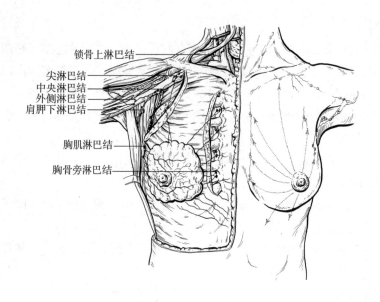

锁骨上淋巴结
尖淋巴结
中央淋巴结
外侧淋巴结
肩胛下淋巴结

胸肌淋巴结

胸骨旁淋巴结

图 12 - 7　腋淋巴结

癌细胞常转移至腋淋巴结。

1. 胸肌淋巴结（pectoral lymph node）　沿胸外侧血管排列，引流腹前外侧壁、胸外侧壁、乳房外侧部和中央部的淋巴。

2. 外侧淋巴结（axillary lymph node）　沿腋静脉远侧段排列，引流大部分上肢的浅、深淋巴。

3. 肩胛下淋巴结（subscapular lymph node）　沿肩胛下血管排列，引流项、背部的淋巴。

4. 中央淋巴结（central lymph node）　位于腋窝中央的疏松结缔组织内，收纳上述3群淋巴结的输出管。

5. 尖淋巴结（apical lymph node）　沿腋静脉近侧段排列，引流乳房上部的淋巴并收纳中央淋巴结的输出管，其输出管合成锁骨下干，注入胸导管或右淋巴导管。

三、下肢的淋巴结

下肢的淋巴结主要有腘淋巴结、腹股沟浅淋巴结和腹股沟深淋巴结（图 12 - 1）。

1. 腘淋巴结（popliteal lymph node）　沿腘血管排列，收纳足外侧、小腿后外侧的淋巴管，其输出淋巴管注入腹股沟深淋巴结。

2. 腹股沟浅淋巴结（superficial inguinal lymph node）　分上、下两组。上组沿腹股沟韧带排列，下组位于大隐静脉末端周围。收纳腹前壁下部、臀部、会阴、外生殖器及下肢大部分浅淋巴管，其输出管多数注入腹股沟深淋巴结，少数注入髂外淋巴结。

3. 腹股沟深淋巴结（deep inguinal lymph node）　位于股静脉根部周围，收纳腘淋巴结输出管、腹股沟浅淋巴结的输出管及下肢的深淋巴管，其输出管注入髂外淋巴结。

四、胸部的淋巴结

（一）胸壁的淋巴结

胸壁的浅淋巴管注入腋淋巴结，深淋巴管分别注入沿胸廓内血管排列的胸骨旁淋巴结（图 12 - 8）和沿肋间后血管排列的肋间淋巴结。

胸骨旁淋巴结沿胸廓内血管排列，引流乳房内侧部、胸前壁、腹前壁上部、膈和肝上面等处的淋巴，输出管注入支气管纵隔干。

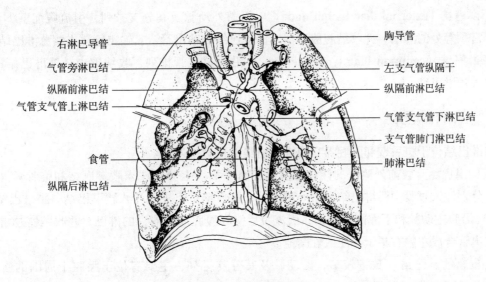

图 12 - 8 胸部淋巴结

（二）胸腔脏器的淋巴结

胸腔脏器的淋巴结按位置可分为纵隔前淋巴结、纵隔后淋巴结、气管支气管和肺淋巴结。其中，位于肺门处的支气管肺门淋巴结（bronchopulmonary lymph node）（肺门淋巴结）引流肺的淋巴，其输出管注入气管杈周围的气管支气管淋巴结（图 12 - 8）。该淋巴结的输出管注入气管周围的气管旁淋巴结。气管旁淋巴结的输出管与纵隔前淋巴结的输出管汇合成左、右支气管纵隔干，分别注入胸导管和右淋巴导管。

五、盆部的淋巴结

盆部的淋巴结沿髂内、外血管及髂总血管排列，分别称髂内淋巴结、髂外淋巴结和髂总淋巴结（图 12 - 9）。收纳同名动脉分布区域的淋巴管，最后经髂总淋巴结的输出管注入腰淋巴结。

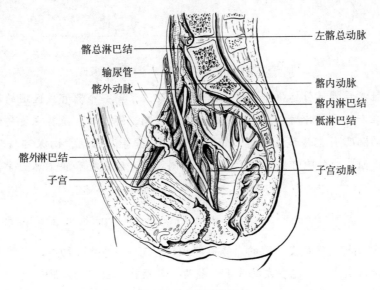

图 12 - 9 盆部淋巴结

1. 髂内淋巴结（internal iliac lymph node） 沿髂内动脉及其分支配布，引流大部分盆壁、盆腔器官、会阴、大腿后面及臀部的淋巴，输出管注入髂总淋巴结。

2. 髂外淋巴结（external iliac lymph node） 沿髂外动脉及其分支排列，引流腹前壁下部、膀胱、前列腺或子宫颈等处的淋巴，并收纳腹股沟浅、深淋巴结的输出管，其输出管注入髂总淋巴结。

3. 髂总淋巴结（common iliac lymph node） 沿髂总血管排列，收纳髂内、外淋巴结的输出管，其输出管注入腰淋巴结。

六、腹部的淋巴结

腹部的淋巴结位于腹后壁和腹腔器官周围，沿腹部血管排列。

1. 腹壁的淋巴结 腹前外侧壁的浅、深淋巴在脐平面以上分别注入腋淋巴结和胸骨旁淋巴结，在脐平面以下分别注入腹股沟浅淋巴结和髂外淋巴结；腹后壁淋巴主要注入腰淋巴结。腰淋巴结（lumbar lymph node）沿腹主动脉和下腔静脉排列，引流腹后壁和腹腔成对器官的淋巴，并收纳髂总淋巴结的输出管，其输出管合成左、右腰干，注入乳糜池。

2. 腹腔器官的淋巴结 数量较多，沿动脉及其分支排列，主要有位于腹腔干周围的腹腔淋巴结（图12-10）、肠系膜上动脉根部的肠系膜上淋巴结和肠系膜下动脉根部的肠系膜下淋巴结，引流同名动脉分布区的淋巴，输出管合成肠干，注入乳糜池。

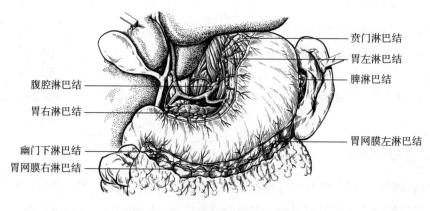

图 12-10 腹腔干周围的淋巴结

⊕ **知识链接**

肿瘤扩散的重要途径——淋巴转移

肿瘤或感染性疾病常可引起局部淋巴结肿大，因此，了解一个器官或区域的淋巴回流具有重要的临床意义。在女性恶性肿瘤中，乳腺癌的发病率较高，淋巴转移是其主要转移途径之一。癌细胞可通过乳房的淋巴引流转移至腋窝、锁骨上和胸骨旁等淋巴结，向深部转移至胸肌间淋巴结；若淋巴回流受阻，癌细胞可经交通管转移至对侧乳房，经腹壁和膈下淋巴管转移至肝。

⚛ **护理应用解剖**

1. 脾的形态结构与临床意义 脾的上缘前部较锐，有2~3个脾切迹，在脾大时这种切迹依然存在，当脾大两倍以上时，能在左肋弓下被触及，甚至在左腹中部及脐部能触到随呼吸上下移动的肿物。脾的实质内主要含有淋巴组织，血液供应丰富；回流的脾静脉与肠系膜上静脉汇合为肝门静脉，故某些疾病如黑热病、传染性单核细胞增多症、脾功能亢进时，由于结缔组织增生，可引起脾大。活体脾呈暗红色，富有血液，质软而脆。暴力作用容易造成脾破裂，引起大量内出血。因脾功能亢进或其他原因需行脾切除时，应注意副脾的存在，如有应一并切除。

2. 淋巴结活检 淋巴结是机体的免疫器官，当机体局部或全身出现炎症、肿瘤或者风湿时，便会引起淋巴结肿大。若是肿瘤或者风湿等免疫系统疾病引起的淋巴结肿大，会导致淋巴结肿大持续存在。通过望诊和触诊可查知淋巴结表面皮肤的色泽和紧张度、与周围组织的粘连情况、淋巴结的性状以及有无压痛等，并结合肿大的速度以及全身症状，再参考血象和血清白蛋白的变化，或可得出准确的诊断。如果淋巴结肿大持续存在不能消退，为了确诊，常需要对肿大的淋巴结进行活组织检查。淋巴结活检是采取有创伤的方法取到淋巴结组织做病理检查。主要有两种方法，即淋巴结穿刺术和淋巴结切除术。

淋巴结活检术后，要嘱患者卧床休息，密切观察淋巴结穿刺点有无渗血，如果出现渗血，要及时给予压迫止血。要对患者的淋巴结穿刺点进行定期换药，观察穿刺点有无红、肿，预防感染；若患者麻醉过后产生疼痛，要多安抚患者，做好穿刺后的心理护理。

目标检测

答案解析

一、选择题

1. 关于胸导管的描述，正确的是（　　）

    A. 起于乳糜池　　　　　　　　　B. 注于右静脉角

    C. 穿膈的腔静脉裂孔　　　　　　D. 不收纳左颈干

    E. 不收纳左支气管纵隔干

2. 关于淋巴导管的描述，正确的是（　　）

    A. 右淋巴导管收集右半身的淋巴管

    B. 胸导管收集上半身的淋巴管

    C. 右淋巴导管收集左右锁骨下干

    D. 胸导管收集全身3/4的淋巴

    E. 胸导管与右淋巴导管之间互不交通

3. 胸导管收集淋巴的范围不包括（　　）

    A. 右上半身　　　B. 右下半身　　　C. 左上半身　　　D. 左下半身　　　E. 左头颈部

4. 乳糜池位于（　　）

    A. 第1腰椎体的前方　　　　　　B. 第2腰椎体的前方

    C. 第3腰椎体的前方　　　　　　D. 第2~3腰椎体的前方

    E. 左膈脚深方

5. 毛细淋巴管起自（　　）

    A. 小动脉　　　B. 小静脉　　　C. 毛细血管　　　D. 组织间隙　　　E. 淋巴结

二、思考题

1. 胸导管的起始、行径、注入部位及收集范围。

2. 头颈部淋巴结有哪些？

3. 胃癌晚期肺转移，请问癌细胞经过哪些途径转移到肺。

4. 肺癌晚期肝转移，请问癌细胞经过哪些途径转移到肝。

5. 腋淋巴结的分群、位置和引流范围。

（刘尚清）

书网融合……

本章小结

微课

题库

第四篇
感觉器

感觉器（sensory organs）是感受器及其附属结构的总称，是机体感受刺激的装置。

感受器（receptor）是接受机体内、外环境不同刺激的结构，它可将刺激转变为神经冲动，由感觉神经传入中枢，最后至大脑皮质，从而产生相应的感觉。在正常情况下，一种感受器只对某一适宜的刺激特别敏感，如对视网膜适宜的刺激是一定波长的光；对听器适宜的刺激是一定频率的声波等。

感受器的种类繁多，根据感受器所在的部位、接受刺激的来源一般可分为以下三类。①外感受器（exteroceptor）：分布在皮肤、黏膜、视器和听器等处，感受来自外界环境的物理和化学刺激，如痛、温、触、压、光波和声波等。②内感受器（interoceptor）：分布于内脏、心血管壁等处，接受来自内环境的物理和化学刺激，如渗透压、压力、温度及离子和化合物浓度等的刺激。分布于嗅黏膜的嗅觉感受器及舌的味蕾，虽接受的刺激来自外界，但这两种感受器与内脏活动有关，故将其列入内感受器。③本体感受器（proprioceptor）：分布在肌、肌腱、关节和内耳等处，接受机体的位置觉、运动觉和振动觉等刺激。

感受器遍布于全身各部，其形态结构和功能各异。有的仅是感觉神经的游离末梢，如痛觉感受器；有的除了感觉神经末梢外，还有一些细胞或数层结构共同形成的各种被囊神经末梢，如接受触觉、压觉等刺激的触觉小体、环层小体等；有的则是由感受器及其辅助装置共同构成的感觉器官，如视器（眼）、前庭蜗器（耳）、味器、嗅器、皮肤等。以下主要介绍视器和前庭蜗器。

第十三章　视　器

PPT

📖 学习目标

知识目标

1. 掌握　视器的组成和功能；眼球壁的层次结构、分部特点及功能；眼房、晶状体和玻璃体的位置、形态与功能；房水的产生与循环途径；眼球的屈光装置；眼球外肌的名称和作用。

2. 熟悉　眼睑的形态和层次构造；结膜的形态、分部及临床意义；泪器的组成、位置及泪道的开口。

3. 了解　眼副器的组成与功能；眼的血管和神经。

技能目标

1. 能描述视器各部分的形态结构。

2. 能用所学知识解释临床常见的眼科疾病（近视、老视、白内障、青光眼等）。

素质目标

1. 理解角膜捐献的意义。

2. 能宣传普及科学用眼知识，用所学知识服务社会。

3. 培植奉献精神、创新精神。

　　视器（visual organ）即眼（eye），由眼球和眼副器组成。眼球的功能是接受可见光的刺激，将感受的光波刺激转变为神经冲动，经视觉传导通路传至大脑视觉中枢，产生视觉。眼副器位于眼球的周围或附近，包括眼睑、结膜、泪器、眼球外肌、眶脂体和眶筋膜等，对眼球起支持、保护和运动作用。

第一节　眼　球 ⓔ 微课13

⇒ 案例引导

　　患者，女，66岁，主因"右眼胀痛伴视物不清2个月，加重3天"入院。患者于2个月前无明显诱因自觉右眼胀痛，伴视力下降。曾于门诊诊断"青光眼"，给予静脉滴注甘露醇等药物降眼压治疗后好转。3天前再次出现上述症状，为进一步治疗入院。专科情况：视力右眼无光感，左眼0.12。右眼结膜轻度充血，角膜雾状水肿，前房浅，瞳孔6mm，圆，对光反射消失，晶状体浑浊；左眼结膜无充血，角膜清，房水清，前房浅，瞳孔2mm，对光反射存在。查眼底：视乳头边清，色可，动脉稍细，无交叉压迫症，黄斑区光反射消失，未见出血、渗出。眼压：右眼69.27mmHg，左眼17.30mmHg。初步诊断：双眼急性闭角型青光眼；双眼白内障。

　　提问：

　　1. 眼球的构造是怎样的？

　　2. 引起青光眼的解剖因素是什么？简述房水的产生、循环途径及临床意义。

　　3. 分析"近视眼""白内障"的解剖因素是什么？

眼球（eyeball）是视器的主要部分，居眶内，近似球形，后部借视神经连于间脑。当眼平视前方时，眼球前面正中点称前极，后面正中点称后极。前、后极间的连线称眼轴。光线经瞳孔中央至视网膜中央凹的连线称视轴。眼轴与视轴呈锐角交叉。在眼球的表面，把距前、后极等距离的各点连接起来的环形连线称为赤道（中纬线）。

眼球由眼球壁及其内容物构成（图13-1，图13-2）。

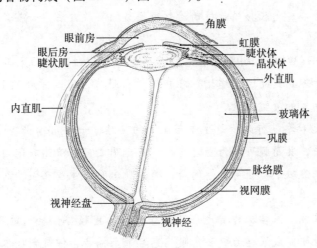

图 13-1 眼球的水平切面（右侧）

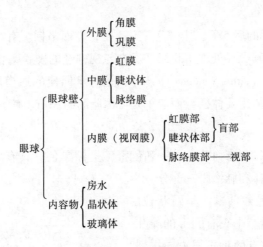

图 13-2 眼球的结构

一、眼球壁

眼球壁由外向内依次为外膜、中膜和内膜三层。

（一）外膜

外膜又称纤维膜，由致密纤维结缔组织构成，厚而坚韧，可分为角膜和巩膜两部分。

1. 角膜（cornea） 占外膜的前1/6，无色透明，富有弹性，曲度较大，具有屈光作用，无血管但富有感觉神经末梢，故角膜病变时，疼痛剧烈。若角膜发炎或溃疡，可致其混浊，痊愈后易形成瘢痕，失去透明性，影响视觉。角膜的营养一般来自角膜周围的毛细血管、泪液和房水。

⊕ 知识链接

角膜移植

角膜移植是用供体正常角膜替换患者（受体）病变的角膜，使患眼复明或控制角膜病变，达到增进视力或治疗某些角膜疾患目的的治疗方法。因角膜本身不含血管，免疫排斥反应发生率较低，故移植成功率较高，角膜移植是目前治疗角膜盲的有效方法，一些角膜盲患者可通过此手术摆脱痛苦。

根据世界卫生组织（WHO）调查报道，角膜病是仅次于白内障的第二大致盲眼病，并且以每年增加 150 万~200 万病例的速度递增。在我国，角膜盲占盲人总数的 1/4，而角膜供体匮乏是制约我国角膜盲复明率的关键因素。

角膜捐献是一种无私奉献行为，是生命与光明的延续，一对角膜平均可以帮助 6~8 人恢复光明。捐献者斯人已去，其角膜可以为受者重新开启光明之窗。虽然我国角膜移植技术已经足够成熟，但捐赠者规模依然较小。值得欣慰的是，随着观念的一步步拓展，有越来越多的人能够作出诠释人世大爱的捐献决定。

为了解除患者的病痛，医学工作者也在不断寻找新的角膜替代物，近年来，生物工程角膜、细胞工程角膜等创新性研究成果也为更多角膜病患者带来福音，但是新技术的临床应用在未来还有很长的路要走。

2. 巩膜（sclera）　占外膜的后 5/6，乳白色，不透明，厚而坚韧。有维持眼球形态和保护眼球内容物的作用。前缘与角膜相接，其交界处称角膜缘，后方与视神经的硬膜鞘相延续。靠近角膜缘处的巩膜实质内，有环形的巩膜静脉窦（sinus venous sclerae），是房水回流的通道。巩膜前部露于眼裂的部分，正常呈乳白色，黄色常是黄疸的重要体征，而老年人可因脂肪组织沉着略呈黄色。

（二）中膜

中膜又称血管膜或葡萄膜，富有血管、神经和色素，呈棕黑色。具有营养眼球内组织及遮光作用。中膜由前向后分为虹膜、睫状体和脉络膜三部分。

1. 虹膜（iris）　位于中膜最前部，呈冠状位、圆盘形（图 13-1，图 13-3）。中央有圆形的瞳孔（pupil）。在瞳孔周围，虹膜内有两种不同方向排列的平滑肌纤维。环绕瞳孔周缘呈环行排列的，称瞳孔括约肌（sphincter papillae），可缩小瞳孔，由副交感神经支配；瞳孔周围呈辐射状排列的，称瞳孔开大肌（dilator papillae），可开大瞳孔，由交感神经支配。在弱光下或视远物时，瞳孔开大；在强光下或看近物时，瞳孔缩小。在活体上，透过角膜可见虹膜及瞳孔。虹膜的颜色取决于色素的多少，有种族或个体差异，表现为黑、棕、蓝和灰色等。

2. 睫状体（ciliary body）　为中膜中部最肥厚的部分。位于巩膜与角膜移行部的内面，虹膜与脉络膜之间（图 13-3）。其后部较为平坦，为睫状环；前部有许多向内突出呈放射状排列的皱襞，称

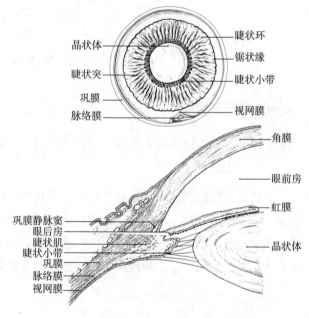

图 13-3　眼球前部内面观及虹膜角膜角

为睫状突（ciliary processes）。由睫状突发出的睫状小带与晶状体相连。在眼球的矢状切面上，睫状体呈三角形。睫状体内的平滑肌称睫状肌（ciliary muscle），由副交感神经支配，通过睫状肌收缩和舒张，牵动睫状小带的松弛和紧张，从而调节晶状体的曲度。另外，睫状体具有产生房水的作用。

3. 脉络膜（choroid） 位于睫状体后方，占中膜的后2/3。其外面与巩膜疏松相连，内面与视网膜的色素层紧贴。富含血管和色素，具有营养眼球内组织和吸收眼内分散光线以免扰乱视觉之作用。

（三）内膜

内膜又称视网膜（retina），贴附于中膜内面，其中，衬于虹膜和睫状体内面的视网膜无感光作用，称为视网膜盲部；衬于脉络膜内面的视网膜具有感光作用，称为视网膜视部。视部内面的后部偏内侧，可见一圆盘形白色隆起，称视神经盘（optic disc），又称视神经乳头（papilla optic nerve）（图13-4）。该处中央有视神经和视网膜中央动、静脉穿过，无感光细胞，称生理性盲点。在视神经盘的颞侧偏下方约3.5mm处，有一黄色小区，称黄斑（macula lutea）。其中央的凹陷称中央凹（fovea centralis），此区无血管，仅由视锥细胞构成，是感光最敏锐处。这些结构可用检眼镜窥见。

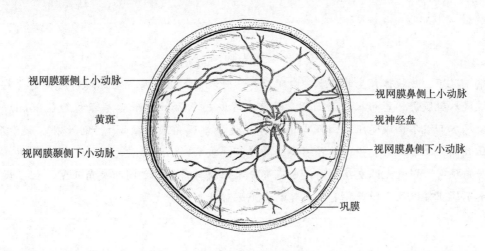

图13-4 眼底（右侧）

视网膜视部可分为两层，外层为色素上皮层，由单层色素上皮构成，紧贴脉络膜；内层为神经细胞层。内、外两层之间连接疏松，容易分离，是造成"视网膜脱离症"的解剖学基础。神经细胞层由视细胞、双极细胞和节细胞3层神经细胞组成。视细胞在外层，为感光细胞，即视觉感受器，包括视锥细胞和视杆细胞。视锥细胞主要分布在视网膜中央部，能感受强光和辨色；视杆细胞主要分布于视网膜周边部，只能感受弱光，不能辨色。双极细胞在中层，将来自感光细胞的神经冲动传至节细胞。节细胞在内层，其轴突向视神经盘处汇集，向后穿眼球壁聚成视神经。

⊕ 知识链接

夜盲症

在视杆细胞的光化学反应过程中，感光物质是视紫红质。在弱光刺激下分解成反视黄醛和视蛋白。部分视黄醛（维生素A醛）被消耗，因此需要不断地补充维生素A以维持视紫红质的代谢。如体内缺乏维生素A，将导致视杆细胞因视紫红质合成欠缺而致暗光环境中视觉障碍，即黄昏以后或者白天处于光线昏暗的地方视物不清，称为夜盲症。

二、眼球内容物

眼球内容物包括房水、晶状体和玻璃体（图 13 - 1，图 13 - 3）。这些结构与角膜一样，无色透明，无血管，均具有屈光作用，统称为眼的屈光系统。

（一）房水

房水（aqueous humor）为无色、透明的液体，充满在眼房内。眼房（chambers of eyeball）（图 13 - 1，图 13 - 3）是位于角膜与晶状体、睫状体之间的不规则腔隙，被虹膜分隔为较大的眼前房和较小的眼后房，二者借瞳孔相互交通。眼前房为虹膜与角膜之间的腔隙；眼后房为虹膜与晶状体、睫状体和睫状小带之间的腔隙。在眼前房周边，虹膜与角膜交界处的环形区域，称虹膜角膜角（前房角）。

房水由睫状体产生，进入眼后房，经瞳孔至眼前房，经虹膜角膜角隙进入巩膜静脉窦，借睫前静脉汇入眼上、下静脉。房水除具有屈光作用外，还具有营养角膜和晶状体以及维持正常眼内压的作用。在某些病理情况下，若房水循环障碍，可造成眼内压增高，影响视力，临床上称之为青光眼。

⊕ **知识链接**

青光眼

　　正常情况下，睫状体产生的房水，自眼后房、瞳孔进入眼前房，在虹膜角膜角处，房水经过小梁滤过进入巩膜静脉窦而入血液循环。眼前房容积约 0.25ml，眼后房容积约 0.06ml。病理情况下，使房水回流不畅或受阻（虹膜与晶状体粘连或虹膜角膜角狭窄），则致房水滞于眼房内，使眼内压升高，患者视力受损，视野缩小，并伴有严重头痛，称为青光眼。正常人群中，若眼前房浅、房角狭窄，则青光眼发病较高。也有部分人虹膜与角膜缘之间的夹角正常，但小梁网不通畅，房水不能正常进入巩膜静脉窦，引起的青光眼称开角型青光眼。

（二）晶状体

晶状体（lens）（图 13 - 1，图 13 - 3）位于虹膜与玻璃体之间，呈双凸透镜状；后面曲度较前面曲度大，无色透明，富有弹性，不含血管和神经。借睫状小带与睫状体相连。晶状体外面包以具有高度弹性的被膜，称为晶状体囊，周围部较软称晶状体皮质，中央部较硬，称晶状体核。晶状体若因疾病或创伤而变浑浊，称为白内障。

晶状体是屈光系统的主要装置。晶状体的曲度随所视物体的远近不同而改变。视近物时，睫状肌收缩牵引睫状突向前内伸，睫状小带松弛，晶状体借其本身的弹性而突凸，晶状体的曲度增加，屈光力度加强，使进入眼球的光线恰能聚焦于视网膜上。视远物时，睫状肌舒张，使睫状突向后外伸，睫状小带紧张，晶状体曲度减小，以适应看远物。随着年龄增长，晶状体弹性逐渐减退及睫状肌逐渐萎缩，调节晶状体曲度的能力减弱，出现老视。若眼轴较长或屈光系统的屈光率过强，则物象落在视网膜前，称之为近视。反之，若眼轴较短或屈光系统屈光率过弱，则物象落在视网膜后，称之为远视。

（三）玻璃体

玻璃体（vitreous body）是无色、透明的胶状物质，表面被覆玻璃体膜，填充于晶状体与视网膜之间，约占眼球内腔的 4/5。具有屈光和支撑视网膜的作用。若支撑作用减弱，易导致视网膜脱离；若玻璃体混浊，眼前可见晃动的黑点，临床称"飞蚊症"，影响视力。

第二节 眼副器

眼副器（accessory organs of eye）包括眼睑、结膜、泪器、眼球外肌、眶脂体和眶筋膜等，对眼球有支持、运动和保护作用。

一、眼睑

眼睑（eyelids）（图 13 - 5）分上睑和下睑，位于眼球前方，是保护眼球的屏障。上、下睑之间的裂隙称为睑裂。睑裂的外侧端较锐称外眦，内侧端钝圆称内眦。睑的游离缘称睑缘，其前缘有睫毛。睫毛根部的皮脂腺称睫毛腺（Zeis 腺），睫毛腺急性炎症肿胀，称睑腺炎。

眼睑由浅至深可分为 5 层，即皮肤、皮下组织、肌层、睑板和睑结膜。眼睑的皮肤细薄，皮下组织疏松，缺乏脂肪组织，常因积水或出血而肿胀。肌层主要是眼轮匝肌，收缩时闭合

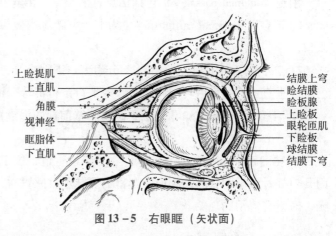

图 13 - 5 右眼眶（矢状面）

睑裂。上睑内尚有上睑提肌，收缩时上提眼睑。睑板（tarsus）为半月形致密结缔组织板，上、下各一，硬如软骨，为眼睑支架。睑板内有许多分支变形的皮脂腺，称睑板腺（tarsal glands），与睑缘垂直排列，开口于睑缘。其分泌的油脂类物质，有润滑睑缘、阻止泪液外溢的作用。若其发炎、导管阻塞，形成囊肿，临床上称睑板腺囊肿。睑结膜是被覆于眼睑最内面的黏膜。

二、结膜

结膜（conjunctiva）（图 13 - 5）为一层富含血管、光滑透明的薄膜。一部分覆盖于眼睑内面，称睑结膜（palpebral conjunctiva）；另一部分覆盖于眼球巩膜前面，称球结膜（bulbar conjunctiva）。上、下睑结膜与球结膜相互移行，其反折处分别构成结膜上穹和结膜下穹。当上、下睑闭合时，整个结膜形成囊状腔隙，称结膜囊（conjunctival sac）。此囊通过睑裂与外界相通，滴眼药即入此囊。结膜炎、沙眼为结膜的常见病。

三、泪器

泪器（lacrimal apparatus）由泪腺和泪道组成（图 13 - 6）。

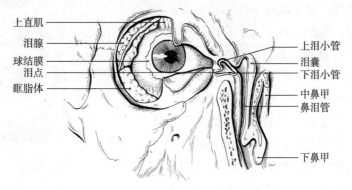

图 13 - 6 泪器

（一）泪腺

泪腺（lacrimal gland）　位于眶上壁前外侧部的泪腺窝内，有 10~20 条排泄管开口于结膜上穹的外侧部。分泌的泪液借眨眼活动涂抹于眼球表面，多余的泪液流向内眦，经泪点、泪小管进入泪囊，再经鼻泪管至鼻腔。泪液除因含溶菌酶，具有灭菌作用外，还具有湿润、清洁角膜和结膜、保护眼球的作用。

（二）泪道

泪道（lacimal passages）包括泪点、泪小管、泪囊和鼻泪管（图 13-6）。

1. 泪点（lacrimal punctum）　为上、下睑缘内侧端小隆起，其顶端有一针尖样小孔，是泪小管的入口。

2. 泪小管（lacrimal ductile）　分为上、下泪小管，各起于上、下睑缘的泪点，先分别向上和向下与睑缘垂直走行，然后转向内侧与睑缘平行走行汇合于泪囊。泪道冲洗术时，应注意其走行特点。

3. 泪囊（lacrimal sac）　位于眶内侧壁前部的泪囊窝中，为一膜性囊，其上部为盲端，下部移行为鼻泪管。

4. 鼻泪管（nasolacrimal duct）　为膜性管道，位于骨性鼻泪管内，上连泪囊，下端开口于下鼻道。因开口处骨性鼻泪管的黏膜内含丰富的静脉丛，感冒时，黏膜易充血、肿胀使下口闭塞，致泪液引流不畅，时常有流泪的现象。

四、眼球外肌

眼球外肌（extraocular muscles）共有 7 块，配布在眼球周围，均属骨骼肌。其中运动眼球的肌有 6 块，即上直肌、下直肌、内直肌、外直肌和上斜肌、下斜肌；运动上睑的肌只有上睑提肌 1 块，它们统称视器的运动装置（图 13-7）。除下斜肌起自眶下壁内侧近前缘处外，其余 6 块眼球外肌均起于视神经管周围的总腱环。其中，上睑提肌（levatorpalpebraesuperioris）止于上睑内的睑板，可提上睑、开大眼裂，由动眼神经支配。该肌瘫痪可致上睑下垂。上直肌、下直肌、内直肌、外直肌向前分别止于巩膜前部的上、下、内侧和外侧面，分别使瞳孔转向上内、下内、内侧、外侧。上斜肌（obliquus inferior）位于上直肌与内直肌之间，以纤细的腱通过附于眶内侧壁前上方的滑车，然后转向后外，在上直肌下方向后外转折，在上直肌与外直肌之间止于眼球赤道后方的巩膜，使瞳孔转向外下方。下斜肌（obliquus inferior）位于眶下壁与下直肌之间，斜向后外，止于眼球下面赤道后方的巩膜，使瞳孔转向外上方。此外，在上、下睑内还有一些平滑肌，在上睑者称上睑板肌，起自上睑提肌深面，止于睑板上缘；在下睑者称下睑板肌，这些平滑肌统称 Müller 肌，受颈交感神经支配，可协助开大眼裂。

眼球的正常运动，并非单一肌的收缩，而是两眼数条肌协同作用的结果。如俯视时，下直肌和上斜肌同时收缩；仰视时，上直肌和下斜肌同时收缩；侧视时，一侧眼的外直肌和另一侧眼的内直肌共同作用；聚视中线

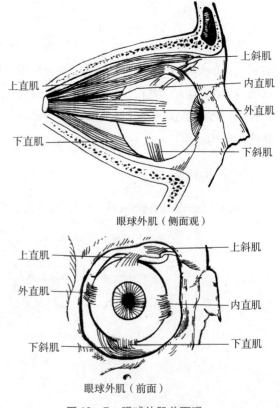

眼球外肌（侧面观）

眼球外肌（前面）

图 13-7　眼球外肌前面观

时，则是两眼内直肌共同作用。

五、眶筋膜与眶脂体

眶筋膜（orbital fasciae）为眶内筋膜组织的总称，位于眶内各结构之间，包括眶骨膜、眼球筋膜鞘、肌筋膜鞘和眶隔等。眶脂体（adipose body of orbit）是填充于眶内各结构之间的脂肪组织团块（图 13 - 5）。在眼球后方，视神经与眼球各肌之间含量较多，前部较少。对眶内各结构具有支持、保护作用。

第三节　眼的血管及神经

一、眼的血管

（一）眼的动脉

除眼睑的浅层组织和泪囊的一部分由面动脉供应外，眼几乎完全由眼动脉供应。眼动脉（ophthalmic artery）在颅内起自颈内动脉，与视神经一起经视神经管入眶，在眶内分支，分布到眼球、眼球眼外肌、泪腺和眼睑、额部皮肤等。其中，最主要的分支是视网膜中央动脉。

视网膜中央动脉（central artery of retina）是营养视网膜内层的唯一动脉。它自眼动脉发出后，先行于视神经下方，后穿入视神经行于其中央，出视神经盘处分为 4 支，即视网膜鼻侧上、下小动脉和视网膜颞侧上、下小动脉。黄斑的中央凹无血管分布。临床上常用检眼镜观察这些小动脉的形态，以协助对动脉硬化等疾病进行早期诊断。视网膜中央动脉及其分支均有同名静脉伴行。

（二）眼的静脉

眼球内的静脉主要有：①视网膜中央静脉，与同名动脉伴行，收纳视网膜的静脉血，最后注入眼上静脉。②涡静脉，4~6 条，主要收集虹膜、睫状体和脉络膜的静脉血。不与动脉伴行，穿出巩膜后汇入眼上静脉、眼下静脉。③睫前静脉，收集眼球前份的虹膜等处的静脉血，最后汇入眼上、下静脉。

眼球外的静脉主要通过眼静脉回流。主要有眼上静脉和眼下静脉。眼上静脉起自眶内上角，向后经眶上裂注入海绵窦。眼下静脉收集附近眼肌、泪囊和眼睑的静脉血，行向后分为两支，一支注入眼上静脉，另一只经眶下裂汇入翼丛。

眼静脉无瓣膜，向前与内眦静脉吻合，向后注入海绵窦。面部感染可经眼静脉侵入海绵窦，引起颅内感染。

二、眼的神经

眼的神经支配来源较多。视神经传导视觉冲动；滑车神经支配上斜肌；展神经支配外直肌；动眼神经支配上睑提肌、上直肌、下直肌、内直肌和下斜肌；动眼神经内的副交感神经纤维支配瞳孔括约肌和睫状肌；颈交感神经支配瞳孔开大肌；面神经支配眼轮匝肌和管理泪腺的分泌。来自三叉神经的眼神经管理眼睑、泪腺、眼球等部位的感觉。

⚛ 护理应用解剖

泪道冲洗术及其局部解剖　泪道冲洗术是将液体注入泪道疏通其不同部位阻塞的操作技术，既可作为诊断技术，又可作为治疗方法。患者取坐位或卧位，面对操作者，在内眦部将针头垂直插入泪点，深 1.5~2.0mm，然后转动 90°，使针尖朝向鼻侧，即针头的长轴平行于睑缘。使针尖沿泪小管缓慢前进。如无阻力，可推进 5 ~ 6mm。向管内缓缓推注液体；如阻力较大，有逆流或从另一泪小管流出，表示泪道阻塞。泪道的不同部位阻塞液体逆流的方向也不同。

泪道包括泪点、泪小管、泪囊和鼻泪管。泪点上下各一，位于睑缘内眦端呈乳头状隆起，其上有一小孔，是泪小管的开口。上泪点较下泪点位置稍靠内。泪小管为连接泪点与泪囊间的小管，分上、下泪小管。两泪小管的外侧部先与睑缘呈垂直方向，然后近乎直角转向内，并汇合开口于泪囊。泪囊上端闭合成一盲端，在内眦上方 3 ~ 5mm 处，下端移行为鼻泪管。泪囊长约 1.2cm，宽 0.4 ~ 0.7cm。眼轮匝肌的肌纤维包绕泪囊和泪小管，可收缩和扩张泪囊，促使泪液排出。鼻泪管为连接泪囊下端的膜性管，上部包埋在骨性管腔中，下部逐渐变细开口于下鼻道的外侧壁。

目标检测

答案解析

思考题

1. 简述眼球的构造。
2. 简述眼球屈光装置的组成、共同特点和屈光机制。
3. 试述房水的产生、循环途径及临床意义。
4. 简述光线经瞳孔到达视网膜经过的结构。
5. 试述泪器的组成及泪液排出途径。

（柳新平）

书网融合……

本章小结

微课

题库

第十四章　前庭蜗器

PPT

📖 学习目标 ···

　　知识目标

　　1. 掌握　前庭蜗器的分部及各部的作用；中耳的组成，鼓室的位置、内容与交通；六个壁及各壁的毗邻和主要结构；骨迷路与膜迷路的组成及形态结构；内耳感受器的位置及功能。

　　2. 熟悉　耳廓的形态、位置；外耳道的位置、分部、弯曲及鼓膜的位置和分部。

　　3. 了解　咽鼓管的位置、分部、开口及幼儿咽鼓管的形态特征和意义；乳突窦和乳突小房的概念；声波的传导机制。

　　技能目标

　　1. 能够准确描述前庭蜗器的位置。

　　2. 能运用前庭蜗器知识分析正常或异常的形态与结构。

　　素质目标

　　1. 培养良好的职业道德和一定逻辑思维推理能力。

　　2. 培养学生珍爱生命、敬畏生命的精神，提高团队合作的能力以及对科学的严谨态度。

　　前庭蜗器（vestibulocochlear organ）又称位听器或耳（ear），包括前庭器（vestibular apparatus）和听器（auditory apparatus）。二者的功能虽不同，但结构关系密切。前庭蜗器包括外耳、中耳、和内耳三部分（图14-1）。外耳和中耳是声波的收集和传导装置，内耳是听觉感受器和位觉感受器之所在。

第一节　外　耳 📱微课14-1

⇒ 案例引导 ···

　　患者，男，4岁。因"咽痛7天，右外耳道渗出脓性分泌物伴疼痛3天"入院。患者于7天前，受凉后出现咽部疼痛，伴有发热，体温达39℃，自服阿莫西林胶囊治疗后无好转。3天前出现右侧外耳瘙痒，继之发生疼痛，且逐渐加重，门诊以"中耳炎"收入院。既往体健，无外伤及手术史。查体：体温39℃，血压：110/70mmHg，神志清晰，精神差，颈无抵抗，胸廓无畸形，双肺呼吸音清，未闻及干湿性啰音。心率90次/分，律齐，各瓣膜听诊区未闻及杂音。腹平坦，肝脾未触及。专科检查：右侧外耳有黄色脓性分泌物，耳廓有牵拉痛，乳突区压痛。双耳听力正常。初步诊断：急性化脓性中耳炎。

　　提问：

　　1. 中耳的组成及结构特点是什么？

　　2. 幼儿咽炎诱发中耳炎伴乳突区压痛的解剖学基础是什么？

　　3. 中耳炎为何能引发颅内感染？

外耳（external ear）包括耳廓、外耳道和鼓膜三部分（图14-1）。

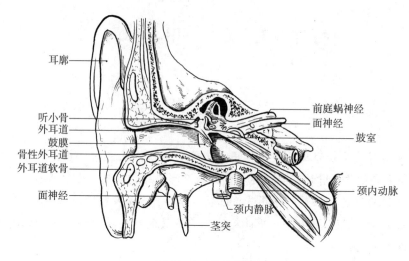

图14-1　前庭蜗器

一、耳廓

耳廓（auricle）居头部两侧，凸面向后，凹面朝向前外，有收集声波的作用。耳廓上部的大部分以弹性软骨和结缔组织构成支架，外覆皮肤，皮下组织少但神经血管丰富；耳廓下部无软骨，仅含结缔组织和脂肪，称为耳垂（auricular lobule），有丰富的神经、血管，是临床常用的采血部位。

二、外耳道

外耳道（external acoustic meatus）是从外耳门至鼓膜的弯曲管道（图14-1）。成人长2.0~2.5cm。外耳道外侧1/3为软骨部，与耳廓的软骨相延续，朝向内后上方；内侧2/3为骨部，由颞骨鳞部和鼓部围成，朝向内前下方。两部交界处较为狭窄。由于软骨部可被牵动，故将耳廓向后上方牵拉，以便观察鼓膜。婴儿外耳道几乎全由软骨支持，短而直，鼓膜又近于水平位，检查时应将耳廓向后下方牵拉。

外耳道表面皮肤薄，皮下组织少，皮肤与软骨膜、骨膜结合紧密，当外耳道发生疖肿时，因张力较大而疼痛剧烈。皮肤内除含有丰富的感觉神经末梢、毛囊、皮脂腺外，还含丰富的耵聍腺，可分泌一种黏稠的液体，称为耵聍，有保护作用，干燥后结痂成块可阻塞外耳道，影响听力。

三、鼓膜

鼓膜（tympanic membrane）（图14-1、图14-2）位于外耳道与鼓室之间，为椭圆形、呈浅漏斗状半透明的薄膜，其外侧面向前下外方向倾斜，与外耳道下壁约成45°角，故外耳道的前壁和下壁较后壁和上壁为长。

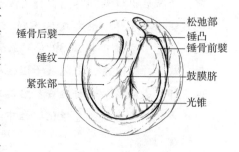

图14-2　鼓膜

鼓膜周缘较厚，附着于颞骨上，中心向内凹陷，为锤骨柄末端附着处，称鼓膜脐（umbo of tympanic membrane）。由鼓膜脐沿锤骨柄向上，可见鼓膜向前、向后形成两个襞，分别称为锤骨前襞和锤骨后襞。两襞之间，鼓膜前上1/4的三角形区为松弛部，薄而松弛，活体呈淡红色。鼓膜后下3/4为紧张部，坚实而紧张，活体呈灰白色。自鼓膜脐向前下方有一个三角形的反光区，称光锥（cone of light）。光锥消失是鼓膜内陷的重要标志。

⊕ 知识链接

鼓膜的特点

鼓膜分隔外耳与中耳，其结构可分为三层，外面被覆鳞状上皮，内面覆以黏膜，中间为纤维层。活体耳镜可以观察到鼓膜的全貌，除了紧张部、松弛部，还可观察到鼓膜脐、锤纹、锤凸和反射光锥。紧张部中央以下区域缺乏血管、神经，内侧也无重要器官，是临床上鼓膜切开术的合适部位。由于鼓膜与前庭窗的面积比例是 20∶1，鼓膜可以把很弱的声波提高 17～20 倍。鼓膜的张力受鼓膜张肌和镫骨肌的影响。

第二节　中　耳 📱微课 14-2

中耳（middle ear）包括鼓室、咽鼓管、乳突窦和乳突小房。大部分位于颞骨岩部内。中耳向外借鼓膜与外耳道相隔，向内与内耳相毗邻，向前借咽鼓管通向鼻咽部。

一、鼓室

鼓室（tympanic cavity）位于鼓膜与内耳之间（图 14-1），是居颞骨岩部内形态不规则的含气小腔。室腔内面衬覆有黏膜，与咽鼓管、乳突窦和乳突小房的黏膜相连续，并且相互交通。鼓室内有听小骨、韧带、肌、血管和神经等。

（一）鼓室的壁

1. 上壁　又称盖壁，由鼓室盖构成，分隔鼓室与颅中窝。中耳疾患侵犯此壁，可引起耳源性颅内并发症。

2. 下壁　又称颈静脉壁，仅为一薄层骨板，将鼓室与颈内静脉起始部分隔。

3. 前壁　亦称颈动脉壁，即颈动脉管的后壁。此壁很薄，借骨板分隔鼓室与颈内动脉管。此壁上部有两个小管的开口，上方者为鼓膜张肌半管口，下方者为咽鼓管鼓室口。

4. 后壁　即乳突壁（图 14-3），上部有乳突窦开口，鼓室借此向后通乳突小房，故中耳炎可诱发乳突炎。乳突窦开口的下方有一骨性突起，称为锥隆起，内藏镫骨肌。

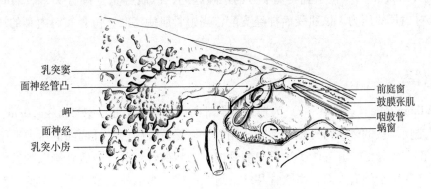

乳突窦
面神经管凸
岬
面神经
乳突小房

前庭窗
鼓膜张肌
咽鼓管
蜗窗

图 14-3　鼓室内侧壁

5. 外侧壁　大部分由鼓膜构成，又名鼓膜壁。鼓室鼓膜以上的空间称鼓室上隐窝（图 14-4）。中耳炎时，脓液破坏鼓膜可造成鼓膜穿孔，脓液从外耳道流出。

6. 内侧壁　即内耳的外侧壁，亦称迷路壁（图 14-3）。其中部的圆形隆起称岬（promontory）。岬的后上方有一卵圆形小孔，称前庭窗（fenestra vestibui），通向前庭，由镫骨底封闭。岬的后下方有一圆形小孔，称蜗窗（fenestra cochleae），由第二鼓膜封闭。在前庭窗后上方有一弓形隆起，称面神经管凸，内有面神经通过。此管壁骨质甚薄，甚至缺如，中耳的炎症或手术易伤及面神经致面瘫。

（二）鼓室内的结构

1. 听小骨（auditory ossicles） 位于鼓室内，自外向内依次为锤骨、砧骨和镫骨（图14 - 4）。锤骨（malleus）形如鼓锤，有头、柄、外侧突和前突。柄细长，其末端附于鼓膜脐区。砧骨（incus）有一体和长、短两脚。砧骨体与锤骨头形成砧锤关节，并借韧带连于鼓室上隐窝上壁。镫骨（stapes）形似马镫，可分为一头、一底和前、后两脚。砧骨长脚与镫骨头形成砧镫关节，砧骨底借韧带连于前庭窗的周边，封闭前庭窗。3块听小骨连成听小骨链，组成杠杆系统。锤骨借柄连于鼓膜，镫骨底封闭前庭窗，当声波冲击鼓膜时，听小骨链相继运动，使镫骨底在前庭窗做向内或向外的运动，将声波的振动转换成机械能传入内耳。炎症所引起听小骨粘连、韧带硬化等，听小骨链的活动受到限制，可使听觉减弱。

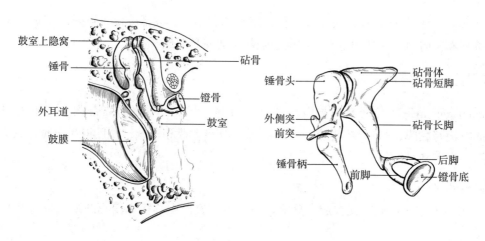

图14 - 4　听小骨

2. 运动听小骨的肌 共有2条，分别称为鼓膜张肌和镫骨肌。

（1）**鼓膜张肌（tensor tympani）** 位于咽鼓管上方的小管内（图14 - 3），止于锤骨柄上端，受三叉神经的下颌神经支配，该肌收缩将向内侧牵拉锤骨柄，使鼓膜内陷以紧张鼓膜。

（2）**镫骨肌（stapedius）** 位于乳突窦下方的锥隆起内，以肌腱止于镫骨头。收缩时将镫骨头拉向后外方，以减低对内耳的压力。该肌受面神经支配，当镫骨肌瘫痪时，镫骨底对内耳的压力加大，可引起听觉过敏。

二、咽鼓管

咽鼓管（auditory tube）（图14 - 3）为连通鼻咽部与鼓室间的通道，长3.5 ~ 4.0cm，由前内下斜向后外上。其作用是使鼓室的气压与外界的大气压相等，以保持鼓膜内、外两面的压力平衡。

咽鼓管分骨部和软骨部。其外侧1/3位于颞骨内，为咽鼓管骨部，向后外侧以咽鼓管鼓室口开口于鼓室前壁；内侧2/3位于颅底外面，由软骨和纤维组织围成，为咽鼓管软骨部，向前内侧以咽鼓管咽口开口于鼻咽侧壁。两部交界处，其管腔最狭窄。咽鼓管咽口平时处于关闭状态，仅在吞咽运动或尽力张口时，可暂时开放。幼儿咽鼓管较成人短而宽，近水平位，故咽部感染易经咽鼓管侵入鼓室引起中耳炎。咽鼓管闭塞也会影响中耳的正常功能。

三、乳突窦和乳突小房

乳突窦（mastoid antrum）（图14-3）位于鼓室上隐窝的后方，界于鼓室和乳突小房之间，向前开口于鼓室后壁上部，向后下与乳突小房相通。乳突小房（mastoid cells）为颞骨乳突部内的许多含气小腔，大小不等，形态不一，相互通联，腔内覆有黏膜，并与乳突窦和鼓室的黏膜相延续。故中耳炎可经乳突窦侵犯乳突小房而引起乳突炎。

第三节　内　耳　📱微课14-3

内耳（internal ear）又称迷路，位于颞骨岩部内（图14-5），居鼓室内侧壁和内耳道底之间，构造复杂，形状不规则，由骨迷路和膜迷路两部分组成。骨迷路是由颞骨岩部骨密质所围成的不规则腔隙；膜迷路套于骨迷路内，是密闭的膜性管腔或囊。膜迷路内充满内淋巴，膜迷路与骨迷路间充满外淋巴。内、外淋巴互不相通，位、听觉感受器即位于膜迷路内。

一、骨迷路

骨迷路（bony labyrinth）是由骨密质围成的管道，由后外侧向前内侧沿颞骨岩部的长轴排列，依次分为相互通连的三部分，即骨半规管、前庭和耳蜗（图14-6）。

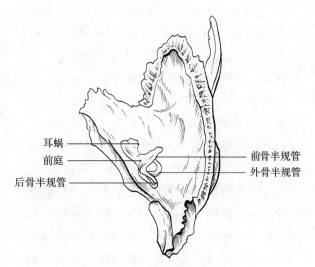

耳蜗
前庭
后骨半规管
前骨半规管
外骨半规管

图14-5　内耳在颞骨岩部的投影

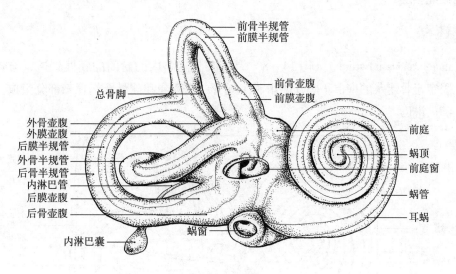

前骨半规管
前膜半规管
总骨脚
前骨壶腹
前膜壶腹
外骨壶腹
外膜壶腹
后膜半规管
外骨半规管
后骨半规管
内淋巴管
后膜壶腹
后骨壶腹
前庭
蜗顶
前庭窗
蜗管
耳蜗
内淋巴囊
蜗窗

图14-6　骨迷路

（一）前庭

前庭（vestibule）居骨迷路中部，呈一近似椭圆形的腔隙，容纳膜迷路的椭圆囊和球囊。前下部借一大孔通连耳蜗；后上部借五个小孔与三个骨半规管通连。前庭的外侧壁（即鼓室的内侧壁）上有前庭窗，此处与镫骨底相连接；内侧壁是内耳道的底，有面神经、前庭蜗神经和内耳的血管通过。

（二）骨半规管

骨半规管（bony semicircular canals）为三个相互垂直的半环形的骨管，分别称为前、后和外骨半规管。前骨半规管弓向上方，居弓状隆起深面，与颞骨岩部的长轴垂直；后骨半规管弓向后外方，与颞骨岩部的长轴平行；外骨半规管呈水平位，弓向外侧。每个骨半规管皆有两个骨脚。其中，细小的称单骨脚，膨大的称壶腹骨脚，膨大部分叫骨壶腹。因前、后半规管的单骨脚合成了一个总骨脚，故三个骨半规管共有 5 个口与前庭通连。

（三）耳蜗

耳蜗（cochlea）位于前庭的前方，形如蜗牛壳（图 14 - 6，图 14 - 7）。尖朝向前外侧，称为蜗顶；底朝向后内侧，对着内耳道底，称为蜗底。耳蜗由蜗轴和蜗螺旋管构成。

蜗轴位于耳蜗中央，由骨松质构成，呈水平位的圆锥形，由蜗底延至蜗顶。蜗轴的骨松质内有蜗神经穿过。蜗螺旋管是由骨密质围成的骨管，围绕蜗轴盘曲约两圈半，起自前庭，以盲端终于蜗顶。骨螺旋板由蜗轴发出突向蜗螺旋管内，此板并未达蜗螺旋管的外侧壁，其间缺空处由蜗管填补封闭。蜗管将蜗螺旋管分为两半：近蜗顶侧的管腔为前庭阶；近蜗底侧者为鼓阶。前庭阶一端与前庭窗相接，鼓阶一

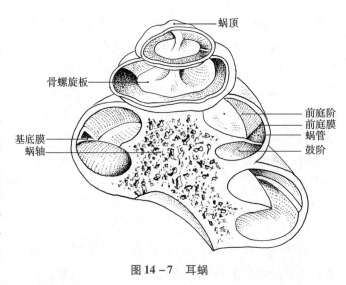

图 14 - 7　耳蜗

端与蜗窗相接。前庭窗被镫骨底封闭，蜗窗为第二鼓膜所封闭。前庭阶和鼓阶内均含外淋巴，二者只在蜗顶处借蜗孔彼此相通。

二、膜迷路

膜迷路（membranous labyrinth）（图 14 - 8）是套在骨迷路内的封闭的膜性管道，与骨迷路形态相似，借纤维束固定于骨迷路的壁上。膜迷路由膜半规管、椭圆囊和球囊及蜗管三部分组成。它们之间相连通，其内充满内淋巴。

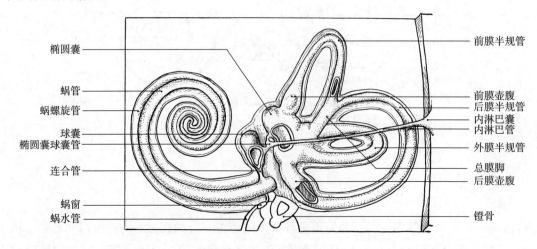

图 14 - 8　膜迷路模式图

（一）椭圆囊和球囊

椭圆囊（utricle）和球囊（saccule）均居于骨迷路的前庭内。椭圆囊位于后上方，其后壁有5个开口与三个膜半规管连通；前壁借椭圆球囊管（utriculosaccular duct）连接球囊。球囊较椭圆囊小，位于椭圆囊前下方，向下借连合管与蜗管相连。内淋巴管自椭圆球囊管中段发出，穿前庭内侧壁，至颞骨岩部后面，在硬脑膜内扩大为内淋巴囊。内淋巴可经此囊渗出至周围的血管丛。

在椭圆囊内的底部和前壁上有椭圆囊斑（macula utriculi）；在球囊内的前壁上，有球囊斑（macula sacculi），均是白色小斑，是位觉感受器，能感受头部静止的位置及直线变速运动的刺激。

（二）膜半规管

膜半规管（semicircular ducts）三个，套于同名骨半规管内，其形态、位置与骨半规管相似，其管径比骨半规管小。在各骨壶腹内的膨大部分称膜壶腹，壁上有隆起的壶腹嵴（crista ampullaris），是位觉感受器，能感受旋转变速运动的刺激。

（三）蜗管

蜗管（cochlear duct）套于蜗螺旋管内，界于前庭阶和鼓阶之间，与蜗螺旋管有相应的盘曲。其起始端借连合管与球囊相连通，顶端为盲端，终于蜗顶。蜗管的横切面呈三角形，有上、下和外侧三个壁（图14-7）。上壁为蜗管前庭壁（前庭膜），与前庭阶相隔；外侧壁为蜗螺旋管内表面骨膜的增厚部分，有丰富的血管和结缔组织，一般认为与内淋巴的产生有关；下壁由骨螺旋板和蜗管鼓壁（螺旋膜，又称基底膜）组成，与鼓阶相隔。在螺旋膜上有螺旋器（spiral organ），又称Corti器，是听觉感受器。

三、内耳道

内耳道（internal acoustic meatus）位于颞骨岩部内，起自内耳门，终于内耳道底。内耳道底有很多小孔，前庭蜗神经、面神经和内耳的血管由此穿行。

四、声音的传导

声音传导途径有空气传导和骨传导两种，正常情况下以空气传导为主。

1. 空气传导途径　声波经外耳道传入内耳。

声波→耳廓→外耳道→鼓膜→锤骨→砧骨→镫骨→前庭窗→内耳淋巴液→螺旋器→前庭蜗神经→听觉中枢

2. 骨传导途径　声波经颅骨传入内耳。

声波→颅骨→骨迷路→内耳淋巴液→螺旋器→前庭蜗神经→听觉中枢

🌐 **知识链接**

人工耳蜗

外耳和中耳的疾患引起的耳聋称为传导性耳聋。此时空气传导途径阻断，但骨传导尚可以部分地代偿，故不会产生完全性耳聋。螺旋器、蜗神经、听觉传导通路及听觉中枢的疾患引起的耳聋，称为神经性耳聋。此时空气传导和骨传导的途径虽属正常，但也不能引起听觉。

人工耳蜗植入，已被作为重度感音神经性耳聋治疗的首选方案。我国的人工耳蜗植入各方面都经历了快速的发展，其中，适应证范围、手术技术、新编码技术应用三个方面逐渐与国际主流方向接轨，达到了国际水平，获得了相当的学术成就。对于听神经不完整的失聪患者，听性脑干植入装置绕过了听神经，直接刺激脑干中的听觉神经核团。人工中耳也得到了很好的应用。

【附】 其他感受器

（一）嗅器

嗅器（olfactory organ）位于鼻腔上鼻甲及其相对的鼻中隔以及其以上的嗅黏膜中。呈黄色，含有嗅细胞，为双极细胞，其周围突分布于嗅黏膜，中枢突汇集成15~20条嗅丝，穿筛孔入颅，止于嗅球。

（二）味器

味器（gustatory organ）即味蕾（taste bud），为味觉感受器，具有感受酸、甜、苦、咸的味觉功能。位于舌的菌状乳头、轮廓乳头、叶状乳头以及软腭、会厌等处的上皮中，以菌状、轮廓乳头上的味蕾最多。味蕾呈卵圆形，神经纤维由其底部进入味蕾，顶端借味孔通口腔。舌前2/3的味蕾由面神经支配，舌后1/3则由舌咽神经支配。

（三）皮肤

皮肤（skin）由表皮和真皮构成。其深面为皮下组织，即浅筋膜。毛发、指（趾）甲、皮脂腺、汗腺和乳腺均是皮肤的附属结构。皮肤不但能感受痛、温、触、压等刺激，而且发挥着重要的屏障保护作用，即防止体液的丢失，阻挡体外物质入侵机体，同时还具有排泄废物、调节体温等功能。

1. 表皮（epidermis） 位于皮肤的浅层，由角化的复层扁平上皮组成，无血管。在手掌和足底最厚。表皮的基底层细胞之间有色素细胞，该细胞的多少，决定不同的肤色。

2. 真皮（dermis） 位于表皮深面，主要由胶原纤维和弹性纤维交织构成，并含有从表皮陷入的毛囊和腺体以及从深层来的血管、神经、淋巴管等。

3. 皮褶和分裂线 皮褶（crease）是位于关节屈侧或伸侧皮肤的褶线，褶处的皮肤较薄，其真皮借结缔组织与深面的结构（常为深筋膜）紧密相连。真皮内的胶原纤维束多按一定的张力方向平行排列所形成的纹理，称为分裂线（line of cleavage）。若沿分裂线作切口，则伤口愈合后瘢痕较小，若与此线作正交切口，则愈合后瘢痕较大。

✿ 护理应用解剖

咽鼓管吹张术及解剖学基础 咽鼓管吹张术用于诊治咽鼓管阻塞，引流鼓室积液，提高听力。患者取坐位，将听诊橡皮管两头分别塞入患者和术者外耳道口。将咽鼓管导管弯端向下经患耳侧鼻前孔，循鼻底缓缓伸入鼻咽，接触咽后壁后，徐徐退出1cm左右，同时将弯端向外转90°，使导管经咽鼓管圆枕滑落于咽鼓管开口处。固定导管的位置，用橡皮吹气球接导管末端将空气轻轻吹入。若听到"呼－呼"声，表示咽鼓管通畅；若为"吱－吱"声，表示狭窄；水泡声表示有液体；若听不到声音，表示完全阻塞。

咽鼓管借咽鼓管咽口开口于鼻咽侧壁；借鼓室口开口于鼓室，为连通鼻咽部与鼓室间的通道。鼓室借鼓膜与外耳道相邻。咽鼓管咽口位于下鼻甲后方约1.5cm处，该口的前、上和后方有明显的半环形隆起，称咽鼓管圆枕，是咽鼓管吹张术时寻找咽鼓管咽口的标志。咽鼓管具有维持鼓膜内、外压力平衡，利于鼓膜的振动的作用。咽鼓管咽口平时处于关闭状态，仅在吞咽运动或尽力张口时，可暂时开放。咽部有炎症时，咽鼓管因黏膜肿胀而阻塞，空气不能进入鼓室，鼓室内原有的空气被吸收形成负压，引起鼓膜内陷，患者有耳内堵塞感、耳鸣等。婴幼儿的咽鼓管较成人短而宽，近水平位，咽部感染可直接沿咽鼓管蔓延至鼓室，引起中耳炎。

答案解析

目标检测

一、思考题

1. 试述中耳的组成；鼓室的六壁及毗邻结构；鼓室内主要的骨和肌；肌的位置、作用和神经支配。

2. 声波的传导途径是什么？

3. 内耳的感受器有哪些？各位于何处？分别感受哪些刺激？

二、综合题

患者，男，6岁。主因双耳耳聋2年入院。患者2年前因受凉后出现咽部疼痛、咳嗽，伴有发热，体温达39℃，右侧外耳瘙痒，继之发生疼痛，且逐渐加重，并出现黄色脓性分泌物。门诊诊断"急性化脓性中耳炎"，给予肌内注射链霉素治疗1周。3个月后，患者双耳出现渐进性听力减退。诊断为"药物中毒性耳聋"。

问题：（1）耳聋分为哪两种？引起耳聋的主要原因是什么？

（2）从解剖学角度阐述为何幼儿咽炎易致中耳炎并可进而导致乳突窦炎？

（金昌洙）

书网融合……

本章小结

微课1

微课2

微课3

题库

第五篇
神经系统

第十五章　神经系统概述

PPT

📓 学习目标

知识目标

1. 掌握　神经系统的区分；反射与反射弧的组成；神经系统的常用术语。

2. 熟悉　神经系统在机体内的作用和地位。

3. 了解　神经元的构造和分类。

技能目标

1. 能准确区分神经系统。

2. 能准确理解神经系统常用术语。

素质目标

培养学生爱岗敬业、无私奉献的高尚品德。

神经系统（nervous system）是人体中结构和功能最复杂，起主导作用的调节系统。神经系统借助于与其相连的感受器，接受内、外环境的各种刺激，并将这些刺激转变为神经冲动经传入神经传至脊髓和脑的各级中枢，经过整合分析，再经传出神经传至全身各器官系统，以调节和控制其活动，使其统一协调。

由于生产劳动、语言机能和社会活动，使人类大脑皮质高度发展，而人类的神经系统又有其特点，不仅具有与高等动物相似的各种感觉和运动中枢，而且有更复杂的语言中枢。因此，人类不仅能适应和认识世界，而且可以主观能动地改造世界，使自然界为人类服务。

一、神经系统的区分和组成

（一）神经系统的区分

神经系统在结构和功能上是不可分割的整体，但为了学习和研究的方便，将其分为中枢神经系统（central nervous system）和周围神经系统（peripheral nervous system）（图 15-1）。

中枢神经系统包括位于颅腔内的脑和位于椎管内的脊髓；周围神经系统包括与脑相连的脑神经（cranial nerve）和脊髓相连的脊神经（spinal nerve）。脑神经共 12 对，主要分布于头颈部；脊神经共 31 对，主要分布于躯干和四肢。周围神经根据其分布对象的不同，可分为躯体神经（somatic nerve）和内脏神经（visceral nerve）。躯体神经分布于体表、骨、关节和骨骼肌；内脏神经分布于内脏、心血管和腺体。躯体神经和内脏神经都包含有感觉纤维和运动纤维。感觉纤维（sensory fiber）又称传入纤维（afferent fiber），其将神经冲动自感受器传向中枢部；运动纤维（motor fiber）又称传出纤维（efferent fiber），其将中枢部的神经冲动传向周围的效应器。内脏运动

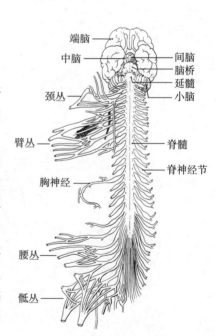

图 15-1　神经系统的区分

神经包括交感神经和副交感神经。

（二）神经系统的组成

神经系统的基本组织是神经组织，由神经元和神经胶质细胞构成。

1. 神经元（neuron）　　即神经细胞，是一种高度分化的细胞，为神经系统结构和功能的基本单位，具有接受刺激并传导神经冲动的功能。

（1）神经元的构造　　人类神经元的大小和形态差异较大，但每一个神经元都由胞体和突起两部分组成。胞体是神经元的营养和代谢中心，含有其特有的尼氏体（Nissl body）和神经原纤维（neurofibril）。突起分为树突（dendrite）和轴突（axon）两类。树突通常有多个，是胞体向外伸出的较短的树枝状突起，表面有许多小的突起，称为树突棘（dendrite spine）。树突和胞体能接受来自其他神经元或感受器的信息。轴突通常只有一条，其长短粗细不一，短者只有几微米，长者可达 1m 以上，直径 0.2～20μm。轴突是神经元的主要传导装置，可把神经冲动从轴突起始部传向末端。

（2）神经元的分类

1）依据神经元突起的数目　　可分为 3 类。①假单极神经元：从胞体发出一个短突起，随即呈"T"形分成两支，一支称周围突，分布到周围组织的感受器；另一支称中枢突，进入脑或脊髓。脊神经节中的神经元就属于这类。②双极神经元：从胞体的两端分别发出一个突起，一支属于周围突至感受器，另一支属于中枢突进入脑或脊髓。如前庭神经节和蜗神经节内的感觉神经元、视网膜内的双极细胞等。③多极神经元：含有多个树突和一个轴突，脑和脊髓内的神经元多属于此类。

2）依据神经元的功能及神经兴奋的传导方向　　可分为 3 类。①感觉神经元（sensory neuron）：将内、外环境的各种刺激传向中枢，也称传入神经元（afferent neuron），假单极神经元和双极神经元即属此类型。②运动神经元（motor neuron）：属多极神经元，也称传出神经元（efferent neuron），将神经冲动由中枢传至周围部的效应器，支配骨骼肌、心肌、平滑肌的运动和腺体的分泌。③联络神经元（association neuron）：也称中间神经元（interneuron），通常为多级神经元，位于中枢神经系统内的感觉神经元与运动神经元之间，约占神经元总数的 99%。

3）依据神经元轴突的长短　　可将联络神经元分为：①Golgi Ⅰ型细胞，轴突较长，将神经冲动从中枢的某一部位传向另一部位，也称为接替性或投射性中间神经元；②Golgi Ⅱ型细胞，轴突较短，仅在局限的小范围内传递信息，又称为局部中间神经元。

4）依据神经元所分泌、释放的化学递质不同　　可分为：①单胺能神经元，广泛分布于中枢和周围神经系统中，可释放去甲肾上腺素、多巴胺、5－羟色胺等。②肽能神经元，广泛分布于中枢和周围神经系统中，可释放 P 物质、脑啡肽、生长抑素等。③氨基酸能神经元，主要分布于中枢神经系统内，可释放谷氨酸、γ－氨基丁酸、甘氨酸等。④胆碱能神经元，主要分布于中枢神经系统和部分内脏神经中，释放乙酰胆碱。

（3）神经纤维（nerve fiber）　　神经元较长的突起连同其外包被的结构称为神经纤维，分为有髓神经纤维和无髓神经纤维两种。若被髓鞘和神经膜共同包裹，称为有髓神经纤维；若只有神经膜包裹，则为无髓神经纤维。髓鞘是由胶质细胞呈同心圆状反复包裹轴突形成，呈节段性，各节段间的缩窄部称郎飞结。中枢神经系统内的有髓神经纤维的髓鞘由少突胶质细胞构成；周围神经系统内的有髓神经纤维的髓鞘由施万细胞（Schwann cell）形成。

（4）突触（synapse）　　是神经元与神经元之间、神经元与效应器之间或神经元与感受器之间特化的接触区域。根据突触传递媒介物质性质的不同，突触可分为化学性突触和电突触两类。化学性突触以神经递质作为通讯媒介，是神经系统信息传递的主要方式，通常所说的突触也是指化学性突触。

　　化学突触一般由突触前成分、突触间隙和突触后成分三部分组成，突触前、后成分彼此相对的细胞膜分别称突触前膜和突触后膜，两者之间为宽 20 ~ 40nm 的突触间隙。突触前成分内有大量的突触小泡，内含高浓度的神经递质。当神经冲动传至突触前成分时，突触小泡内的神经递质即释放入突触间隙并与突触后膜的特异性受体结合，使突触后膜的电位变化而产生神经冲动，完成神经元间的神经冲动传递。

　　电突触是以电位扩布的方式进行信息传递，其结构基础是缝隙连接。

　　突触连接以多种形式存在，大多数突触是一个神经元的轴突末梢与另一个神经元的胞体或树突接触，称为轴 – 体或轴 – 树突触。此外，还有轴 – 轴、树 – 树、体 – 树或体 – 体突触等。

　　2. 神经胶质细胞（glia cells）　简称神经胶质或胶质细胞，广泛分布于中枢神经系统和周围神经系统中。在人类的中枢神经系统中，神经胶质细胞主要有星形胶质细胞、少突胶质细胞、小胶质细胞和室管膜细胞，其数量是神经元的 30 ~ 50 倍。在周围神经系统，神经胶质细胞主要有形成髓鞘的施万细胞和位于神经节内的卫星细胞。神经胶质细胞是神经系统的辅助成分，不能传导神经冲动，对神经元起支持、保护、分隔和营养等作用。

二、神经系统的常用术语

　　在神经系统内，依据神经元胞体和突起所在部位和不同的组合形式，给予不同的术语名称。

　　1. 灰质（graymatter）和皮质（cortex）　在中枢神经系统，神经元的胞体与树突聚集的部位，因其富含血管，在新鲜标本上色泽灰暗，故名灰质。在大脑、小脑表面的灰质，称为皮质。

　　2. 神经核（nucleus）　在中枢神经系统，除皮质以外，形态和功能相似的神经元胞体聚集成团或柱称为神经核。

　　3. 白质（white matter）和髓质（medulla）　在中枢神经系统，神经纤维聚集的部位，新鲜的标本因髓鞘色泽亮白而得名。位于大脑和小脑深面的白质又称为髓质。

　　4. 纤维束（fasciculus tract）　在中枢神经系统，起止、行程和功能基本相同的神经纤维聚集在一起，称为纤维束。

　　5. 神经节（ganglion）　在周围神经系统，形态和功能相似的神经元胞体聚集的部位称为神经节，包括感觉神经节和内脏运动神经节。

　　6. 神经（never）　在周围神经系统，神经纤维聚集形成粗细不等的神经。

　　7. 网状结构（reticular formation）　在中枢神经系统的某些部位，神经纤维交织成网状，其间散在有大小不等的神经元胞体，该区域称网状结构。

三、神经系统的活动方式

　　神经系统的基本活动方式是反射（reflex）。机体在神经系统的参与下，对内、外环境的刺激所作出的规律性应答，称为反射，如肢体被火灼痛时立即回撤、叩击髌韧带可引起伸膝运动（膝跳反射）等。反射活动的结构基础是反射弧（reflex arc），包括以下 5 个基本环节。①感受器：接受内、外环境的各种刺激，并将刺激转变为神经冲动。②传入神经：将神经冲动传入到中枢。③神经中枢。④传出神经：将神经中枢的兴奋传出到效应器。⑤效应器：即肌肉、腺体等产生效应的器官。反射须在反射弧的结构和功能完整的基础上才得以进行，反射弧的任何一个环节被阻断（受到抑制或破坏），反射即消失。因此临床上通过检查各种反射是否正常，来判断神经系统疾病的部位所在。

⊕ **知识链接**

非条件反射与条件反射

俄国生理学家 Pavlov 将人和高等动物的反射分为非条件反射和条件反射。非条件反射是指生来就有、数量有限、形式较固定和较低级的反射活动，如防御反射、食物反射、性反射等。这类反射能使机体初步适应环境，有利于个体与种系的生存。条件反射是指通过后天学习和训练而形成的反射，是在非条件反射的基础上不断建立起来的，使机体能更好地适应复杂多变的生存环境。

（武志兵）

答案解析

目标检测

思考题

1. 简述神经系统的区分。
2. 神经元的胞体和突起在周围部和中枢部形成哪些结构？
3. 神经系统的基本活动方式是什么？包括哪些基本环节？
4. 课后查阅张香桐的事迹，思考我们该怎么做？

书网融合……

题库

第十六章　中枢神经系统

PPT

📖 **学习目标**

知识目标

1. 掌握　脊髓灰质的主要核团、白质的主要上行传导束（薄束、楔束、脊髓丘脑束）和下行传导束（皮质脊髓束）的位置和机能；脑干内脑神经核群的位置、性质及其与脑神经的联系；脑干内主要上、下行传导束（内侧丘系、脊髓丘系、三叉丘系、锥体束）的位置及功能；小脑的位置、分叶和功能。间脑的位置和分部，丘脑腹后核的纤维联系；端脑的外形、分叶及大脑皮质的机能定位的位置和功能；基底核的位置和组成；内囊的位置、分部及通过的传导束。

2. 熟悉　脊髓的位置、外形，脊髓节段与椎骨的关系；脑干、小脑和间脑的外形。

3. 了解　脊髓反射和损伤表现；脑干各部代表性横切面；小脑三对脚的名称、位置及纤维成分；下丘脑的组成及主要核团的名称、位置和功能；下丘脑的功能及其与垂体的关系；边缘系统的概念。

技能目标

1. 能准确辨认各部分脑。

2. 能准确描述中枢神经系统各器官的位置。

素质目标

1. 了解脑卒中，培养学生"医者仁心"的高尚医德。

2. 培养学生严谨、勤奋、精益求精的工作作风和关爱患者的高尚品德。

第一节　脊　髓 📱微课16

➡️ **案例引导**

患者，男，56岁，右侧肢体麻木1个月，不能活动伴嗜睡2小时。患者呈嗜睡状态，叫醒后能正确回答问题。无头痛，无恶心、呕吐，不发热，二便正常。既往无药物过敏史，有高血压史10余年。无心脏病病史。查体：T 36.8℃，P 80次/分，R 20次/分，BP 160/90mmHg，嗜睡，双眼向左凝视，双瞳孔等大2mm，光反应正常，右侧鼻唇沟浅，伸舌偏右，心率80次/分，律齐，无异常杂音。右上下肢肌力0级，右侧腱反射低，右侧巴氏征（＋）。化验：血象正常，血糖8.6mmol/L。脑CT示：左额、颞、顶叶大片低密度病灶。初步诊断：脑卒中；左额颞叶急性脑梗死。

提问：

1. 中枢神经系统包括哪些器官？在人体各系统中的地位如何？

2. 脑可分为哪几部分？各部有哪些重要结构？

3. 该患者左侧大脑病变，为何护理时要重点观察右侧肢体的肌张力和肌力，并指导其进行右侧肢体肌力训练。

脊髓（spinal cord）起源于胚胎时期神经管的末端，与脑相比较，其分化较少，保留了神经管的基本结构，功能较低级，脊髓两侧与31对脊神经根相连，具有明显的节段性。脊髓通过脊神经及其内部的上、下行纤维束，与周围神经及脑的各部之间有着广泛的联系，完成各种感觉和运动信息的传导。脊髓的大部分复杂活动是在脑的控制下完成的，但脊髓本身也可以独立完成许多反射活动。

一、脊髓的位置和外形

脊髓位于椎管内，上端在平枕骨大孔处与延髓相连，末端逐渐变细，称为脊髓圆锥（conus medullaris）。圆锥向下延续为无神经组织的终丝（filum terminale），终丝在第2骶椎水平以下为硬脊膜包裹，向下止于尾骨的背面。成人脊髓下端约在第1腰椎下缘水平，全长约45cm。

脊髓呈前后略扁的圆柱状，全长粗细不等，有两个呈梭形的膨大，即颈膨大（cervical enlargement）（自第4颈节至第1胸节）和腰骶膨大（lumbosacral enlargement）（自第1腰节至第3骶节）（图16-1）。颈、腰骶膨大的形成，是由于与四肢的神经支配相关的神经元数量相对较多所致。在胚胎早期，由于四肢尚未发达，脊髓并无膨大，以后随着四肢的生长发育，两个膨大才逐渐形成。一些前肢发达的动物，其颈膨大较明显；一些后肢发达的动物，则腰骶膨大更明显；人类的上肢功能较发达，因而颈膨大要比腰骶膨大更为明显。

脊髓表面有6条平行的纵沟。前面正中较深的沟称前正中裂（anterior median fissure），后面正中较浅的沟称后正中沟（posterior median sulcus）。前正中裂与后正中沟将脊髓分为左、右对称的两半。此外，前正中裂两侧有前外侧沟（anterolateral sulcus），是脊神经前根根丝穿出的部位；后正中沟的两侧有后外侧沟（posterolateral sulcus），是脊神经后根根丝穿入的部位。

脊髓外形上无明显的节段性。将每一对脊神经前、后根的根丝附着于脊髓的范围称为一个脊髓节段。因为脊神经有31对，脊髓也相应地分为31个节段，即8个颈节（C）、12个胸节（T）、5个腰节（L）、5个骶节（S）和1个尾节（Co）。

在胚胎早期，脊髓与椎管的长度相一致，脊神经根呈水平方向经相应的椎间孔出椎管。胚胎3个月以后，由于人体脊柱的生长速度较脊髓快，脊髓上端因与脑连接而被固定，从而使脊髓下端相对逐渐上移，因此，脊髓的节段与相应的椎骨并不完全对应。出生时，脊髓下端可达第3腰椎水平，成人则平第1腰椎下缘水平（图16-2）。

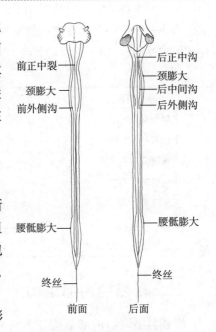

前正中裂　后正中沟
颈膨大　颈膨大
前外侧沟　后中间沟
　　　　后外侧沟
腰骶膨大　腰骶膨大
终丝　终丝
前面　后面

图16-1　脊髓的外形

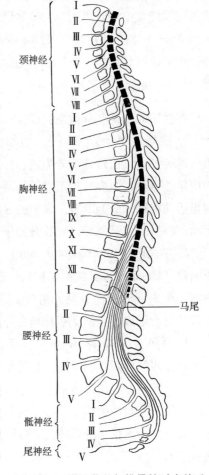

颈神经
胸神经
腰神经
骶神经
尾神经
马尾

图16-2　脊髓节段与椎骨的对应关系

了解脊髓节段与椎骨的对应关系，对脊髓病变的定位诊断和麻醉平面的判断具有重要意义。在成人，这种对应关系的大致推算方法见表 16 - 1。由于椎间孔与相应脊髓节段的距离自上而下逐渐增大，导致脊神经根在椎管内自上而下逐渐倾斜，特别是腰、骶、尾部的脊神经根在椎管内须下行一段较长的距离才到达相应的椎间孔，这些在脊髓末端下行的脊神经就围绕终丝聚集形成了马尾（cauda equina）。临床上常在第 3 ~ 4 或 4 ~ 5 腰椎之间行腰椎穿刺，以避免损伤脊髓，就是因为成人第 1 腰椎以下已无脊髓而只有马尾的缘故。

表 16 - 1　脊髓节段与椎骨的对应关系

脊髓节段	对应椎骨	推算举例
上颈髓 C_1 ~ C_4	与同序数椎骨同高	如第 3 颈髓节对第 3 颈椎
下颈髓 C_5 ~ C_8	较同序数椎骨高 1 个椎骨	如第 6 颈髓节对第 5 颈椎
上胸髓 T_1 ~ T_4	较同序数椎骨高 1 个椎骨	如第 3 胸髓节对第 2 胸椎
中胸髓 T_5 ~ T_8	较同序数椎骨高 2 个椎骨	如第 8 胸髓节对第 6 胸椎
下胸髓 T_9 ~ T_{12}	较同序数椎骨高 3 个椎骨	如第 11 胸髓节对第 8 胸椎
腰髓 L_1 ~ L_5	平对第 10 ~ 12 胸椎	
骶、尾髓 S_1 ~ S_5、Co	平对第 12 胸椎和第 1 腰椎	

二、脊髓的内部结构

脊髓各节段的内部结构基本相似，在脊髓的横切面上（图 16 - 3），中央部有中央管（central canal），贯穿脊髓全长，管腔内含脑脊液，向上通第四脑室，下端于脊髓圆锥处扩大为终室。呈 "H" 形的灰质围绕在中央管周围，灰质的周围是白质。中央管前、后的灰质分别称为灰质前连合（anterior gray commissure）和灰质后连合（posterior gray commissure）。在灰质后角基部外侧与白质之间，灰、白质混合交织形成网状结构（reticular formation）。

（一）灰质

在横切面上某些灰质突起成角，在纵切面上灰质纵贯成柱。

1. 前角（anterior horn）　也称前柱，主要由运动神经元和其他小型细胞构成。运动神经元又称前角运动神经元，按位置可分为内、外两侧群，内侧群称为前角内侧核，其神经元支配躯干肌；外侧群又称前角外侧核，主要分布于脊髓的两个膨大部，发出神经纤维支配四肢肌。另外，依据形态和功能，将前角运动神经元分为两型，大型的 α 运动神经元，主要分布到骨骼肌的梭外肌纤维，支配骨骼肌的随意运动；小型的 γ 运动神经元，分布于肌梭的梭内肌纤维，与调节肌张力有关。

2. 中间带（intermediate zone）　主要由中、小型细胞构成。T_1 ~ L_3 脊髓节段的中间带向外突出形成侧角（lateral horn，又称侧柱），其内的中间带外侧核（intermediolateral nucleus）是交感神经的低级中枢。在 S_2 ~ S_4 脊髓节段，相当于侧角的部位，有骶副交感核（sacral parasympathetic nucleus），主要由小型神经元组成，是副交感神经在脊髓的低级中枢。

3. 后角（posterior horn）　也称后柱，主要由中间神经元构成，接受后根的传入纤维。后角的神经元主要分四群核团。①缘层：是后角尖的边缘区，内含后角边缘核，接受后根的传入纤维。②胶状质：位于缘层的前方，由许多密集的小型细胞组成，纵贯脊髓全长，主要完成脊髓节段间的联系。③后角固有核：位于胶状质的前方，接受大量的后根传入信息，其发出的纤维经白质前连合交叉到对侧，组成脊髓丘脑束。④胸核（或背核）：仅见于 C_8 ~ L_2 节段，位于后角基部内侧，发出的纤维组成同侧的脊髓小脑后束。

脊髓灰质的板层构筑：根据 20 世纪 50 年代 Rexed 对脊髓灰质细胞构筑的研究，将灰质从背侧向腹侧分为 10 个板层，用罗马数字 I ~ X 命名。脊髓灰质板层与传统上的脊髓灰质核团之间的相互关系见表 16 - 2 和图 16 - 3。

表 16 - 2　脊髓灰质板层与核团的对应关系

板层	对应的核团（或部位）
I 层	后角缘层
II 层	胶状质
III、IV 层	后角固有核
V、VI 层	位于后角颈部和基部
VII 层	相当于中间带
VIII 层	位于前角基部
IX 层	前角运动神经元
X 层	脊髓中央管周围

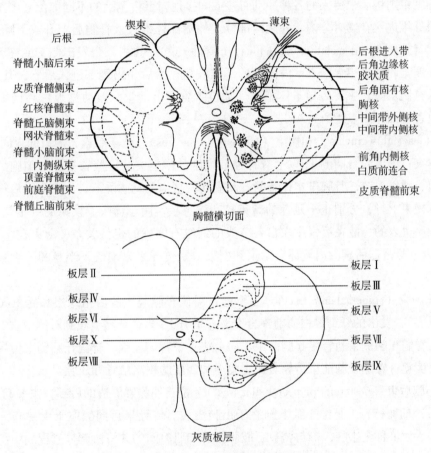

胸髓横切面

灰质板层

图 16 - 3　脊髓横切面及灰质板层

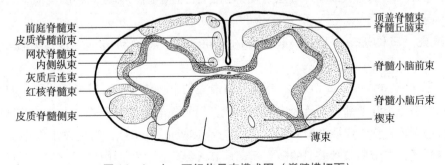

图 16 - 4　上、下行传导束模式图（脊髓横切面）

（二）白质

白质位于脊髓灰质周围，以脊髓表面的纵沟为界，分为三个索。前正中裂与前外侧沟之间的白质为前索（anterior funiculus）；前、后外侧沟之间的白质为外侧索（lateral funiculus）；后外侧沟与后正中沟之间的白质为后索（posterior funiculus）。前正中裂后方的白质为白质前连合（anterior white commisure）。

白质主要由纵向走行的纤维束组成（图16-3，图16-4）。纤维束包括长的上、下行纤维束和短的固有束。长上行纤维束（又称感觉传导束）将各种感觉信息传递到脑，包括薄束、楔束、脊髓丘脑束、脊髓小脑后束和脊髓小脑前束等；长下行纤维束（又称运动传导束）将脑部的运动信息下传到脊髓，包括皮质脊髓束、红核脊髓束、前庭脊髓束、顶盖脊髓束、网状脊髓束等。脊髓固有束紧贴灰质表面，起止均在脊髓，主要参与脊髓节段内或节段间的联系。

1. 上行纤维束　又称感觉传导束，由躯干和四肢接受的各种感觉信息，经脊神经后根传入脊髓，脊髓内的上行纤维束则将后根传入的各种冲动直接或间接地向上传至脑的不同部位（图16-3）。

脊神经后根纤维进入脊髓时分内、外侧两部分。外侧部纤维进入脊髓后上升或下降 1~2 节，在胶状质背外侧聚成背外侧束（dorsolateral fasciculus, Lissauer 束），再由该束发出侧支或终支进入后角，主要传导痛觉、温度觉和内脏感觉信息。内侧部的纤维较粗，沿后角内侧部进入后索，其升支组成薄束、楔束，降支进入脊髓灰质，主要传导本体感觉（如位置觉、运动觉、振动觉等）和精细触觉（如通过触摸辨别物体纹理粗细和两点距离）。

（1）薄束（fasciculus gracilis）和楔束（fasciculus cuneatus）　位于后索，薄束起自同侧 T_5 以下脊神经节细胞的中枢突；楔束起自同侧 T_4 以上脊神经节细胞的中枢突。这些脊神经节细胞的周围突分布到躯干、四肢的肌、腱、关节、骨膜等本体感受器和皮肤的精细触觉感受器；中枢突由后根内侧部进入脊髓，组成薄束、楔束上行，分别止于延髓的薄束核和楔束核。由于薄束、楔束的纤维是自骶、腰、胸、颈自下而上的顺序进入的，故在后索中来自各节段的纤维有明确的定位关系，薄束在 T_5 以下占据后索的全部，在 T_4 以上只占据后索的内侧部。薄束和楔束分别传导来自同侧下半身和上半身的本体感觉以及精细触觉。

（2）脊髓丘脑束（spinothalamic tract）　主要起自对侧脊髓灰质的后角缘层和后角固有核（即后角灰质Ⅰ、Ⅳ~Ⅶ层），发出的纤维经白质前连合交叉并上升 1~2 个脊髓节段到对侧白质的外侧索和前索上行，分别组成脊髓丘脑侧束和脊髓丘脑前束，向上终止于背侧丘脑。脊髓丘脑侧束传导对侧半躯干和四肢的痛觉和温度觉；脊髓丘脑前束传导对侧半躯干和四肢的粗略触觉和压觉。

（3）脊髓小脑后束（posterior spinocerebellar tract）　位于外侧索周边的后部，主要起自同侧 L_2 以上脊髓后角（Ⅶ层）的胸核，上行经小脑下脚终于小脑皮质。传导来自同侧躯干下部和下肢的非意识本体感觉，反馈其活动信息至小脑，参与调节下肢肌张力和肌肉间的共济协调等过程。

（4）脊髓小脑前束（anterior spinocerebellar tract）　位于脊髓小脑后束的前方，主要起自腰髓以下对侧后角基部和中间带（腰骶膨大的Ⅴ~Ⅶ层外侧部），上行经小脑上脚进入小脑皮质，其功能与脊髓小脑后束相同。

2. 下行纤维束　又称运动传导束，起自脑的不同部位，将运动信息下传至脊髓（图16-3，图16-4）。

（1）皮质脊髓束（corticospinal tract）　是脊髓内最大的下行传导束，其纤维主要起自大脑皮质中央前回中、上部和中央旁小叶前部，下行经内囊和脑干，至延髓的锥体交叉处，大部分的纤维交叉至对侧于脊髓外侧索后部下行，称为皮质脊髓侧束（lateral corticospinal tract），沿途发出纤维止于同侧脊髓灰质前角的运动神经元，支配四肢骨骼肌的随意运动。其纤维定位从外向内依次排列的是骶、腰、胸、颈节纤维。少数皮质脊髓束的纤维在延髓不交叉而直接下行于同侧脊髓前索最内侧，称为皮质脊髓前束

（anterior corticospinal tract），沿途发出纤维止于双侧的前角运动神经元，支配双侧躯干肌的随意运动。

依据皮质脊髓束的行经和终止情况可以看出，支配四肢骨骼肌随意运动的前角运动神经元只接受对侧大脑皮质运动中枢的纤维，而支配躯干肌随意运动的前角运动神经元则接受双侧大脑皮质运动中枢的控制。当脊髓一侧的皮质脊髓束损伤时，仅表现出伤侧损伤平面以下肢体的瘫痪，而躯干肌不瘫痪，伤侧肢体肌张力增高，腱反射亢进，出现病理反射，且无明显的肌肉萎缩（硬瘫），与脊髓前角受损所致的瘫痪（软瘫）不同。

（2）红核脊髓束（rubrospinal tract） 位于外侧索皮质脊髓束腹侧，起自中脑红核，纤维交叉到对侧行于脊髓外侧索，下行止于上位颈髓灰质的Ⅴ～Ⅶ层。该束对支配屈肌的前角运动神经元有较强的兴奋作用，与皮质脊髓束一起对肢体远端肌运动有重要的影响。

（3）前庭脊髓束（vestibulospinal tract） 起于前庭神经外侧核，在同侧前索外侧部下行，止于脊髓灰质Ⅷ层和部分Ⅶ层。其功能主要是兴奋躯干和肢体的伸肌，并在调节身体平衡中起重要作用。

（4）网状脊髓束（reticulospinal tract） 起自脑桥和延髓的网状结构，大部分纤维在同侧下行于白质前索和外侧索的前内侧部，止于脊髓灰质Ⅶ、Ⅷ层，主要参与躯干和肢体近端肌运动的控制。

（5）顶盖脊髓束（tectospinal tract） 起自中脑上丘，纤维在中脑导水管周围灰质腹侧与被盖背侧之间交叉越边下行于脊髓前索，止于上颈髓灰质Ⅵ、Ⅶ层，参与完成视觉和听觉的反射活动。

（6）内侧纵束（medial longitudinal fasciculus） 大部分纤维来自双侧前庭神经核，于前索内下行，止于脊髓灰质Ⅶ、Ⅷ层，主要是协调眼球的运动和头、颈部的运动。

三、脊髓的功能

脊髓的功能主要表现在传导神经冲动和反射中枢作用。

（一）传导功能

通过脊髓白质中的上、下行纤维束使机体周围部分与脑的各部联系起来。因此，脊髓是上行或下行传导路的中继站，是脑和周围神经联系的重要通路。

（二）反射功能

反射功能是指脊髓固有的反射，其反射弧并不经过脑。脊髓作为一个低级中枢，有许多反射中枢位于脊髓灰质内，通过固有束和脊神经的前、后根等即可完成一些反射活动，如腱反射、屈肌反射、排尿和排便反射等。在正常情况下，脊髓的反射活动始终在脑的控制下进行。

⊕ 知识链接

脊髓灰质炎与"糖丸爷爷"顾方舟

脊髓灰质炎即小儿麻痹症，由于脊髓灰质炎病毒感染导致脊髓前角病变，表现为脊髓前角运动神经元所支配的骨骼肌（如一侧下肢）迟缓性瘫痪、肌张力低下、腱反射消失、肌萎缩、病理反射消失，但感觉正常。脊髓灰质炎是一种严重威胁儿童健康的急性传染病。20世纪50年代，脊髓灰质炎在我国多地流行。

1957年，顾方舟临危受命，带领研究小组在中国首次分离出脊髓灰质炎病毒，并成功研制出首批脊髓灰质炎活疫苗和脊髓灰质炎糖丸活疫苗，被誉为"中国脊髓灰质炎疫苗之父"。为了验证疫苗的安全性，他甘愿拿自己和儿子当作试验对象，以身试药。自1964年脊髓灰质炎糖丸活疫苗在全国范围内推广以来，脊髓灰质炎的年平均发病率从1949年的4.06/10万下降到1993

年的 0.046/10 万，数十万儿童免于致残。脊髓灰质炎糖丸活疫苗护佑了几代中国人，最终实现了中国全面消灭脊髓灰质炎并长期维持无脊髓灰质炎状态。2000 年，"中国消灭脊髓灰质炎证实报告签字仪式"在卫生部举行，已经 74 岁的顾方舟作为代表，签下了自己的名字。世界卫生组织宣布，中国成为无脊髓灰质炎国家！顾方舟以国家需求为使命，为脊髓灰质炎的防治奉献一生，造福亿万儿童，为护佑国人健康、推动中国公共卫生事业发展做出卓越贡献。2019 年 9 月 29 日，顾方舟被授予"人民科学家"国家荣誉称号。

第二节　脑

脑（brain 或 encephalon）位于颅腔内，成人脑的平均重量约为 1400g，是人类中枢神经系统最高级的部分。脑可分为端脑、间脑、中脑、脑桥、延髓和小脑六个部分（图 16 - 5，图 16 - 6）。通常将中脑、脑桥和延髓合称为脑干。在胚胎早期，神经管前部演化为前脑（forebrain 或 prosencephalon）、中脑（midbrain 或 mesencephalon）和菱脑（hindbrain 或 rhombencephalon）。前脑又分化为端脑和间脑，中脑的变化较小，菱脑进一步分化为后脑（metencephalon）和末脑（myelencephalon）。后脑又衍化为脑桥和小脑，末脑即形成延髓。延髓向下经枕骨大孔与脊髓相连。随脑的发育，胚胎时期的神经管内腔形成了脑室系统。

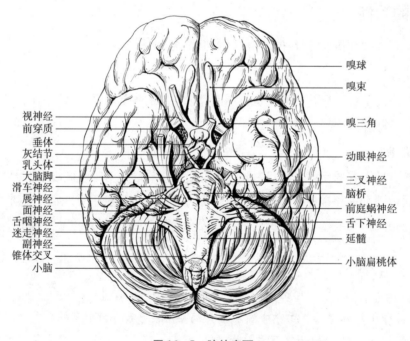

图 16 - 5　脑的底面

一、脑干

脑干（brain stem）是位于脊髓、间脑与小脑之间较为缩窄的脑部，自下而上包括延髓、脑桥和中脑三部分。延髓和脑桥的腹侧面靠近颅后窝的斜坡，背侧面经小脑脚与小脑相连，延髓、脑桥与小脑之间的室腔为第四脑室。第Ⅲ～Ⅻ对脑神经连于脑干（图16 - 6，图 16 - 7）。

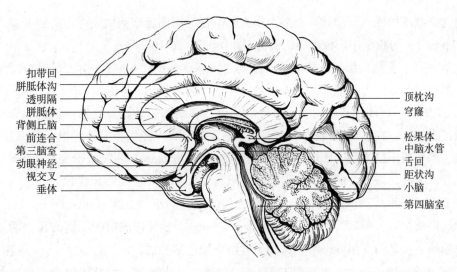

图 16-6 脑的正中矢状切面

扣带回
胼胝体沟
透明隔
胼胝体
背侧丘脑
前连合
第三脑室
动眼神经
视交叉
垂体

顶枕沟
穹窿
松果体
中脑水管
舌回
距状沟
小脑
第四脑室

（一）脑干的外形

1. 延髓（medulla oblongata） 形如倒置的圆锥体，位于脑干尾侧端，其下端在平枕骨大孔处与脊髓相连，上端腹侧借横行的延髓脑桥沟与脑桥为界，背侧借第四脑室中横行的髓纹与脑桥为界（图16-7，图16-8）。

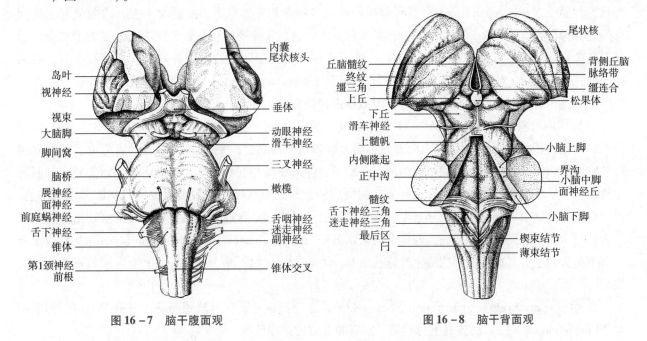

内囊
尾状核头

岛叶
视神经

视束
大脑脚
脚间窝

脑桥
展神经
面神经
前庭蜗神经
舌下神经
锥体

第1颈神经
前根

垂体

动眼神经
滑车神经

三叉神经

橄榄

舌咽神经
迷走神经
副神经

锥体交叉

图 16-7 脑干腹面观

尾状核

丘脑髓纹
终纹
缰三角
上丘

下丘
滑车神经
上髓帆
内侧隆起
正中沟

髓纹
舌下神经三角
迷走神经三角
最后区
闩

背侧丘脑
脉络带
缰连合
松果体

小脑上脚

界沟
小脑中脚
面神经丘

小脑下脚

楔束结节
薄束结节

图 16-8 脑干背面观

（1）延髓腹侧面 其下部的沟和裂与脊髓相连续，在前正中裂两侧可见纵形隆起的锥体（pyramid），主要由皮质脊髓束的纤维组成。在延髓的前正中裂下端可见锥体交叉（decussation of pyramid），由皮质脊髓束大部分纤维在此交叉而形成。锥体背外侧的卵圆形隆起称橄榄（olive），深面含下橄榄核。橄榄与锥体之间的前外侧沟内有舌下神经的根丝出脑。在橄榄背侧沟内，自上而下依次有舌咽神经、迷走神经和副神经的根丝附着。

（2）延髓的背侧面 其下部的中央管未敞开，形似脊髓，在后正中沟两侧，薄束和楔束上延并延续至膨隆的薄束结节（gracile tubercle）和楔束结节（cuneate tubercle），其深面分别有薄束核和楔束核。在楔束结节外上方有微隆起的小脑下脚（inferior cerebellar peduncle，又称绳状体），由往返于小脑与脊髓、延髓之间的纤维所构成。延髓背侧上部因中央管敞开为第四脑室而构成菱形窝的下部。

2. 脑桥（pons）　为脑干中份较膨隆的部分（图 16－7，图 16－8）。

（1）**脑桥腹侧面**　宽阔而膨隆，称脑桥基底部（basilar part of pons），由大量横行纤维构成，横行的纤维自基底部向两侧后外方逐渐缩细进入小脑，构成小脑中脚（middle cerebellar peduncle，又称脑桥臂）。基底部正中纵行的浅沟称基底沟（basilar sulcus），容纳基底动脉。在脑桥基底部与小脑中脚移行处，有三叉神经根出入。在延髓脑桥沟内，自内向外分别有展神经根、面神经根和前庭蜗神经根出入。临床上将延髓、脑桥与小脑之间的区域称为脑桥小脑三角（pontocerebellar trigone），面神经根和前庭蜗神经根位于此处，因此，该部位的肿瘤可引起上述脑神经和小脑相应的临床症状。

（2）**脑桥背侧面**　形成第四脑室底的上半部，其两侧壁为小脑上脚（superior cerebellar peduncle），两脚之间的薄层白质称为上髓帆（superior medullary velum），参与构成第四脑室的顶。滑车神经的根丝自上髓帆与中脑的下丘之间穿出，是唯一从脑干背侧出脑的脑神经。

（3）**菱形窝（rhomboid fossa）**　即第四脑室底，呈菱形，由延髓上部背侧面和脑桥背侧面构成。其下外侧界由内下向上依次为薄束结节、楔束结节和小脑下脚，上外侧界为小脑上脚。上外界与下外界的汇合处构成菱形窝的外侧角，外侧角的背侧与小脑之间形成第四脑室侧隐窝。窝底正中有纵行的正中沟（median sulcus），其两侧有与之平行的界沟（sulcus limitans）。界沟与正中沟之间的区域为内侧隆起（medial eminence），界沟外侧的三角形区域为前庭区（vestibular area），其深面有前庭神经核，前庭区外侧角处的小隆起称听结节（acoustic tubercle），内有蜗神经核。自正中沟至外侧角之间有数条横行的纤维，称髓纹（striae medullares），是延髓和脑桥在背侧面的分界标志。在髓纹上方，内侧隆起上的圆形隆起称为面神经丘（facial colliculus），深部有面神经膝和展神经核。在新鲜标本上，界沟上端有一呈蓝黑色的小区域，称蓝斑（locus ceruleus），内有含色素的去甲肾上腺素能神经元。在髓纹下方，有两个小的三角形区域，位于内上方的为舌下神经三角（hypoglossal triangle），深面有舌下神经核，位于外下方的是迷走神经三角（vagal triangle），内藏迷走神经背核。

（4）**第四脑室（fouth ventricle）**　是位于延髓、脑桥与小脑之间的室腔。第四脑室的室底为菱形窝，顶朝向小脑（图 16－9）。顶前部由两侧的小脑上脚和位于两脚之间的上髓帆形成，后部由下髓帆和第四脑室脉络组织形成。上、下髓帆均为薄层白质板，伸入小脑并互相会合。脉络组织由室管膜、软膜和血管组成，脉络组织上的部分血管反复分支缠绕成丛，并夹带软膜和室管膜上皮突入室腔形成脉络丛，可产生脑脊液。第四脑室向下与延髓中央管相通，向上经中脑水管通第三脑室；第四脑室还借其脉络组织上的三个孔与蛛网膜下隙相通，即单个的第四脑室正中孔（median aperture of fourth ventricle）位于菱形窝下角尖的上方，成对的第四脑室外侧孔（lateral aperture of fourth ventricle）位于第四脑室外侧隐窝尖端。

3. 中脑（midbrain）（图 16－7，图 16－8）　向上通过顶盖前区过渡到间脑，中脑内的室腔称中脑水管（cerebral aqueduct），连通上方的第三脑室和下方的第四脑室。

（1）**中脑腹侧面**　上界为间脑的视束，下界为脑桥上缘。腹侧面的一对粗大的纵行隆起，称大脑脚（cerebral peduncle），由来自大脑皮质的下行纤维束构成。两脚之间的凹陷为脚间窝（interpeduncular fossa），脚间窝内有动眼神经的根出脑，窝底有许多小血管出入处，称后穿质（posterior perforated substance）。

（2）**中脑背侧面**　有上、下两对圆形的隆起，上方的一对称上丘（superior colliculus），为视觉反射中枢；下方的一对称下丘（inferior colliculus），为听觉反射中枢。上丘和下丘各自连于间脑外侧膝状体和内侧膝状体之间的条形隆起，分别称为上丘臂（brachium of superior colliculus）和下丘臂（brachium of inferior colliculus）。上、下丘又合称为四叠体（corpora quadrigemina）。

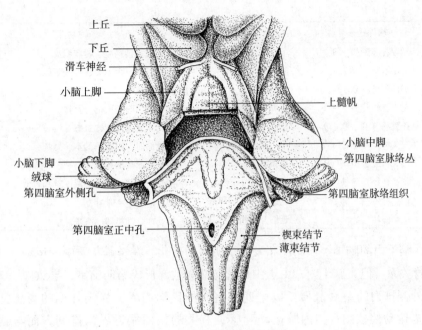

图 16 - 9　第四脑室脉络组织

（二）脑干内部结构

脑干的内部结构与脊髓相似，由灰质、白质和网状结构所构成。但结构比脊髓复杂的多，网状结构较发达。一方面，脑干的灰质由于延髓中央管在背侧敞开，使灰质由腹背方向排列改变成内外方向排列；另一方面，由于神经纤维的左、右交叉并纵横交织穿插，又使灰质柱断裂变成了一些细胞团块。

1. 灰质　脑干内的灰质形成的神经核有两种，一种是直接与第Ⅲ～Ⅻ对脑神经相连的，称为脑神经核；另一种是传导通路或反射通路的中继核，不与脑神经相连，称为传导中继核。

（1）脑神经核（nuclei of cranial nerve）　第Ⅲ～Ⅻ对脑神经均连于脑干，因此，与这些脑神经有关的脑神经核团也都位于脑干内。与脊髓相比，脑神经核无论是在类型上还是核团的配布上，均有了很大变化。脑神经核除含有躯体运动、躯体感觉、内脏运动、内脏感觉 4 类核团外，由于头面部出现了高度分化的视觉、听觉、味觉和嗅觉感受器以及由腮弓衍化而成的咽喉部和面部的骨骼肌，脑干内随之也出现了与这些相关的神经核团。将脑神经核在性质上与脊髓共有的称为"一般"，仅见于脑干中的称为"特殊"。脑干内除了与脊髓相似的一般躯体运动核、一般内脏运动核、一般内脏感觉核和一般躯体感觉核外，还包括特殊内脏运动核、特殊内脏感觉核和特殊躯体感觉核 3 类特殊脑神经核，因此，脑神经核总共包括了 7 种性质的核团（表 16 - 3）。

表 16 - 3　脑干脑神经核的排列及其功能

功能柱	脑神经核名称	核的位置	功能
一般躯体运动柱	动眼神经核（Ⅲ）	上丘平面	支配上、下、内直肌，下斜肌、上睑提肌
	滑车神经核（Ⅳ）	下丘平面	支配上斜肌
	展神经核（Ⅵ）	脑桥中下部	支配外直肌
	舌下神经核（Ⅻ）	延髓上部	支配舌肌
特殊内脏运动柱	三叉神经运动核（Ⅴ）	脑桥中部	支配咀嚼肌等
	面神经核（Ⅶ）	脑桥中下部	支配表情肌等
	疑核（Ⅸ、Ⅹ、Ⅺ）	延髓上部	支配咽、喉肌
	副神经核（Ⅺ）	延髓下部、1～6 颈髓	支配咽肌、斜方肌、胸锁乳突肌

续表

功能柱	脑神经核名称	核的位置	功能
一般内脏运动柱	动眼神经副核（Ⅲ）	上丘平面	支配瞳孔括约肌、睫状肌
	上泌涎核（Ⅶ）	脑桥下部	支配泪腺、舌下腺、下颌下腺等
	下泌涎核（Ⅸ）	延髓上部	支配腮腺
	迷走神经背核（Ⅹ）	延髓中下部	支配胸、腹腔大部分脏器
内脏感觉柱	孤束核（Ⅶ、Ⅸ、Ⅹ）	延髓上中部	接受味觉及一般内脏感觉
一般躯体感觉柱	三叉神经中脑核（Ⅴ）	中央灰质外侧	接受面肌、咀嚼肌的本体感觉
	三叉神经脑桥核（Ⅴ）	脑桥中部	接受头面部的触觉
	三叉神经脊束核（Ⅴ）	脑桥延髓	接受头面部的痛觉、温度觉和触觉
特殊躯体感觉柱	前庭神经核（Ⅷ）	延髓与脑桥交界部	接受内耳平衡觉冲动
	蜗神经核（Ⅷ）	延髓与脑桥交界部	接受内耳螺旋器的听觉冲动

与脊髓相比，脑干内的脑神经核团配布发生了明显的变化。在脊髓灰质中，运动性核团与感觉性核团的排列是腹、背关系，但在脑干内，由于中央管向两侧敞开形成第四脑室，导致腹、背排列的脊髓灰质成为由内侧向外侧排列的室底灰质。以第四脑室底的界沟为界，界沟外侧的为感觉性核团，界沟与正中沟之间的为运动性核团；与内脏运动和感觉有关的核团靠近界沟排列，而与躯体相关的核团则远离界沟。

脑干内7种性质的脑神经核团，在脑干内排列成纵行的功能柱。因为传导味觉的特殊内脏感觉纤维及传导头、颈部和胸腔、腹腔脏器一般内脏感觉纤维进入脑干后均终止于孤束核，因此，脑干内的脑神经核排列成了6个功能柱。以延髓橄榄中部横切面为例，由正中沟向两侧依次为一般躯体运动柱、特殊内脏运动柱、一般内脏运动柱、一般和特殊内脏感觉柱、一般躯体感觉柱和特殊躯体感觉柱（图16-10）。

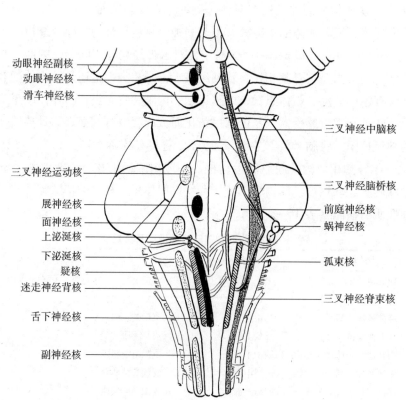

图16-10 脑神经核在脑干背面的投影

1）一般躯体运动柱（general somatic motor column） 位于正中沟的两侧（图 16-10），包括动眼神经核、滑车神经核、展神经核和舌下神经核，支配由肌节衍化而来的眼外肌和舌肌。

①动眼神经核（oculomotor nucleus）：位于中脑上丘层面、中脑水管腹侧，由核团发出的一般躯体运动纤维行向腹侧经脚间窝的内侧出脑，加入动眼神经，支配上直肌、下直肌、内直肌、下斜肌和上睑提肌。

②滑车神经核（trochlear nucleus）：位于中脑下丘层面、中脑水管腹侧，发出纤维行向后外侧绕中脑水管周围灰质，在上髓帆内左右完全交叉，从脑干背侧出脑，构成滑车神经，支配上斜肌。

③展神经核（abducens nucleus）：位于脑桥中下部面神经丘深面，发出纤维行向腹侧，自延髓脑桥沟出脑，构成展神经，支配外直肌。

④舌下神经核（hypoglossal nucleus）：位于延髓上部的舌下神经三角深面，发出的纤维走向腹侧，自锥体和橄榄之间出脑，构成舌下神经，支配舌内、外肌。

2）特殊内脏运动柱（special visceral motor column） 位于一般躯体运动柱腹外侧（图 16-10），由上至下包括三叉神经运动核、面神经核、疑核和副神经核。支配由腮弓衍化而来的骨骼肌，如表情肌、咀嚼肌和咽喉肌等。

①三叉神经运动核（motor nucleus of trigeminal nerve）：位于脑桥中部（图 16-12），发出的纤维行向腹外侧，组成三叉神经运动根，自脑桥基底部和小脑中脚交界处出脑，加入下颌神经支配咀嚼肌、二腹肌前腹、下颌舌骨肌等。

②面神经核（facial nucleus）：位于脑桥下部，发出的纤维首先行向后内侧，绕过展神经核构成面神经膝，再行向腹外侧，经面神经核与三叉神经脊束核之间于延髓脑桥沟间出脑，组成面神经运动根，支配面肌、颈阔肌、二腹肌后腹、茎突舌骨肌和镫骨肌等。

③疑核（nucleus ambiguus）：位于延髓橄榄上部的网状结构中，该核上端发出的纤维加入舌咽神经，支配茎突咽肌；中间大部分纤维加入迷走神经，支配软腭、咽、喉和食管上部的骨骼肌；而下端发出的纤维构成副神经的颅根，出颅后加入迷走神经，支配咽喉肌。

④副神经核（accessory nucleus）：位于延髓锥体交叉至脊髓上 5 或 6 节颈髓节段前角背外侧区。延髓部发出副神经颅根；脊髓部发出副神经脊髓根沿椎管内上行，经枕骨大孔入颅腔，与副神经颅根合并，出颈静脉孔后二者分开。副神经颅根加入迷走神经，支配咽喉肌；副神经脊髓根延续为副神经，支配胸锁乳突肌和斜方肌。

3）一般内脏运动柱（general visceral motor column） 位于躯体运动柱的外侧，靠近界沟（图 16-10），包括动眼神经副核、上泌涎核、下泌涎核和迷走神经背核，这些核团与骶副交感核同属于副交感神经低级中枢，发出副交感神经的节前纤维，到相应的副交感神经节交换神经元后，发出的节后纤维支配头、颈、胸、腹部器官的平滑肌、心肌运动和腺体的分泌。

①动眼神经副核（accessory oculomotor nucleus）：位于中脑上丘层面动眼神经核的背内侧，又称 Edinger-Westphal 核，发出副交感神经节前纤维加入动眼神经出脑，在睫状神经节内交换神经元，再发出副交感神经节后纤维支配瞳孔括约肌和睫状肌，参与完成瞳孔对光反射和调节反射。

②上泌涎核（superior salivatory nucleus）：位于脑桥下部，核团界限不清，发出副交感神经节前纤维加入面神经，至翼腭神经节和下颌下神经节交换神经元，发出的副交感神经节后纤维分别管理泪腺、舌下腺、下颌下腺的分泌。

③下泌涎核（inferior salivatory nucleus）：位于延髓橄榄上部，核团界限不清，发出的副交感神经节前纤维加入舌咽神经，至耳神经节交换神经元，节后纤维支配腮腺的分泌。

④迷走神经背核（dorsal nucleus of vagus nerve）：位于延髓迷走神经三角深面，舌下神经核的外下

侧，发出的副交感神经节前纤维加入迷走神经，至其效应器官旁或器官壁内的副交感神经节交换神经元，发出节后纤维支配颈部、胸腔、腹腔大部分脏器的平滑肌、心肌的运动以及腺体的分泌。

4）内脏感觉柱（visceral sensory column） 位于界沟的外侧和迷走神经背核的腹外侧（图16-10），上达脑桥下部，下至内侧丘系交叉平面，由单一的孤束核（nucleus of solitary tract）构成，孤束核的头端接受味觉的传入纤维（特殊内脏感觉），尾端接受来自脏器和心血管的传入纤维（一般内脏感觉）。上述传入纤维入脑后，在延髓背侧聚集成纵向的孤束，构成孤束核的神经元分布于孤束的周围，并接受其纤维终止。

5）一般躯体感觉柱（general somatic sensory column） 位于内脏感觉柱的腹外侧（图16-10），接受来自头面部皮肤和口、鼻腔黏膜的传入纤维，由3个与三叉神经有关的核团组成，即三叉神经中脑核、三叉神经脑桥核和三叉神经脊束核。

①三叉神经中脑核（mesencephalic nucleus of trigeminal nerve）：是一般躯体感觉柱的头端，传导面肌、咀嚼肌和牙齿的本体感觉冲动。

②三叉神经脑桥核（pontine nucleus of trigeminal nerve）：位于脑桥中部，传导头面部皮肤、口腔软组织及牙的触、压觉。

③三叉神经脊束核（spinal nucleus of trigeminal nerve）：为一细长的核团，向下延续为脊髓后角的Ⅰ~Ⅳ层，主要接受头面部痛觉、温度觉冲动，以及少量来自面神经、舌咽神经和迷走神经的一般躯体感觉纤维。三叉神经中的一般躯体感觉纤维进入脑桥后，传导痛觉、温度觉的纤维下行进入延髓，构成三叉神经脊束，逐渐终止于其内侧的三叉神经脊束核。

6）特殊躯体感觉核（special somatic sensory column） 位于内脏感觉柱外侧（图16-10），包括蜗神经核和前庭神经核，接受内耳听觉和平衡觉的传入纤维。

①蜗神经核（cochlear nuclei）：位于菱形窝听结节的深面，包括蜗背侧核和蜗腹侧核组成。该核接受蜗神经节传入的听觉纤维。

②前庭神经核（vestibular nuclei）：位于前庭区的深面，由前庭内侧核、外侧核、上核、下核组成。该核主要接受前庭神经节传入的平衡觉纤维和小脑传来的纤维。

（2）非脑神经核 包括作为脑干内上或下行传导通路的中继性核团（如薄束核、楔束核等）、锥体外系核团（如下橄榄核、脑桥核、黑质、红核等）以及其他核团（如上橄榄核、下丘、上丘等），一般不与脑神经发生直接联系，而与各级脑部和脊髓有广泛的联系。

1）延髓的非脑神经核 薄束核（gracile nucleus）和楔束核（cuneate nucleus）（图16-11）分别位于延髓背侧薄束结节和楔束结节的深面，薄束和楔束纤维上行分别止于上述两个核团。此二核发出的纤维呈弓形绕中央灰质行向腹侧左、右交叉，形成内侧丘系交叉（decussation of medial lemniscus）。交叉后的纤维在中线两侧上行构成内侧丘系（medial lemniscus），向上终止于丘脑腹后外侧核。因此，薄束核、楔束核是躯干、四肢意识性本体感觉和精细触觉传导通路的中继性核团。

下橄榄核（inferior olivary nucleus）位于延髓橄榄的深面，接受来自大脑皮质、红核和脊髓等处的纤维，发出的纤维交叉至对侧，经小脑下脚进入小脑。下橄榄核参与小脑对运动的控制，是大脑皮质与小脑之间纤维联系的重要中继核。

2）脑桥的非脑神经核 脑桥核（pontine nucleus）（图16-12）为分散位于脑桥基底部纵横纤维之间的灰质团块，接受来自同侧大脑皮质广泛区域的皮质脑桥束，发出脑桥横行纤维，越过中线组成粗大的小脑中脚进入小脑。因此，脑桥核是传递大脑皮质信息至小脑的重要中继核。

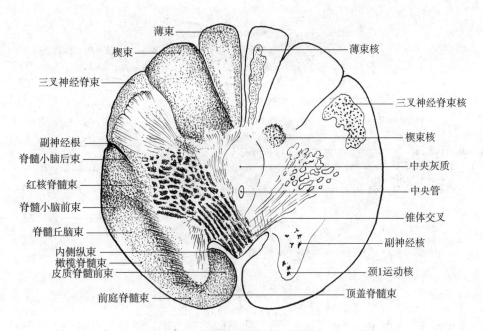

图 16－11 延髓横切面（经锥体交叉）

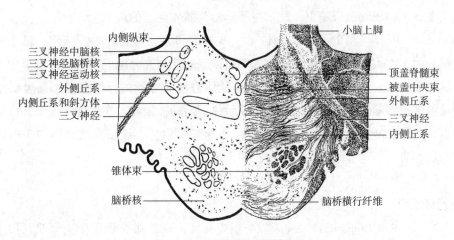

图 16－12 经脑桥中部横切面

上橄榄核（superior olivary nucleus）位于脑桥中下部内侧丘系的背外侧，主要接受来自双侧蜗神经核的纤维，发出的纤维上行加入双侧的外侧丘系，参与声音来源的空间定位。

3）中脑的非脑神经核 下丘核（nucleus of inferior colliculus）为位于中脑下丘深面、顶盖下部的灰质团块，接受来自蜗神经核的外侧丘系纤维，发出纤维构成下丘臂止于内侧膝状体，是听觉传导通路的中继性核团。此外，下丘还发出纤维至上丘，参与视听觉反射活动。

上丘（图 16－13）位于中脑上丘深面，此核内的灰质和白质交错呈层状结构。主要接受来自视网膜和大脑皮质视区的纤维，也接受来自下丘、脊髓及其他脑部等处的纤维。发出的纤维大部分绕过中央灰质，至中脑水管腹侧左、右交叉，交叉后的纤维构成顶盖脊髓束（tectospinal tract），下行至颈髓中间带和前角内侧部。上丘发出的部分不交叉纤维在同侧脑干内下行，止于脑干内与眼球运动有关的运动核，参与完成由声、光等刺激所引起的反射活动。

顶盖前区（pretectal area）由位于中脑和间脑交界处的神经元群构成。此区接受来自视网膜经视束和上丘臂传来的纤维，发出纤维至双侧的动眼神经副核，参与完成瞳孔对光反射。

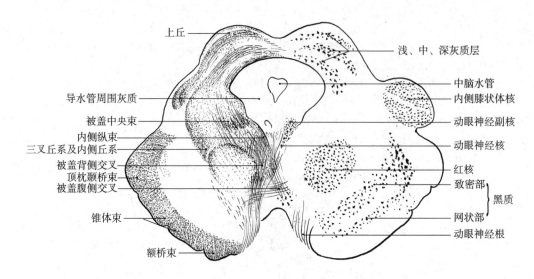

图 16 – 13　中脑横切面（经上丘）

　　红核（red nucleus）（图 16 – 13）位于中脑上丘平面的被盖部、黑质的后内侧，呈圆柱状。在新鲜标本上呈浅粉红色，横切面上为一卵圆形核团。主要接受来自对侧小脑的齿状核及大脑皮质的纤维。发出纤维左右交叉下行，构成红核脊髓束。红核主要是参与躯体运动的调节。

　　黑质（substantia nigra）（图 16 – 13）为位于中脑被盖和大脑脚底之间的结构，见于中脑全长。黑质仅见于哺乳类动物，在人类尤其发达。黑质主要由多巴胺能神经元组成，胞质内含黑色素颗粒，是脑内合成多巴胺的主要场所。多巴胺能神经元与新纹状体之间有往返的纤维联系。经黑质至新纹状体投射，将黑质合成的多巴胺输送到新纹状体，调节纹状体的活动。因此，在生理状况下，黑质是调节随意运动的重要中枢。震颤性麻痹（Parkinson 病）就是由于黑质病变，导致新纹状体内多巴胺水平降低所致；患者表现为肌强直、运动受限、运动减少，并出现震颤。

　　2. 白质

　　（1）长上行纤维束

　　1）内侧丘系（medial lemniscus）　　薄束核与楔束核发出的纤维在延髓中央管交叉后上行，称为内侧丘系（图 16 – 12）。该系在延髓位于中线和下橄榄核之间、锥体的背侧，上行至脑桥后略转向腹外侧，位于被盖腹侧与基底部之间；到中脑后则移向红核的外侧，最后止于背侧丘脑的腹后外侧核。传导对侧躯干和肢体的意识性本体感觉和精细触觉。

　　2）脊髓丘脑束（spinothalamic tract）和脊髓丘系（spinal lemniscus）　　脊髓丘脑前束和脊髓丘脑侧束经脊髓外侧索前部上行，在延髓中部合并为脊髓丘脑束上行，称为脊髓丘系（图 16 – 11）。该系行于延髓橄榄核的背外侧，在脑桥和中脑行于内侧丘系的背外侧，上行止于背侧丘脑的腹后外侧核。传导来自对侧躯干和肢体的痛觉、温度觉和粗略触觉。

　　3）脊髓小脑前束和脊髓小脑后束　　两束纤维行于延髓外侧周边部，脊髓小脑后束经小脑下脚进入小脑，脊髓小脑前束继续上行至脑桥上部，经小脑上脚进入小脑。传导躯干、四肢的非意识性本体感觉。

　　4）外侧丘系（lateral lemniscus）　　由双侧上橄榄核和对侧蜗神经核发出的上行听觉纤维构成，行于脑桥和中脑下丘平面被盖的腹外侧边缘部。部分听觉纤维在形成外侧丘系前，在脑桥基底部和被盖部之间横行穿过内侧丘系，越过中线交叉至对侧，构成斜方体（trapezoid body）。外侧丘系终于中脑下丘，中继后发出的纤维经下丘臂止于内侧膝状体，传导双侧的听觉信息。

5）内侧纵束（medial longitudinal fasciculus）　　主要来自前庭神经核，发出的部分纤维交叉至对侧，上行于第四脑室底的中线两侧至支配眼外肌的动眼神经核、滑车神经核和展神经核；部分纤维下行至颈髓节段，止于中间带和前角内侧部。主要功能是协调眼球外肌间的运动及调节头颈部姿势。

6）三叉丘系（trigeminal lemniscus）　　由三叉神经脊束核及三叉神经脑桥核发出的纤维交叉至对侧上行组成三叉丘系。该系纤维在内侧丘系背外侧上行，止于丘脑腹后内侧核，传导来自对侧头面部皮肤、牙、口腔和鼻腔黏膜、角膜、结膜等的浅感觉信息。

（2）长下行纤维束

1）锥体束（pyramidal tract）　　起自大脑半球额、顶叶皮质，经内囊后肢和内囊膝至中脑大脑脚底中3/5；穿经脑桥基底部时，被横行纤维分隔成若干小束，在脑桥下端重新汇合成延髓锥体。锥体束依据其纤维到达部位，分为皮质核束（corticonuclear tract）和皮质脊髓束（corticospinal tract）。皮质核束在脑干内下行过程中，沿途止于脑干内的一般躯体运动核和特殊内脏运动核。皮质脊髓束在延髓锥体下端，大部分纤维（75%～90%）越边至对侧，于脊髓外侧索下行，形成皮质脊髓侧束，止于同侧的前角运动神经元；少部分未交叉的纤维在同侧脊髓前索内下行，形成皮质脊髓前束，止于脊髓前角运动神经元。锥体束控制骨骼肌的随意运动。

2）起自脑干的下行纤维束　　红核脊髓束和顶盖脊髓束分别起自中脑的红核和上丘，发出后均立即交叉到对侧下行；前庭脊髓束和网状脊髓束分别起自脑桥的前庭神经核和脑干网状结构，上述纤维束下行均止于脊髓前角运动神经元。主要功能是调节肌张力，参与随意运动的调节。

3. 脑干网状结构　　脑干内，在界限明显的脑神经核、非脑神经核和纤维束之间的区域中，还存在范围广泛、界线不明的灰质与白质交错排列的脑干网状结构（reticular formation of brain stem）。网状结构是进化上比较古老的部分，保持了多突触联系的特点；联系广泛，接受几乎所有的感觉系统的信息，其传出纤维直接或间接到达中枢神经系统的各个部分；网状结构的功能复杂，涉及脑和脊髓对运动的调控及各种内脏活动的调节。

（1）脑干网状结构的主要核团

1）投射到小脑的核团　　包括外侧网状核、旁正中网状核和脑桥被盖网状核，传递来自脊髓、大脑皮质运动和感觉区及前庭神经核的信息到小脑。

2）中缝核群　　位于脑干中缝两侧，包括中缝大核、中缝脑桥核、中缝背侧核等，主要由5-羟色胺能神经元组成。

3）中央群核团　　也称内侧核群，靠近中线，位于中缝核群外侧，包括延髓的腹侧网状核、巨细胞网状核和脑桥的尾侧网状核、颅侧网状核。中央群核团接受来自脊髓、脑神经感觉核、小脑、上丘、大脑感觉和运动皮质的信息，发出大量长的上、下行传出纤维至脊髓和大脑，因此，可认为中央群核团是脑干网状结构的"效应区"。

4）外侧核群　　位于中央群核团外侧，包括延髓和脑桥的小细胞网状核，中脑的楔形核、楔形下核，脑桥被盖核与臂旁核。外侧核群接受大部分感觉通路的侧支，中继后传递给内侧核群，可认为是脑干网状结构的"感受区"和"联络区"。

（2）脑干网状结构的功能

1）上行网状激动系统　　包括向网状结构的感觉传入、由网状结构向丘脑的板内核、网状核和下丘脑等的投射及由间脑向大脑皮质广泛的投射，将这种上行投射系统称上行网状激动系统。与各种特异性感觉（视觉、听觉、痛觉、温度觉等）投射不同，上行网状系统传递的上行信息是"非特异性"的，并不引起特定的感觉，但可使大脑皮质处于觉醒和警觉状态，保持大脑皮质的意识功能，使皮质对各种传入信息有良好的感知能力，在觉醒和睡眠周期的维持系统中起着重要作用。

2）调节肌张力　网状脊髓束起自延髓和脑桥的网状结构，下行止于脊髓中间带和前角内侧部，参与对躯体运动和肌张力的调节。

3）调节内脏活动　脑桥下部和延髓网状结构中有呼吸中枢、心血管中枢和呕吐中枢等，是维持生命活动的重要部位。因此，脑干损伤会导致呼吸、循环障碍，危及生命。

4）参与睡眠发生，抑制痛觉传导　中缝核内的 5 - 羟色胺能神经元发出的上行纤维直接或间接投射到大脑皮质，使大脑皮质处于抑制状态，可引起睡眠；其发出下行纤维投射到脊髓后角，抑制痛觉信息的传导。

⊕ **知识链接**

脑干损伤的临床表现

引起脑干损伤的主要原因包括外伤、肿瘤和血管性病变等。典型的脑干损伤及临床表现如下。

1. 延髓内侧综合征：延髓内侧部分的损伤，常由供应其一侧的动脉分支阻塞所致，也称舌下神经交叉性偏瘫，累及的结构和临床表现有：锥体束受损，导致对侧上、下肢痉挛性瘫痪；内侧丘系受损，导致对侧躯干和上、下肢位置觉、运动觉和精细触觉障碍；舌下神经根受损，可致伸舌时舌尖偏向患侧。

2. 延髓外侧综合征：又称 Wallenberg's 综合征。常为供应延髓外侧区的小脑下后动脉或椎动脉血栓形成。受损结构和临床表现有：①疑核受损，可使同侧软腭及咽喉肌麻痹，导致吞咽困难、构音障碍、咽反射消失；②三叉神经脊束和脊束核受损，可导致同侧头面部痛觉、温度觉障碍；③脊髓丘脑束受损，可导致对侧躯干和上、下肢痛觉、温度觉障碍；④若下丘脑至胸髓节段中间外侧核的交感下行通路受损，可引起 Horner's 综合征，表现为受损侧瞳孔缩小、上睑下垂、面部皮肤潮红及面部汗腺分泌障碍；⑤若病变向背外侧扩展，可伤及小脑下脚或前庭神经核，可引起小脑性共济失调和眩晕等。

3. 脑桥基底部综合征：若一侧脑桥中下部基底部受损，可伤及锥体束和展神经根，导致患者对侧上、下肢痉挛性瘫痪；同侧眼球外直肌瘫痪。

4. 大脑脚底综合征：为中脑的大脑脚底损伤所致，也称为 Weber 综合征。主要受损结构和临床表现为：锥体束受损，可导致对侧上、下肢痉挛性瘫痪（皮质脊髓束受损），对侧面部眼裂以下面肌和舌肌瘫痪（皮质核束受损）；动眼神经根受损，可导致同侧除上斜肌外和外直肌以外的眼球外肌瘫痪，瞳孔散大。

二、小脑

小脑（cerebellum）位于颅后窝，前方借 3 对小脑脚连于脑干背侧，小脑与脑干之间的腔隙为第四脑室。小脑后上方与端脑枕叶底面有小脑幕相隔。

（一）小脑的外形

小脑的上面平坦，两侧膨大为小脑半球（cerebellar hemisphere），中间部较狭窄称小脑蚓（vermis）。小脑蚓的下部以深沟与小脑半球分隔，由前向后分为小结、蚓垂、蚓锥体和蚓结节。小脑半球下面近枕骨大孔处膨出的部分称小脑扁桃体（tonsil of cerebellum），当颅内高压时，小脑扁桃体可挤入枕骨大孔，形成小脑扁桃体疝，压迫延髓，危及生命（图 16 - 14）。

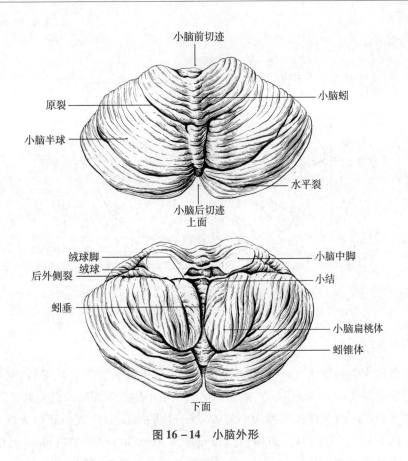

图 16 – 14　小脑外形

⊕ 知识链接

枕骨大孔疝

　　枕骨大孔位于颅后窝的最低处中央，通过枕骨大孔的结构有脊髓延髓的连接部及其被膜、神经根、血管等。枕骨大孔的后上方邻近小脑半球下面内侧部的小脑扁桃体。颅内压增高时，小脑扁桃体及其邻近的结构因受挤压而嵌入枕骨大孔时，则形成枕骨大孔疝，压迫延髓的呼吸和心血管运动中枢，将危及患者的生命。

（二）小脑的分叶和分区

　　小脑借表面的深沟分为三叶：小脑半球上面前 1/3 与后 2/3 交界处的深沟称为原裂（primary fissure），原裂以前的小脑为前叶，原裂以后和小脑下面的大部分为后叶。在小脑下面，后外侧裂（posterolateral fissure）将小脑分为后叶和绒球小结叶。结合小脑的发生、纤维联系，也可将小脑分为三个功能区（图 16 – 15）。

　　1. 绒球小结叶（flocculonodular lobe）　位于小脑下面的前部，包括半球上的绒球和小脑蚓前端的小结，二者以绒球脚相连。该叶在种系发生上最古老，故称古小脑（archicerebellum），因其主要与前庭神经核和前庭神经联系，又称前庭小脑（vestibulocerebellum）。参与肌紧张、身体平衡等的调节。

　　2. 前叶（anterior lobe）　位于小脑上部原裂以前的部分，前叶与蚓垂、蚓锥体合称为旧小脑（paleocerebellum），在种系发生上晚于绒球小结叶，主要接受来自脊髓的信息，又称脊髓小脑（spinocerebellum）。与肌张力的调节、姿势的维持有关。

　　3. 后叶（posterior lobe）　位于原裂以后的部分，占小脑的大部分。后叶在进化过程中发生最晚，称为新小脑（neocerebellum），因其接受由大脑皮质传来的信息，又称大脑小脑（cerebrocerebellum），协调骨骼肌的随意运动。

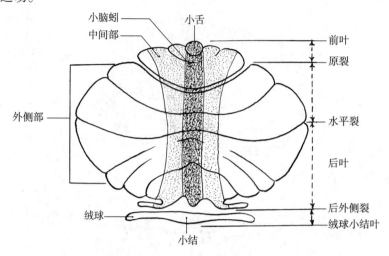

图 16－15　小脑分叶示意图

（三）小脑的内部结构

　　小脑表面的灰质称为小脑皮质（cerebellar cortex），小脑表面有许多大致平行的横沟，将小脑分成许多薄片，称为小脑叶片（cerebellar folia）或小脑回。位于小脑皮质深面的白质称髓质，主要由进出小脑的纤维组成。位于髓质内的灰质核团称为小脑核（cerebellar nuclei）或小脑中央核（central nuclei of cerebellum）（图 16－16），有四对，即顶核（fastigial nucleus）、球状核（globose nucleus）、栓状核（emboliform nucleus）和齿状核（dentate nucleus）。顶核位于第四脑室顶的上方，主要接受来自小脑蚓部皮质的纤维，发出纤维止于延髓网状结构和前庭神经核；球状核位于顶核外侧，主要接受来自旧小脑皮质来的纤维；栓状核紧靠齿状核的内侧，主要接受来自新、旧小脑皮质的纤维；球状核与栓状核合称中间核（interposed nuclei）；齿状核最大，形似下橄榄核，仅见于哺乳动物，在人类特别发达，此核主要接受来自新小脑皮质的纤维，发出的纤维在中脑交叉后止于红核以及背侧丘脑的腹中间核和腹前核。

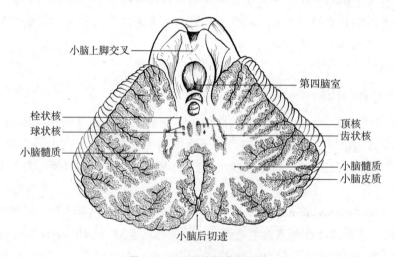

图 16－16　小脑的内部结构

（四）小脑的纤维联系与功能

　　小脑主要接受大脑、脑干和脊髓的有关运动信息，传出纤维也主要与各级运动中枢有关。因此，小脑是一个重要的运动调节中枢。小脑与外界的广泛联系是通过其三对小脑脚实现的。

1. 前庭小脑（古小脑） 主要接受同侧前庭神经节和前庭神经核发出的纤维，经小脑下脚进入小脑。绒球小结叶皮质发出的纤维，主要至同侧前庭神经核，经前庭脊髓束和内侧纵束等，调节躯干肌及眼外肌的运动神经元，借此参与肌紧张的调节，维持身体平衡。

2. 脊髓小脑（旧小脑） 主要接受来自脊髓小脑束（包括楔小脑束、脊髓小脑吻束和脊髓小脑前、后束）的纤维，获取运动过程中身体内外各种变化的信息。脊髓小脑的传出纤维经顶核和中间核（球状核和栓状核）中继后，发出纤维至前庭神经核、脑干网状结构和红核，通过前庭脊髓束、网状脊髓束、红核脊髓束等至脊髓灰质的前角运动神经元，调节肢体的肌张力。

3. 大脑小脑（新小脑） 主要接受来自对侧脑桥核经小脑中脚发来的纤维，接受来自对侧大脑皮质（特别是额叶和顶叶）的信息。小脑半球外侧部发出纤维至齿状核，中继后经小脑上脚交叉到对侧，止于对侧丘脑腹外侧核，再投射到大脑皮质运动区。大脑皮质运动区发出皮质脊髓束，经锥体交叉至同侧脊髓前角外侧部。通过小脑 - 大脑反馈，影响大脑对肢体精细运动的起始、计划和协调。

⊕ **知识链接**

原小脑综合征和新小脑综合征

原小脑综合征为前庭小脑损伤所致；患者表现为平衡失调，站立不稳，行走时两腿间距过宽，步态蹒跚；眼球震颤等。

新小脑综合征为小脑半球损伤所出现的症状，常累及旧小脑。患者出现患侧肢体共济失调，即运动时关节和肌之间不协调，不能准确地用手指点鼻，不能做快速的交替动作；意向性震颤，即肢体运动时，非随意有节奏的摆动，当接近动作目标时加剧；患侧肌张力低下；眼球震颤。

三、间脑

间脑（diencephalon）由胚胎时的前脑泡发育而来，位于中脑与端脑之间。除腹侧部的视交叉、视束、灰结节、漏斗、垂体和乳头体露于脑底外，间脑的其余大部分被大脑半球所覆盖。间脑的体积虽只占中枢神经系统的2%，但其结构和功能十分复杂，是仅次于端脑的高级中枢部位。间脑可分为五部分，即背侧丘脑、后丘脑、上丘脑、下丘脑和底丘脑。

两侧背侧丘脑与下丘脑之间的矢状狭窄间隙为第三脑室（图16-17、图16-18），其顶部为第三脑室脉络组织，底为视交叉、灰结节、漏斗和乳头体，前界为终板，向后经中脑水管通第四脑室。

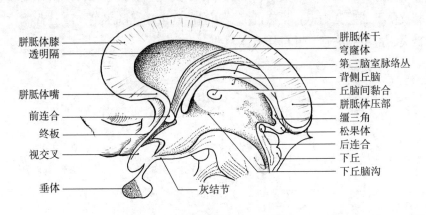

左侧标注（自上而下）：胼胝体膝、透明隔、胼胝体嘴、前连合、终板、视交叉、垂体、灰结节

右侧标注（自上而下）：胼胝体干、穹窿体、第三脑室脉络丛、背侧丘脑、丘脑间黏合、胼胝体压部、缰三角、松果体、后连合、下丘、下丘脑沟

图 16-17 间脑正中矢状切面

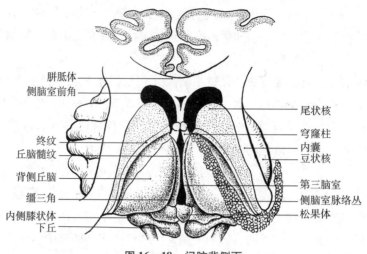

图 16-18 间脑背侧面

（一）背侧丘脑

背侧丘脑（dorsal thalamus）又称丘脑，是一对卵圆形的灰质团块，借丘脑间粘合（interthalamic adhesion）相连，前端突出称丘脑前结节，后端膨大称丘脑枕，丘脑背外侧面与端脑的尾状核、内囊相贴。两侧背侧丘脑之间为第三脑室，第三脑室侧壁有一自室间孔走向中脑水管的浅沟，称下丘脑沟（hypothalomic sulcus），是背侧丘脑与下丘脑的分界线。

背侧丘脑内部被一自外上斜向内下呈"Y"形的白质内髓板（internal medullary lamina）分隔成前核群、内侧核群和外侧核群三部分（图 16-19）。前核群位于内髓板分叉处的前上方，是边缘系统的一个重要中继核团，与内脏活动有关。内侧核群（medial nuclear groupanterior nuclear group）位于内髓板的内侧，其功能可能是联络躯体和内脏感觉冲动的整合中枢。外侧核群（lateral nuclear group）位于内髓板的外侧，可分为背侧核群和腹侧核群两部分。背侧核群由前向后分为背外侧核、后外侧核和丘脑枕；腹侧核群由前向后分为腹前核（ventral anterior nucleus）、腹中间核（又称腹外侧核，ventral lateral nucleus）和腹后核（ventral posterior nucleus）。腹后核又分为腹后内侧核（ventral posteromedial nucleus）和腹后外侧核（ventral posterolateral nucleus）。它们是躯体感觉传导通路中的第 3 级神经元胞体所在处，腹后内侧核接受三叉丘系及由孤束核发出的味觉纤维，发出的纤维参与组成丘脑中央辐射（丘脑皮质束），止于中央后回下部，传导头、面部的感觉和味觉。腹后外侧核接受内侧丘系和脊髓丘系的纤维，发出的纤维参与组成丘脑中央辐射，止于大脑皮质中央后回中、上部和中央旁小叶后部，传导躯干和四肢的深、浅感觉。人体绝大部分感觉传导通路所传导的冲动均到丘脑中继后，再发出纤维终于大脑皮质，因此，丘脑成为大脑皮质下的感觉中枢，粗略的痛觉和温度觉可在丘脑水平产生。背侧丘脑受损害时，常见的症状是感觉丧失、过敏和失常，并可伴有剧烈的自发疼痛。

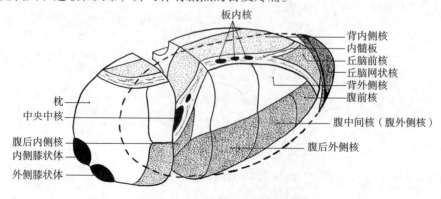

图 16-19 背侧丘脑核团模式图

（二）后丘脑

后丘脑（metathalamus）位于丘脑枕的后下方，包括内侧膝状体（medial geniculate body）和外侧膝状体（lateral geniculate body），是听觉和视觉传导通路的特异性中继核。内侧膝状体是听觉传导路中的最后一个中继核，接受下丘经下丘臂来的听觉纤维，发出的纤维组成听辐射，投射至颞叶的听觉中枢；外侧膝状体是视觉传导路中的最后一个中继核，接受视束的传入纤维，发出的纤维组成视辐射，投射至枕叶的视觉中枢。

（三）上丘脑

上丘脑（epithalamus）位于第三脑室顶部的周围，主要包括丘脑髓纹、缰三角、缰连合、松果体（pineal body）和后连合（图 16-18）。松果体是一个神经内分泌器官，可分泌褪黑激素，具有调节生物钟和抑制性腺的功能。16 岁以后，松果体钙化形成脑砂，可作为 X 射线诊断颅内占位性病变的定位标志。

（四）底丘脑

底丘脑（subthalamus）位于中脑和间脑的过渡区，主要含底丘脑核，与黑质、红核、苍白球等有密切的纤维联系，参与锥体外系的功能。

（五）下丘脑

下丘脑（hypothalamus）位于背侧丘脑的下方，以下丘脑沟与丘脑分界，构成第三脑室侧壁的下半和下壁。在脑底面，下丘脑由前向后可见视交叉（optic chiasma），其向后延伸为视束（optic tract），视交叉后稍隆起为灰结节（tuber cinereum），灰结节向下移行为漏斗（infundibulum），漏斗下端连于垂体（hypophysis），灰结节后方有一对圆形的乳头体（mammillary body）。

1. 下丘脑的主要核团 下丘脑包含许多核团，核团间的边界不太明显，主要的核团如下。①视上核（supraoptic nucleus）：位于视交叉背外侧。②室旁核（paraventricular nucleus）：位于第三脑室侧壁上部。③漏斗核（infundibular）（又称弓状核）：位于漏斗深面。④乳头体核（mamillary nucleus）：位于乳头体深面。

2. 下丘脑的纤维联系 下丘脑的纤维联系极其复杂，其传入纤维有两类。①穹窿（fornix）：是下丘脑最粗大的传入纤维，起自海马，止于乳头体；②前脑内侧束（medial forebrain bundle）：起自端脑边缘系统的隔核和嗅脑，经下丘脑至中脑被盖，与下丘脑有往返的纤维联系。经脑干和脊髓传导的躯体和内脏信息，主要经网状结构中继后到达下丘脑。

下丘脑的传出纤维主要有以下几种。①下丘脑-脑干、脊髓纤维：纤维起自室旁核，至迷走神经背核和脊髓灰质侧角。②乳头体被盖束和乳头体丘脑束：纤维起自乳头体核，分别投射到背侧中脑被盖和背侧丘脑的前核群，后者与大脑皮质扣带回有往返的纤维联系。③下丘脑垂体束（dorsal longitudinal fasciculus）：室旁垂体束和视上垂体束分别起自室旁核和视上核，将下丘脑的内分泌神经元产生的催产素和加压素等运输至垂体后叶，再经垂体后叶的血管扩散到相应的靶器官或靶组织。其与边缘系统的联系：通过终纹和杏仁腹侧通路与杏仁体联系，通过穹窿与海马结构相联系。④结节垂体束或结节漏斗束：起自漏斗核和下丘脑基底内侧部的一些神经元，止于正中隆起的毛细血管，将促肾上腺皮质激素、促激素释放或抑制素等神经内分泌物质经垂体门脉系统（hypophysial portal vein）运送至垂体前叶，控制垂体前叶的内分泌功能。

3. 下丘脑的功能 下丘脑是神经内分泌中心，通过与垂体的密切联系，将神经调节和体液调节融为一体，调节机体的内分泌活动。下丘脑是皮质下调节内脏活动的高级中枢，参与对体温、摄食、生殖、水电解质平衡和内分泌活动等的调节。下丘脑与边缘系统有密切联系，参与对情绪活动的调节。下丘脑的视交叉上核与人类昼夜节律有关，调节人体的昼夜节律。

四、端脑

端脑（telencephalon）又称大脑（cerebrum），由胚胎时的前脑泡演化而来，是脑的最高级部位。演化过程中，前脑泡两侧高度发育，遮盖间脑和中脑，并把小脑推向后方。端脑被大脑纵裂（cerebral longitudinal fissure）分为左、右两个大脑半球，两侧大脑半球借胼胝体（corpus callosum）相连，大脑横裂（cerebral transverse fissure）分隔大脑与小脑。

（一）端脑的外形和分叶

大脑半球表面有许多隆起的脑回和深浅不同的脑沟。每侧大脑半球可分为三个面，即上外侧面、内侧面和底面。

1. 大脑半球的分叶（图 16-20）　大脑半球表面有三条较为恒定的沟：①外侧沟（lateral sulcus），起自半球的下面，转至上外侧面行向后上方，是半球最深的沟；②中央沟（central sulcus），位于上外侧面中央稍偏后，起自半球上缘中点稍后方，上端转至半球的内侧面，下端斜向前下达外侧沟中段的稍上方；③顶枕沟（parietooccipital sulcus），位于半球内侧面的后部，由前下斜向后上并转至上外侧面。借此三条沟可将大脑半球分为五叶：①额叶（frontal lobe），为中央沟以前、外侧沟以上的部分；②顶叶（parietal lobe），为中央沟以后、顶枕沟以前的部分；③枕叶（occipital lobe），为顶枕沟以后的部分，在上外侧面枕叶的前界是自顶枕沟至枕前切迹（枕极前方约4cm处）的连线；④颞叶（temporal lobe），为外侧沟以下的部分；⑤岛叶（insula），位于外侧沟深面，被额叶、顶叶和颞叶所掩盖的岛状皮质（图16-21）。

在功能上，额叶与躯体运动、语言及高级思维活动有关；顶叶与躯体感觉、味觉及语言等有关；枕叶与视觉信息整合有关；颞叶与听觉、语言和学习记忆等功能有关；岛叶与内脏感觉有关。

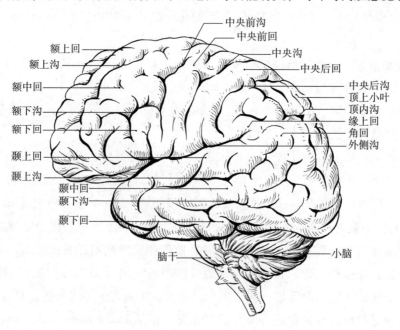

图 16-20　大脑半球背外侧面

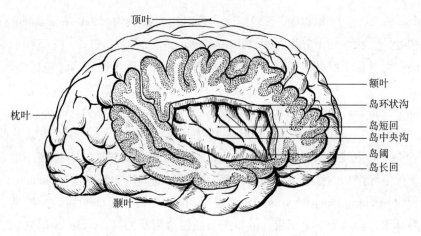

图 16 - 21　岛叶

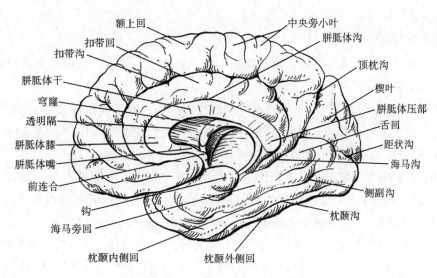

图 16 - 22　大脑半球内侧面

2. 大脑半球的重要沟回

（1）上外侧面（图 16 - 20）　在额叶，中央沟的前方有一条与之平行的沟，称为中央前沟（precentral sulcus），两沟之间的脑回为中央前回（precentral gyrus）；中央前沟的前方，有两条与大脑半球上缘平行的沟，分别称为额上沟（superior frontal sulcus）和额下沟（inferior frontal sulcus），额上沟以上的脑回为额上回（superior frontal gyrus），额下沟以下的为额下回（inferior frontal gyrus），两沟之间的为额中回（middle frontal gyrus）；在颞叶，有两条大致与外侧沟平行的颞上沟（superior temporal sulcus）和颞下沟（inferior temporal sulcus），将颞叶分为颞上回（superior temporal gyrus）、颞中回（middle temporal gyrus）和颞下回（inferior temporal gyrus），颞上回转入外侧沟底处可见 2~3 条横向的脑回，称为颞横回（transverse temporal gyrus）。在顶叶，中央沟的后方也有一条与之平行的沟，称为中央后沟（postcentral sulcus），两沟之间的脑回为中央后回（postcentral gyrus）。中央后沟后方有一条与半球平行的沟，称为顶内沟（intraparietal sulcus），借此将顶叶其余部分分为上方的顶上小叶和下方的顶下小叶。顶下小叶又分为包绕外侧沟末端的缘上回（upramarginal gyrus）和围绕颞上沟末端的角回（angular gyrus）。

（2）内侧面（图 16 - 22）　由中央前、后回上外侧面转延至内侧面的部分，称为中央旁小叶（paracentral lobul）。在内侧面中部有一前后方向呈弓形的巨大纤维断面，称为胼胝体，环绕胼胝体背面的沟称胼胝体沟，其向后绕胼胝体压部，向前移行于海马沟。胼胝体沟上方有与之平行的扣带沟（cingulate sulcus），该沟在胼胝体压部处转向背侧称边缘支（marginal branch），胼胝体沟与扣带沟间的脑回为扣带回（cingulate gyrus）。与顶枕沟前下端相连的弧形沟为距状沟（calcarine sulcus），顶枕沟与距状沟之间的部分称楔叶，距状沟的下方为舌回（lingual gyrus）。

在半球内侧面，可见位于胼胝体周围和侧脑室下角底壁的一圈弧形结构，包括隔区（胼胝体下区和终板旁回）、扣带回、海马旁回、海马和齿状回等，在进化上属于原皮质和旧皮质，上述结构与岛叶前部、颞极合称边缘叶（limbic lobe）。边缘叶与情绪、行为和内脏活动有关。

（3）底面（图 16 – 5）　在半球底面，额叶内侧有一纵行神经纤维束即嗅束，其前端膨大称嗅球，与嗅神经相连，后端扩大为嗅三角，嗅三角与视束之间的区域称前穿质，有许多小血管穿入脑实质内。在颞叶底面有与半球下缘平行的枕颞沟，此沟内侧与之平行的浅沟为侧副沟（collateral sulcus），其内侧的脑回称海马旁回（parahippocampal gyrus，又称海马回），海马旁回前端向后上弯曲，称钩（uncus）。海马旁回内侧为海马沟，沟的上方呈锯齿状的窄条灰质带称齿状回（dentate gyrus），在齿状回外侧，侧脑室下角底壁上有一弓状隆起为海马（hippocampus）。海马和齿状回构成了海马结构（hippocampal formation）。

（二）端脑的内部结构

大脑半球表面的灰质层称大脑皮质，皮质深面的白质称髓质，髓质内包埋的灰质团块称为基底核；大脑半球内的室腔为侧脑室。

1. 大脑皮质（cerebral cortex）　是神经系统的最高级中枢，也是中枢神经系统发育最复杂和最完善的部位。从种系发生来看，大脑皮质可分为原皮质（海马和齿状回）、旧皮质（嗅脑）和新皮质（其余大部分大脑皮质）。原皮质和旧皮质为 3 层结构，新皮质为 6 层结构。

（1）大脑新皮质的分层　新皮质的 6 层结构，由浅入深分别是：Ⅰ 分子层（molecular layer）；Ⅱ 外颗粒层（external granular layer）；Ⅲ 外锥体细胞层（external pyramidal layer）；Ⅳ 内颗粒层（internal granular layer）；Ⅴ 内锥体细胞层（internal pyramidal layer）（又称节细胞层）；Ⅵ 多形细胞层（multiform layer）。Ⅰ ~ Ⅲ 层在人脑最发达（原、旧皮质无此层），接受和发出联络性纤维，完成皮质内联系。内颗粒层主要接受间脑的特异性投射纤维的传入。Ⅴ、Ⅵ 层主要发出投射纤维与皮质下结构联系，控制躯体和内脏的活动。

（2）大脑皮质的分区　大脑新皮质的基本结构型式是皮质六层，但不同区域的皮质并不完全相同。根据不同部位细胞构筑和神经纤维的配布，将整个大脑皮质划分为若干区。其中较常用的是 Brodmann 分区法，将大脑皮质分为 52 区。

（3）大脑皮质的功能定位　大脑皮质是神经系统的最高部位，大脑皮质不同区域执行不同的特定功能，将这些具有一定功能的脑区称为"中枢"。如中央前回主要管理全身骨骼肌的随意运动，但也接收部分感觉信息；中央后回主要司躯体感觉，但刺激它也可产生少量运动。因此，大脑皮质功能的定位是相对的，当某一中枢受损时，其他相关的脑区也可产生一定的代偿。此外，大脑皮质的大部分区域不局限于某种功能，而是对各种信息进行加工、整合，完成更高级的神经精神活动，称为联络区。

1）第 Ⅰ 躯体运动区（primary somatic motor area）（图 16 – 23）　位于中央前回和中央旁小叶前部（第 4、6 区），此区管理对侧半身骨骼肌的随意运动，并且有一定顺序和局部定位关系。身体各部在此区的投影特点是：①上下倒置，足在上，头在下，但头面部仍然正置，即中央前回上部和中央旁小叶前部与下肢的运动有关，中央前回中部与上肢和躯干的运动有关，下部与头面部的运动有关；②左、右交叉管理，即一侧运动区支配对侧肢体的运动，而一些与联合运动有关的肌则受双侧运动区的管理，如面上部肌、眼球外肌、咽喉肌、咀嚼肌、躯干肌和会阴肌等；③皮质上代表身体各部投影区的大小取决于其功能的重要性和复杂程度，而与该部的大小无关。

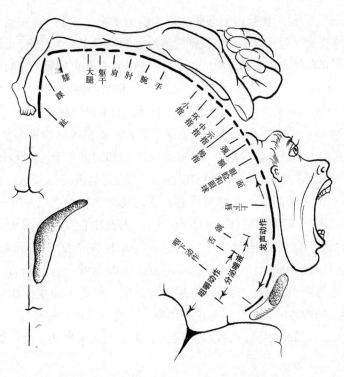

图 16-23   人体各部在第Ⅰ躯体运动区的定位

2）第Ⅰ躯体感觉区（primary somatic sensory area）（图 16-24）   位于中央后回和中央旁小叶后部
（3、1、2 区），接受由背侧丘脑腹后核传来的对侧半身的痛觉、温度觉、触觉、压觉及位置觉和运动觉
信息。身体各部在此区的投影特点与第Ⅰ躯体运动区相似，即：①上下倒置，足在上，但头面部仍然正
置；②左、右交叉管理；③身体各部在该区投影的大小取决于该部感觉的敏感程度，与形体的大小
无关。

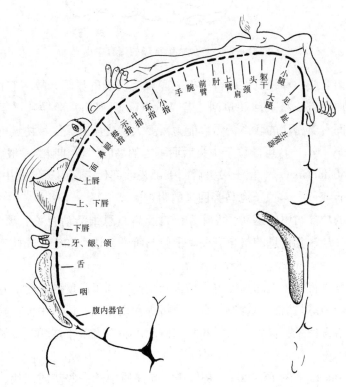

图 16-24   人体各部在第Ⅰ躯体感觉区的定位

3）视区（visual area）　位于枕叶内侧面距状沟两侧的皮质（17区）。接受来自外侧膝状体发出的视辐射纤维。因视神经在视交叉处来自鼻侧半视网膜节细胞的轴突交叉至对侧，因此，一侧视区接受同侧视网膜颞侧半和对侧视网膜鼻侧半传来的视觉信息，故一侧视区损伤可导致双眼对侧视野同向性偏盲。

4）听区（auditory area）　位于颞横回（41、42区），接受内侧膝状体发出的传导双耳听觉信息的听辐射纤维。因此，一侧听区受损，可引起双耳听力下降，但不致引起全聋。

5）语言区（language area）（图16-25）　思维、意识、语言等高级神经功能是人类大脑皮质所特有的，因此还存在有语言中枢。语言区包括书写、说话、听话和阅读4个区。①书写中枢（writing area）：位于额中回的后部（8区），靠近中央前回的上肢代表区，特别是手的运动区。若此中枢受损，手的运动功能没有障碍，但写不出正确的文字，称失写症。②运动性语言中枢（motor speech area）（说话中枢，又称Broca语言区）：位于额下回后部（44、45区），若此中枢受损，患者与发音有关的肌肉未瘫痪，也能够发出声音，但不能说出连续的字、句，称运动性失语症。③听觉性语言中枢（auditory speech area）（听话中枢）：位于颞上回后部（22区）。该区能调整自己的语言，听取和理解别人的语言。若此中枢受损后，患者听觉正常，能够听得到别人讲话，但听不懂别人说话的意思，自己讲话常错、乱而不知，故不能正确回答问题，称感觉性失语症。④视觉性语言中枢（visual speech area）（阅读中枢）：位于角回（39区），靠近视区。若此中枢受损，患者视觉无障碍，但不理解曾认识的文字符号意义，称失读症。

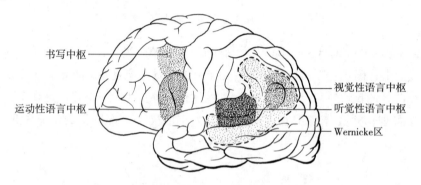

图16-25　左侧大脑半球的语言中枢

研究表明，听觉性语言中枢和视觉性语言中枢之间没有明确的界限，故将它们合称为Wernicke区，包括颞上回后部、颞中回后部、缘上回和角回。若Wernicke区损伤，会导致严重的感觉性失语症。此外，各语言中枢彼此之间有着密切的联系，语言能力需要大脑皮质有关区域协调配合下才能完成。

6）味觉区（gustatory area）　可能位于中央后回下方的岛叶，舌和咽的一般感觉区附近。

7）平衡觉区（vestibular area）　位于中央后回下部头面部代表区附近。此中枢的位置尚存争议。

8）嗅觉区（olfactory area）　位于海马旁回沟的附近。

大脑皮质中，额叶的功能与躯体运动、发音、语言及高级思维活动有关。顶叶的功能与躯体感觉、味觉、语言等有关。枕叶与视觉信息的整合有关。颞叶与听觉、语言和记忆功能有关。边缘叶与内脏活动有关。

在长期的进化和发育过程中，人的大脑皮质结构和功能得到了高度的分化。左右大脑半球的发育情况呈不对称性。左侧大脑半球与语言、意识、数学分析等密切相关，语言中枢主要在左侧大脑半球；右侧大脑半球主要感知非语言信息、音乐、图形和时空概念。左右大脑半球相互协调、配合完成各种高级精神神经活动。

2. 基底核（basal nuclei）（图16-26）　是位于大脑髓质中的一些灰质团块，靠近脑底，包括尾状核、豆状核、屏状核和杏仁体。

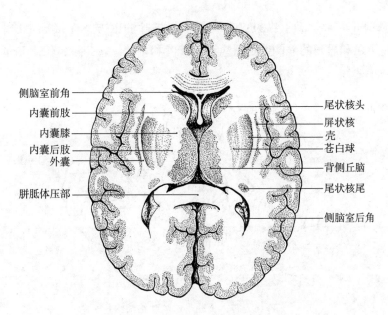

侧脑室前角——
内囊前肢——
内囊膝——
内囊后肢——
外囊——
胼胝体压部——

——尾状核头
——屏状核
——壳
——苍白球
——背侧丘脑
——尾状核尾
——侧脑室后角

图 16 - 26　基底核、背侧丘脑和内囊

（1）纹状体（corpus striatum）　包括尾状核和豆状核，在前端两核借灰质条索互相连接，外观呈条纹状，故称纹状体。①尾状核（caudate nucleus）：位于丘脑背外侧，呈"C"形围绕豆状核和背侧丘脑，伸延至侧脑室前角、中央部和下角，可分为头、体、尾三部。②豆状核（lentiform nucleus）：位于岛叶深部，借内囊与内侧的尾状核和背侧丘脑分开，在水平切面上呈尖向内、底向外的三角形，被两个白质板分成三个部分，外侧部称壳（putamen），内侧的两部分合称苍白球（globus pallidus）。在种系发生上，尾状核与壳是较新的结构，合称新纹状体（neostriatum）。苍白球是较旧的结构，称旧纹状体（paleostriatum）。纹状体是锥体外系的重要组成部分，是躯体运动的一个重要调节中枢。

（2）屏状核（claustrum）　为位于岛叶与豆状核之间的薄层灰质。屏状核与豆状核之间的薄层白质称为外囊，屏状核与岛叶之间的白质称为最外囊。屏状核的功能尚不清楚。

（3）杏仁体（amygdaloid body）　位于侧脑室下角前端的上方，海马旁回沟的深面，与尾状核的尾相连。其传入纤维来自嗅脑、间脑和新皮质等；传出纤维至间脑、额叶皮质和脑干。其功能与情绪、内分泌和内脏活动有关，属于边缘系统的组成部分。

⊕ 知识链接

基底核的疾病

基底核的功能紊乱有两种类型：一是运动过多综合征，是指有过多的异常运动，如舞蹈病、手足徐动症和投掷症；二是运动功能减退综合征，是指运动能力的丧失和减慢。帕金森病（Parkinson disease，PD）是一种病因未明的进展性疾病，好发于 45～55 岁，常与黑质内神经元的退行性变有关，当疾病发展到一定程度，也影响到苍白球、壳核和尾状核中的神经元，患者常会出现这两种运动能力的障碍。

3. 大脑的髓质　大脑的髓质由大量的神经纤维组成，可分为三类，即联络纤维、连合纤维和投射纤维（图 16 - 27 至图 16 - 29）。

（1）联络纤维（association fiber）　是连接同侧大脑半球内的脑回与脑回或叶与叶之间的纤维（图 16 - 27），其中，联系相邻脑回的短纤维称弓状纤维。长纤维联系同侧大脑半球各叶，主要有以下三种。

①钩束：连接额叶和颞叶前部。②上纵束：在豆状核与岛叶的上方，连接额、顶、枕、颞四个脑叶。③下纵束：沿侧脑室下角和后角的外侧壁走行，连接枕叶和颞叶。④扣带：位于扣带回和海马旁回的深部，连接边缘叶的各个部分。

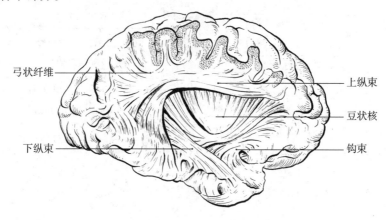

图 16 – 27　大脑半球的联络纤维

（2）连合纤维（commissural fiber）　是连接两侧大脑半球皮质的纤维（图 16 – 28），包括胼胝体、前连合和穹隆连合。①胼胝体（corpus callosum）：位于大脑纵裂底部，是最大的连合纤维，连接左、右大脑半球的相应部位的皮质。在脑的正中矢状切面上呈弓形，由前向后分为嘴、膝、干和压部四部分。②前连合（anterior commissure）：位于终板的后方，穹隆柱的前方，连接两侧的颞叶和嗅球。③穹隆（fornix）和穹隆联合（fornical commissure）：穹隆是由海马至下丘脑乳头体的弓形纤维束，两侧的穹隆在胼胝体下方有一部分纤维越至对侧，连接对侧海马，称穹隆联合。

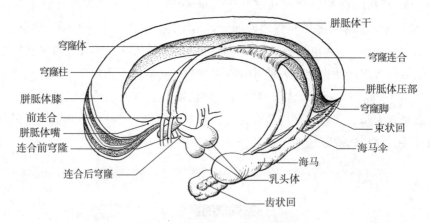

图 16 – 28　大脑半球的连合纤维

（3）投射纤维（projection fiber）　连接大脑皮质和皮质下中枢间的上、下行纤维，大部分纤维经过内囊（图 16 – 29）。

内囊（internal capsule）是上、下行纤维束聚集形成的宽厚白质板，位于豆状核、尾状核和丘脑之间，在端脑的水平切面上，内囊呈尖部向内侧的“＜”形，可分为三部：①内囊前肢，位于尾状核与豆状核之间，有额桥束和由丘脑背内侧核投射到前额叶的丘脑前辐射通过；②内囊后肢，位于背侧丘脑与豆状核之间，有下行的皮质脊髓束、皮质红核束、顶枕颞桥束和上行的丘脑中央辐射、视辐射和听辐射等通过；③内囊膝，是内囊前、后肢汇合处，有皮质核束通过。当脑内血管病变等导致内囊损伤时，患者出现“三偏”症状，即对侧偏瘫（皮质脊髓束、皮质核束损伤）、对侧偏身感觉丧失（丘脑中央辐射受损）和双眼视野对侧同向性偏盲（视辐射）。

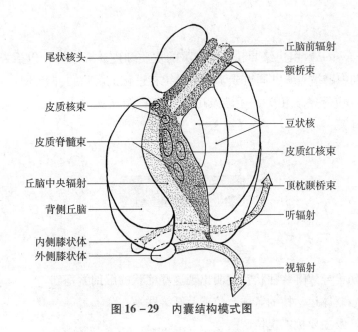

图 16 - 29　内囊结构模式图

图中标注：
尾状核头
皮质核束
皮质脊髓束
丘脑中央辐射
背侧丘脑
内侧膝状体
外侧膝状体
丘脑前辐射
额桥束
豆状核
皮质红核束
顶枕颞桥束
听辐射
视辐射

🌐 **知识链接**

脑卒中

脑卒中是指因脑血管阻塞或破裂引起的脑组织结构或功能损害的疾病。具有发病率高、致残率高、死亡率高和复发率高"四高"特点。据"脑卒中高危人群筛查和干预项目"数据显示，我国 40 岁及以上人群的脑卒中人口标化患病率由 2012 年的 1.89% 上升至 2019 年的 2.58%，由此测算，我国 40 岁以上人群现患和曾患脑卒中人数约为 1704 万，给家庭和社会带来了沉重负担，有效防控脑卒中对实现健康中国及减少我国贫困人群的战略目标意义重大。因此，作为医学生，我们一方面要有"医者仁心"的高尚品德，在工作中要严谨、勤奋、关爱患者；另一方面，要宣传和普及防治脑卒中知识，提高人们自我保健意识，减少脑卒中的发生，为健康中国贡献微薄之力。

---

4. 侧脑室（lateral ventricle）（图 16 - 30） 是大脑半球的内腔，左、右各一，分为四个部分：前角伸向额叶；中央部位于顶叶；后角深入枕叶；下角伸至颞叶。侧脑室经左、右室间孔（interventricular foramen）与第三脑室相通。侧脑室腔内有脉络丛，产生脑脊液。

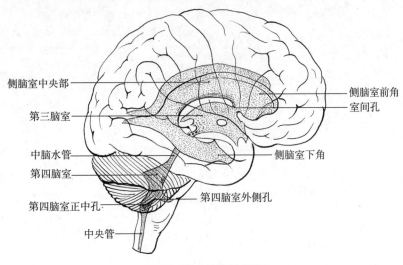

图中标注：
侧脑室中央部
第三脑室
中脑水管
第四脑室
第四脑室正中孔
中央管
侧脑室前角
室间孔
侧脑室下角
第四脑室外侧孔

图 16 - 30　脑室投影图

（三）边缘系统

边缘系统（limbic system）由边缘叶和与之有关的皮质和皮质下结构，包括杏仁体、下丘脑、上丘脑、背侧丘脑前核群和中脑被盖等共同组成。边缘系统在进化上属脑的古老部分，与嗅觉和内脏活动的调节、情绪反应及性反应等密切相关，还涉及个体生存功能（如攻击、防御、觅食等）和种系延续，海马还与记忆活动等有关。

答案解析

目标检测

一、思考题

1. 脊髓半横断损伤可导致哪些症状？说明出现这些症状的解剖学基础。

2. 简述脑干内一般躯体运动核的名称、位置及纤维联系。

3. 简述端脑的分叶及主要机能定位区。

二、综合题

某高血压患者突然昏倒，意识恢复后，说话不清楚，经检查发现：右上、下肢不能运动，肌肉僵硬，髌腱反射和肱二头肌反射亢进，Babinski 征阳性，两侧额纹对等，均能闭目，右侧鼻唇沟变浅，口角歪向左侧，伸舌时舌尖偏向右侧。右半身痛觉丧失，闭目时不能说出右上、下肢被动运动的状态和姿势。双眼右半视野偏盲。

问题：（1）该患者病变位于何处？

（2）损伤哪些结构可出现上述症状？说明理由。

（武志兵）

书网融合……

本章小结

微课

题库

第十七章 周围神经系统

PPT

📖 学习目标

知识目标

1. 掌握 颈丛、臂丛、腰丛和骶丛的组成和位置；膈神经的组成和分布；腋神经、肌皮神经、正中神经、尺神经、桡神经的主要分支及分布；胸神经前支的分布概况；股神经、闭孔神经的主要分支和分布；坐骨神经、胫神经、腓总神经的分支及分布；动眼神经、三叉神经、面神经、舌咽神经、迷走神经纤维成分和分布范围；交感神经和副交感神经的区别。

2. 熟悉 脊神经的组成和纤维成分；胸神经分布的节段性及体表标志；臀上神经、臀下神经、阴部神经的分布；脑神经的数目、名称、顺序、性质、连接脑和进出颅部位；嗅神经、视神经、滑车神经、展神经、前庭蜗神经、副神经、舌下神经的分布；内脏运动神经和躯体运动神经的区别。

3. 了解 颈丛皮支的分布；髂腹下神经、髂腹股沟神经、生殖股神经；各对脑神经损伤后的主要表现；交感神经和副交感神经的分布；内脏感觉神经的特点；牵涉性痛。

技能目标

1. 用所学的知识对生活的中的现象进行一定程度的分析。

2. 能够运用所学知识判断常见的周围神经损伤，分析临床实际问题。

素质目标

1. 提升局部联系整体，基础联系临床的综合思维能力。

2. 培养学生勤于分析、思考问题和大胆假设的习惯及严谨认真、实事求是的工作作风。

周围神经系统（peripheral nervous system）是指脊髓和脑以外的神经成分。其中与脊髓相连的部分称为脊神经，共 31 对；与脑相连的部分称为脑神经，共 12 对。周围神经系统又可分为躯体神经（分布于体表、骨、关节和骨骼肌）和内脏神经（分布于内脏、心血管、平滑肌和腺体）。

第一节 脊神经

⇨ 案例引导

患者，男，50 岁，患者于 10 天前无明显原因出现左侧腰腿部疼痛，疼痛由腰部沿左臀部、大腿后部及小腿后部向足部放射。站立、行走时疼痛明显，咳嗽、打喷嚏时疼痛加重。检查：心、肺、腹部（−），无畏寒、发热、游走性关节疼，无尿急、尿频、尿痛，食欲正常，大小便正常。入院后腰椎 CT 检查示：腰椎 $L_3 \sim L_4$、$L_4 \sim L_5$ 椎间盘突出。初步诊断：腰椎 $L_3 \sim L_4$、$L_4 \sim L_5$ 椎间盘突出；坐骨神经痛。

提问：

1. 脊神经的构成有什么特点？

2. 脊神经形成哪些神经丛？各丛的分布情况如何？
3. 试述坐骨神经的组成、行程、分支、分布及临床意义。

一、概述

脊神经（spinal nerves）共 31 对，分别为颈神经（cervical nerves）8 对，胸神经（thoracic nerves）12 对，腰神经（lumbar nerves）5 对，骶神经（sacral nerves）5 对，尾神经（coccygeal nerves）1 对。每对脊神经由前根和后根组成，后根在椎间孔附近有一椭圆形膨大，称脊神经节（spinal ganglion）。前根属运动性，后根属感觉性，前、后根在椎间孔处合成一条脊神经。每对脊神经都是混合性神经，既含感觉纤维又含运动纤维。根据脊神经分布范围和功能的不同，可将脊神经所含纤维成分分为以下四种。①躯体感觉纤维：发自脊神经节中的假单极神经元，其中枢突构成脊神经后根进入脊髓，周围突进入脊神经，分布于皮肤、骨骼肌、肌腱和关节，将皮肤的浅感觉和肌、腱、关节的深感觉冲动传入中枢。②内脏感觉纤维：发自脊神经节中的假单极神经元，其中枢突构成脊神经后根进入脊髓，周围突分布于内脏、心血管和腺体。③躯体运动纤维：发自脊髓前角，分布于骨骼肌，支配其随意运动。④内脏运动纤维：发自交感中枢或副交感中枢，分布于内脏、心血管和腺体，支配平滑肌和心肌的运动，控制腺体的分泌。

脊神经干出椎间孔后即分为前支、后支、脊膜支和交通支（图 17 - 1）。①脊膜支：细小，经椎间孔返回椎管，主要分布于脊髓的被膜；②交通支：为连于脊神经与交感干之间的细支；③后支：较细，属混合性，分布于项、背、腰、骶部的皮肤和肌，呈明显节段性分布；④前支：粗大，属混合性，分布于躯干前外侧和四肢的肌和皮肤。人类除胸神经前支保持原有的节段性分布外，其余各部脊神经前支分别交织成颈丛、臂丛、腰丛和骶丛，再由丛发出分支分布于相应区域。

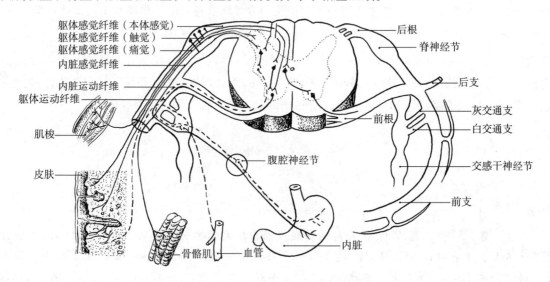

图 17 - 1　脊神经的组成和分布模式图

二、颈丛

（一）组成和位置

颈丛（cervical plexus）由第 1 ~ 4 颈神经前支交织组成。位于颈侧部中斜角肌和肩胛提肌起端与胸锁乳突肌上部之间。

（二）主要分支

颈丛可分为皮支和肌支。

1. 皮支　自胸锁乳突肌后缘中点附近穿出至浅筋膜，呈放射状分布于颈侧部、头后外侧部、耳廓及肩部的皮肤。其分支有枕小神经、耳大神经、颈横神经和锁骨上神经等。颈部手术时可在胸锁乳突肌后缘中点进行阻滞麻醉（图17-2）。

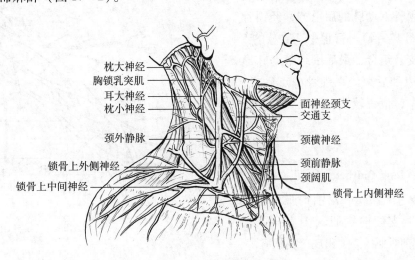

图 17-2　颈丛皮支

2. 肌支　颈丛肌支支配颈部深层肌、肩胛提肌、舌骨下肌群和膈肌。膈神经是最重要的肌支。

膈神经（phrenic nerve）（$C_3 \sim C_5$），为混合性神经（图17-3）。自颈丛发出下行，先位于前斜角肌上端外侧，继而沿该肌前面下降至肌内侧，经锁骨下动、静脉之间入胸腔。经肺根前方，在纵隔胸膜与心包间下行至膈。其运动纤维支配膈；感觉纤维分布于心包、胸膜及膈下的部分腹膜，右膈神经还分布于肝、胆囊和肝外胆道等。膈神经受损可致膈肌瘫痪而出现呼吸困难，膈神经受刺激时可引起膈肌痉挛，产生呃逆。

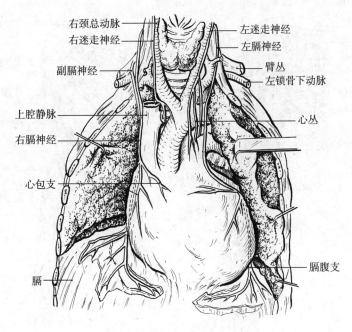

图 17-3　膈神经

三、臂丛

（一）组成和位置

臂丛（brachial plexus）由第 5～8 颈神经前支及第 1 胸神经前支大部分组成。经斜角肌间隙穿出，行于锁骨下动脉的后上方，经锁骨后方进入腋窝（图 17－4）。行程中，臂丛的 5 个神经根反复分支、组合，最后围绕腋动脉形成内侧束、外侧束和后束。在锁骨中点后方，臂丛各分支较集中，位置较浅，此点为进行臂丛阻滞麻醉的部位。

（二）主要分支

1. 胸长神经（long thoracic nerve）（C_5～C_7） 经臂丛后方进入腋窝，沿前锯肌表面伴胸外侧动脉下行，支配前锯肌（图 17－5）。损伤此神经可引起前锯肌瘫痪，出现"翼状肩"。

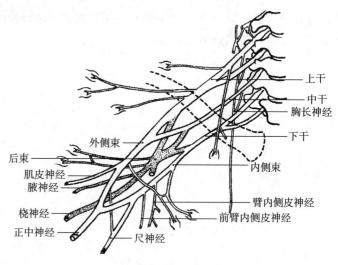

图 17－4　臂丛的组成模式图

2. 胸背神经（thoracodorsal nerve）（C_6～C_8） 发自后束，沿肩胛骨外侧缘下行，支配背阔肌。

3. 腋神经（axillary nerve）（C_5，C_6） 发自后束，伴旋肱后血管向后，绕肱骨外科颈后方至三角肌深面（图 17－4）。肌支支配三角肌和小圆肌；皮支自三角肌后缘中部浅出，分布于肩部和臂外侧上部的皮肤（图 17－6）。在肱骨外科颈骨折、肩关节脱位等情况下，可能损伤腋神经。腋神经损伤可引起三角肌萎缩，出现"方形肩"。

4. 肌皮神经（musculocutaneous nerve）（C_5～C_7） 发自外侧束，向外下斜穿喙肱肌，经肱二头肌和肱肌之间下行，发出分支支配上述三肌（图 17－5）。终支在肱二头下端的外侧穿出深筋膜延续为前臂外侧皮神经，分布于前臂外侧皮肤。

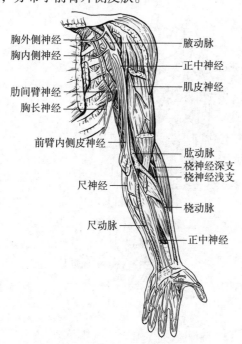
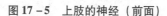

图 17－5　上肢的神经（前面）

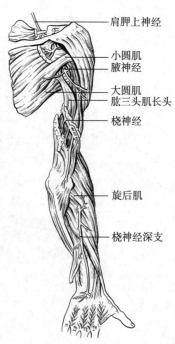

图 17－6　上肢的神经（后面）

5. 正中神经（median nerve）（C₆～T₁）　由来自内、外侧束的两根合成，伴肱动脉沿肱二头肌内侧沟下行至肘窝，向下经前臂前群肌浅、深两层之间，经腕管进入手掌（图17-5至图17-9）。肌支支配除肱桡肌、尺侧腕屈肌和指深屈肌尺侧半以外的所有前臂前群肌；在手部，正中神经在屈肌支持带下方发出返支支配鱼际肌（拇收肌除外）；正中神经发出3条指掌侧总神经，下行至掌骨头附近各分为2条指掌侧固有神经，沿手指的相对缘行至指尖。正中神经在手部的分布归纳为：肌支支配第1、2蚓状肌及除拇收肌以外的鱼际肌。皮支分布于手掌桡侧2/3的皮肤、桡侧三个半指的掌面皮肤及中、远节指背的皮肤。

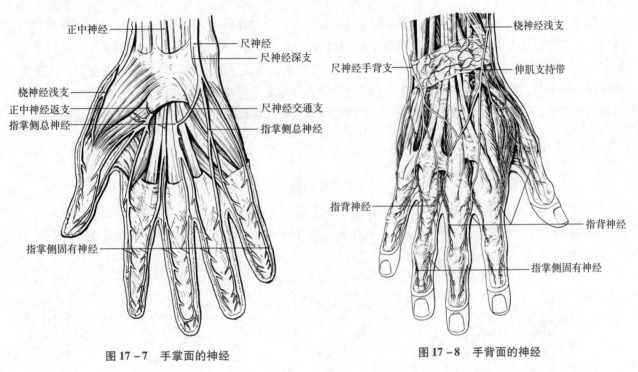

图17-7　手掌面的神经　　　　　　　图17-8　手背面的神经

⊕ **知识链接**

正中神经损伤

　　正中神经损伤后的表现为鱼际肌群萎缩，手掌平坦，呈现"猿手"；运动障碍，屈腕能力减弱，前臂不能旋前，拇、示指和中指不能屈曲，拇指不能作对掌运动；感觉障碍，以拇、示、中指末节皮肤最明显。

6. 尺神经（ulnar nerve）（C₈，T₁）　发自内侧束，沿肱二头肌内侧沟下降，在臂中部穿内侧肌间隔，经尺神经沟转至前臂内侧，伴尺动脉下行（图17-5至图17-9）。在尺神经沟处位置表浅，可触摸，易损伤。尺神经在臂部无分支，在前臂发出肌支，支配尺侧腕屈肌、指深屈肌尺侧半。在桡腕关节上方约5cm处，分出手背支转向手背，分布手背尺侧半和小指、无名指及中指尺侧半背面皮肤；本神经干经屈肌支持带浅面分浅、深两支。浅支分布于手掌尺侧1/3、小指和无名指尺侧半掌面皮肤；深支分布于小鱼际肌、拇收肌、骨间肌及第3、4蚓状肌。

⊕ 知识链接

尺神经损伤

尺神经损伤表现为小鱼际肌群因萎缩而平坦，又因骨间肌和第3、4蚓状肌萎缩，掌骨间呈现深沟，第4、5指掌指关节过伸、指间关节屈曲，呈现为"爪形手"；运动障碍，屈腕能力减弱，拇指不能内收；感觉障碍，以手内侧缘皮肤最为明显。

7. 桡神经（radial nerve）（C₅～T₁） 发自后束，先在腋动脉后方，继而伴肱深动脉沿桡神经沟行向外下，至肱骨外上髁上方穿外侧肌间隔至肱桡肌与肱肌之间分为浅支和深支（图 17－5、图 17－6、图 17－8）。桡神经在臂部发出分支支配肱三头肌及肱桡肌；皮支分布于臂、前臂后面的皮肤。浅支沿桡动脉外侧下行，在前臂中、下 1/3 交界处转向手背，分布于手背桡侧半的皮肤以及桡侧 2 个半手指近节背面的皮肤。深支主要为肌支，穿旋后肌至前臂背侧，支配前臂肌后群的所有伸肌和旋后肌等。

⊕ 知识链接

桡神经损伤

肱骨中段骨折时易损伤桡神经，表现为肘关节屈曲，前臂呈旋前位，腕部呈"垂腕"状态；运动障碍，不能伸肘、腕和指，拇指不能外展，前臂旋后功能减弱；感觉障碍，以第1、2掌骨间隙背侧（虎口区）的皮肤最明显。

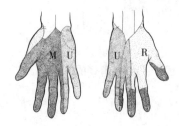

图 17－9 手部皮肤的神经分布示意图

（M. 正中神经；U. 尺神经；R. 桡神经）

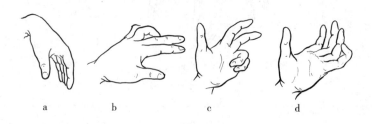

图 17－10 上肢神经损伤时的手形图

a. 垂腕（桡神经损伤）；b. 爪形手（尺神经损伤）；

c. 正中神经损伤手形；d. 猿掌（正中神经和尺神经损伤）

四、胸神经前支

胸神经前支共 12 对（图 17－11），除第 1 对大部分参加臂丛，第 12 对小部分参加腰丛外，其余皆单独行走不形成丛。第 1～11 对胸神经前支位于相应的肋间隙中，称肋间神经（intercostal nerve）；第 12 胸神经前支位于第 12 肋下缘，称肋下神经（subcostal nerve）。肋间神经在肋间内、最内肌之间沿肋沟前行。上 6 对肋间神经到达胸骨外侧缘穿至皮下，下 5 对肋间神经至肋弓处斜越肋弓走向前下，与肋下神经同行于腹内斜肌与腹横肌之间进入腹直肌鞘，在腹白线附近穿至皮下。胸神经的肌支支配肋间肌和腹肌的前外侧群，皮支分布于胸、腹部的皮肤以及壁胸膜和壁腹膜。

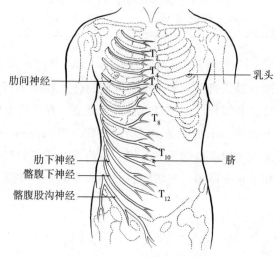

图 17－11 胸神经前支的分布

　　胸神经前支在胸、腹壁皮肤的分布有明显的节段性，自上向下按顺序依次排列。T_2 分布区相当于胸骨角平面，T_4 相当于乳头平面，T_6 相当于剑突平面，T_8 相当于肋弓平面，T_{10} 相当于脐平面，T_{12} 分布于脐与耻骨联合上缘连线中点平面。临床上常以节段性分布区皮肤的感觉障碍，据此测定麻醉平面的高低或推断脊髓损伤平面。

五、腰丛

（一）组成和位置

　　腰丛（lumbar plexus）（图 17 - 12）由第 12 胸神经前支的小部分、第 1～3 腰神经前支和第 4 腰神经前支的一部分共同组成。而第 4 腰神经前支的另一部分和第 5 腰神经前支合成腰骶干。腰丛位于腰大肌的深面，其分支分别自腰大肌的内、外侧缘或前面穿出。

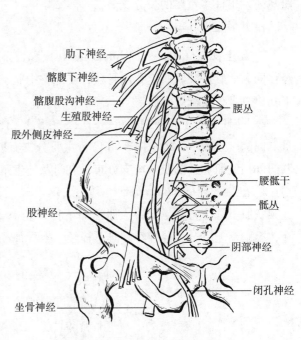

图 17 - 12　腰、骶丛的组成

（二）主要分支

　　1. 髂腹下神经（iliohypogastric nerve）和髂腹股沟神经（ilioinguinal nerve）　两者共同发自腰丛，再分为平行的两细支，穿出腰大肌外侧经腰方肌前面平行向外下，至髂嵴上方进入腹横肌和腹内斜肌之间，继在髂前上棘内侧又穿行于腹内斜肌至腹外斜肌腱膜深面行向内下，终支在腹股沟管浅环上方浅出至皮下（图 17 - 11，图 17 - 12）。皮支分布于臀外侧区、腹股沟区及下腹部的皮肤，肌支支配腹壁肌。髂腹股沟神经在髂腹下神经下方并与其平行，皮支分布于腹股沟区、阴囊或大阴唇皮肤，肌支支配腹壁肌。

　　2. 生殖股神经（genitofemoral nerve）　自腰大肌前面穿出后，在该肌前面下行，分为生殖支和股支，生殖支分布于提睾肌和阴囊或大阴唇皮肤，股支分布于股三角上部的皮肤。

　　3. 股神经（femoral nerve）（$L_2 \sim L_4$）　从腰大肌外侧缘穿出，经腹股沟韧带深面，于股动脉的外侧进入股三角（图 17 - 12，图 17 - 13）。肌支主要支配耻骨肌、缝匠肌和股四头肌；皮支除分布于大腿前面的皮肤外，其中最长的分支为隐神经，伴随股动脉入收肌管下行，于膝关节内侧浅出，伴大隐静脉下行，分布于膝关节、髌下、小腿内侧及足内侧缘的皮肤。

　　🌐 **知识链接**

股神经损伤

　　股神经损伤主要表现为屈髋无力，大腿前群肌萎缩，大腿变细，髌骨突出；行走抬腿困难，不能伸小腿，膝反射消失；大腿前面和小腿内侧面皮肤感觉障碍。

　　4. 闭孔神经（obturator nerve）（$L_2 \sim L_4$）　自腰大肌内侧缘穿出，穿闭膜管至大腿内侧（图 17 - 12，图 17 - 13），肌支支配闭孔外肌和大腿内侧肌群，皮支分布于大腿内侧皮肤。

　　5. 股外侧皮神经（lateral femoral cutaneous nerve）（L_2，L_3）　自腰大肌外侧缘向外下，经腹股沟韧带深面入股部，分布于大腿外侧面的皮肤。

六、骶丛

（一）组成和位置

骶丛（sacral plexus）由腰骶干（lunbosacral trunk）以及全部骶神经、尾神经前支组成（图 17 - 12）。位于骶骨和梨状肌的前面，髂血管后方。发出短支，分布于髋肌（梨状肌、闭孔内肌、股方肌）；骶丛还发出许多重要的长分支。

（二）主要分支

1. 臀上神经（superior gluteal nerve）和臀下神经（inferior gluteal nerve）（图 17 - 14） 臀上神经伴同名血管经梨状肌上孔出骨盆，支配臀中肌、臀小肌和阔筋膜张肌。臀下神经伴同名血管经梨状肌下孔出骨盆，支配臀大肌。

2. 阴部神经（pudendal nerve）（$S_2 \sim S_4$） 伴阴部内动脉出梨状肌下孔，绕坐骨棘经坐骨小孔入坐骨肛门窝（图 17 - 12、图 17 - 14），主要分支有肛神经、会阴神经、阴茎（阴蒂）背神经。肌支支配肛门外括约肌和会阴肌，皮支分布于肛门及外生殖器的皮肤。

3. 坐骨神经（sciatic nerve）（L_4，L_5，$S_1 \sim S_3$） 是全身最粗大的神经（图 17 - 12，图 17 - 14）。经梨状肌下孔出骨盆，于臀大肌深面下行，经坐骨结节与股骨大转子之间至股后，在股二头肌深面下降，至腘窝上方分为胫神经和腓总神经。坐骨神经本干分支分布于髋关节和股后肌群。

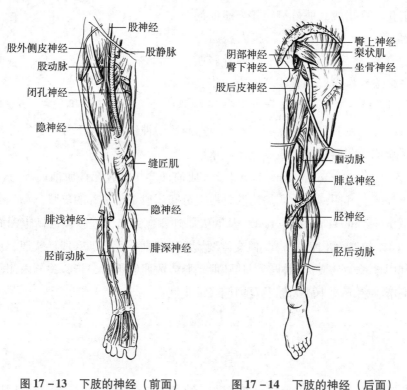

图 17 - 13　下肢的神经（前面）　　图 17 - 14　下肢的神经（后面）

🌐 知识链接

坐骨神经痛

坐骨神经痛是指坐骨神经通路及其分布区域的疼痛，即在臀部大腿后侧、小腿后外侧和足外侧的疼痛。可分为原发性坐骨神经痛和继发性坐骨神经痛。原发性坐骨神经痛为坐骨神经的炎症引起，以单侧者居多，不伴有腰背疼，常与肌纤维炎同时发生；继发性坐骨神经痛由于邻近病变的压迫或刺激引起，又分为根性和干性坐骨神经痛，分别指受压部位是在神经根还是在神经干。根性多见，病因以椎间盘突出最常见，其他病因有椎管内肿瘤、椎体转移病、腰椎结核、腰椎管狭窄等；干性可由骶髂关节炎、盆腔内肿瘤、妊娠子宫压迫、髋关节炎、臀部外伤、糖尿病等所致。本病男性青壮年多见，近些年来尤其常见于做办公室工作和使用电脑时间过长的人群。

（1）胫神经（tibial nerve）（L_4，L_5，$S_1 \sim S_3$）　在腘窝内与腘血管伴行，经小腿后群肌浅、深两层之间伴胫后动脉下行，经内踝后方至足底，分为足底内侧神经和足底外侧神经，分布于足底肌及足底皮肤（图17-14）。

胫神经在腘窝及小腿后区发出的分支：肌支分布于小腿后群诸肌；皮支主要有腓肠内侧皮神经，伴小隐静脉下行，在小腿下部与腓总神经发出的腓肠外侧皮神经吻合成腓肠神经，经外踝后方至足外侧缘前行，分布于足背及小趾外侧皮肤。

（2）腓总神经（common peroneal nerve）（L_4，L_5，S_1，S_2）　在腘窝上方自坐骨神经分出后沿股二头肌内侧缘行向外下，绕腓骨颈外侧向前（图17-14），穿腓骨长肌分为腓浅神经和腓深神经。腓浅神经（superficial peroneal nerve）分出后经腓骨长肌深面，继而在腓骨长、短肌与趾长伸肌之间下行，肌支支配腓骨长、短肌。终支在小腿中、下1/3交界处浅出成为皮支，分布于小腿外侧、足背和第2~5趾背的皮肤。腓深神经（deep peronea nerve）与胫前动脉伴行至足背，肌支支配小腿前群肌和足背肌，皮支分布于第1、2趾背相对缘的皮肤。

知识链接

胫神经及腓总神经损伤

胫神经损伤表现为小腿后群肌瘫痪，形成所谓的"钩状足"畸形（图17-15）；运动障碍，足不能跖屈，不能屈趾，不能以足尖站立，足内翻力减弱；感觉障碍，主要表现在小腿后面及足底的皮肤。

腓总神经损伤的表现为小腿前外侧肌群瘫痪，小腿后群肌因失去拮抗肌而过度牵拉造成足跖屈（足下垂）和内翻位，呈"马蹄内翻足"畸形（图17-15）；运动障碍，足和趾不能背屈，因足下垂，患者步行时必须用力提高下肢，髋、膝关节高度屈曲，呈"跨阈步态"；感觉障碍，见于小腿前、外侧面及足背皮肤。

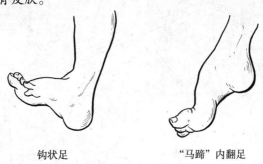

钩状足　　　"马蹄"内翻足

图17-15　钩状足和马蹄内翻足

第二节　脑神经 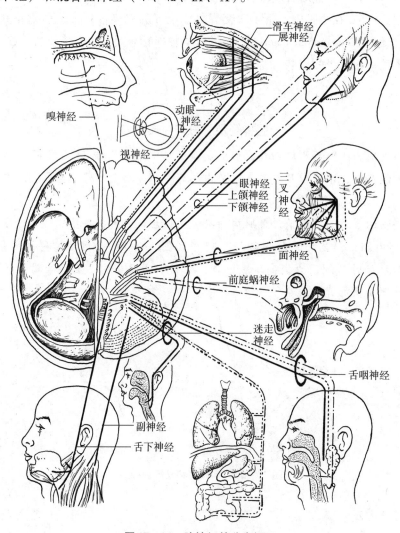 微课17

脑神经（cranial nerves）是与脑相连的神经，共12对（图17-16）。它们的名称及其顺序是：Ⅰ嗅神经、Ⅱ视神经、Ⅲ动眼神经、Ⅳ滑车神经、Ⅴ三叉神经、Ⅵ展神经、Ⅶ面神经、Ⅷ前庭蜗神经、Ⅸ舌咽神经、Ⅹ迷走神经、Ⅺ副神经、Ⅻ舌下神经（表17-1）。

脑神经的纤维成分较脊神经复杂，共有七种纤维成分，具体如下。

感觉纤维 ┫
一般躯体感觉纤维：分布于头部皮肤、肌、肌腱和大部分口、鼻腔黏膜、眼的黏膜、角膜
特殊躯体感觉纤维：分布于视器和前庭蜗器
一般内脏感觉纤维：分布于头、颈、胸、腹的脏器
特殊内脏感觉纤维：分布于味蕾和嗅黏膜

运动纤维 ┫
一般躯体运动纤维：支配眼球外肌、舌肌
一般内脏运动纤维：支配平滑肌、心肌和腺体
特殊内脏运动纤维：支配由鳃弓演化成的咀嚼肌、面肌和咽喉肌、胸锁乳突肌和斜方肌等

根据每对脑神经内所含纤维成分的不同，可将脑神经分为感觉性神经（Ⅰ、Ⅱ、Ⅷ）、运动性神经（Ⅲ、Ⅳ、Ⅵ、Ⅺ、Ⅻ）和混合性神经（Ⅴ、Ⅶ、Ⅸ、Ⅹ）。

图17-16　脑神经的分布概况

表17-1　脑神经的名称、性质、连脑部位和出入颅部位

序号	名称	性质	连脑部位	出入颅腔的部位
I	嗅神经	感觉性	端脑	筛孔
II	视神经	感觉性	间脑	视神经管
III	动眼神经	运动性	中脑	眶上裂
IV	滑车神经	运动性	中脑	眶上裂
V	三叉神经	混合性	脑桥	眼神经：眶上裂 上颌神经：圆孔 下颌神经：卵圆孔
VI	展神经	运动性	脑桥	眶上裂
VII	面神经	混合性	脑桥	内耳门→内耳道→面神经管→茎乳孔
VIII	前庭蜗神经	感觉性	脑桥	内耳道→内耳门
IX	舌咽神经	混合性	延髓	颈静脉孔
X	迷走神经	混合性	延髓	颈静脉孔
XI	副神经	运动性	延髓	颈静脉孔
XII	舌下神经	运动性	延髓	舌下神经管

一、嗅神经

嗅神经（olfactory nerve）为感觉性神经，传导嗅觉。始于鼻腔嗅黏膜中的嗅细胞（双极神经元），其周围突分布于嗅黏膜上皮，中枢突聚集成15～20条嗅丝，穿筛孔入颅，止于端脑的嗅球。

二、视神经

视神经（optic nerve）为感觉性神经，传导视觉。始于视网膜节细胞，其轴突汇聚于视神经盘，向后穿出巩膜形成视神经，经视神经管入颅，续为视交叉、视束，终止于外侧膝状体。

三、动眼神经

动眼神经（oculomotor nerve）（图17-17）为运动性神经，含一般躯体运动和一般内脏运动两种纤维。一般躯体运动纤维发自动眼神经核，构成动眼神经的主要纤维成分；一般内脏运动纤维发自动眼神经副核。动眼神经自脚间窝出脑，向前穿海绵窦，经眶上裂入眶，支配除外直肌和上斜肌以外的全部眼球外肌。一般内脏运动纤维出颅后，进入位于视神经外侧的睫状神经节（副交感神经节），交换神经元后的节后纤维支配瞳孔括约肌和睫状肌。

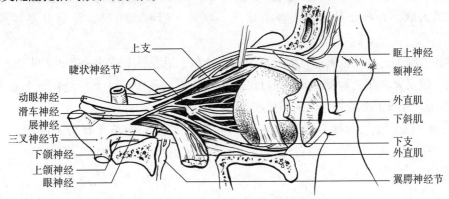

图17-17　动眼、滑车、展神经的纤维成分及分布

四、滑车神经

滑车神经（trochlear nerve）（图 17 – 17）为一般躯体运动性神经，起于滑车神经核穿中脑背侧出脑，绕过大脑脚外侧前行，穿经海绵窦外侧壁，经眶上裂入眶，支配上斜肌。

五、三叉神经

三叉神经（trigeminal nerve）（图 17 – 18）为混合性神经，含一般躯体感觉纤维和特殊内脏运动纤维。①特殊内脏运动纤维起于三叉神经运动核，纤维组成三叉神经运动根，自脑桥基底部与小脑中脚交界处出脑，经卵圆孔出颅，随下颌神经分布于咀嚼肌等。②一般躯体感觉纤维的胞体位于三叉神经节（半月神经节），由假单极神经元组成，中枢突构成粗大的三叉神经感觉根，入脑后止于三叉神经脑桥核和三叉神经脊束核；周围突组成眼神经、上颌神经和下颌神经，分布于硬脑膜、眼、面部的皮肤、口腔、鼻腔、鼻旁窦的黏膜等处。

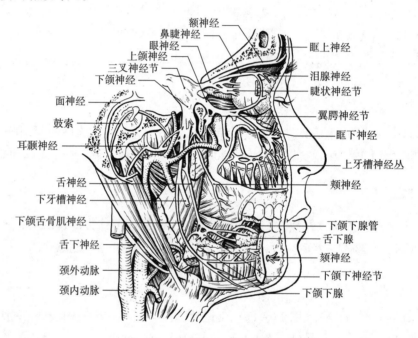

图 17 – 18　三叉神经的纤维成分及分布

（一）眼神经

眼神经（ophthalmic nerve）为躯体感觉性神经，穿行海绵窦外侧壁，位于动眼神经和滑车神经的下方，经眶上裂入眶，分布于硬脑膜、鼻背皮肤、眼球、泪腺、结膜、部分鼻黏膜及睑裂以上的皮肤。

1. 泪腺神经　细小，沿外直肌上方前行至泪腺，分布于泪腺、上睑的结膜和皮肤。

2. 额神经　较粗大，在上睑提肌上方前行，分 2 ~ 3 支，其中，眶上神经伴同名血管经眶上切迹（或眶上孔）穿出，分布于上睑部、额顶部皮肤等。

3. 鼻睫神经　在上直肌和视神经之间向前内达眶内侧壁，分布于鼻背、眼睑、眼球、鼻腔黏膜等。

（二）上颌神经

上颌神经（maxillary nerve）为一般躯体感觉性神经，自三叉神经节发出后，在眼神经下方向前进入海绵窦外侧壁，经圆孔出颅，由眶下裂入眶，延续为眶下神经。分布于硬脑膜、睑裂与口裂之间的皮肤、上颌牙与牙龈、鼻腔、口腔和上颌窦的黏膜等处。

1. 眶下神经 是上颌神经的终支，通过眶下孔到面部，分布于下睑、鼻翼和上唇的皮肤和黏膜。

2. 上牙槽神经 上牙槽后神经自上颌神经本干发出后，在上颌体后方穿入骨质；上牙槽中、前神经在眶下管内自眶下神经分出，分支分布于上颌牙、牙龈及上颌窦黏膜等。

3. 颧神经 细小，在翼腭窝处分出，经眶下裂入眶，分两支穿眶外侧壁，分布于颧部皮肤。

4. 翼腭神经 连于上颌神经与翼腭神经节之间，一般为两支，含感觉纤维，随翼腭神经节的分支分布于鼻、腭、咽的黏膜和眶部皮肤。

（三）下颌神经

下颌神经（mandibular nerve）为混合性神经，自三叉神经节发出后，经卵圆孔出颅，在颞下窝发出许多分支。其中，特殊内脏运动纤维支配咀嚼肌、鼓膜张肌和腭帆张肌等；躯体感觉纤维分布于下颌牙及牙龈、舌前2/3及口腔底黏膜、耳颞区和口裂以下的面部皮肤等。

1. 耳颞神经 多为两根，包绕脑膜中动脉向后合成一支，与颞浅血管伴行穿过腮腺，经耳前向上分布于颞部皮肤，并有分支至腮腺。

2. 颊神经 沿颊肌外侧面前行，分布于颊部皮肤和黏膜。

3. 舌神经 自下颌神经分出后，呈弓形越过下颌下腺上方，前行达口底黏膜深面，分布于口腔底及舌前2/3黏膜。在舌神经行程中有来自面神经的鼓索加入。

4. 下牙槽神经 在舌神经后方，穿下颌孔入下颌管，在管内发出许多小支分布于下颌牙和牙龈。其终支自颏孔浅出，称颏神经，分布于颏部及下唇的皮肤和黏膜。下牙槽神经在入下颌孔之前还发出下颌舌骨肌神经，支配下颌舌骨肌和二腹肌前腹。

5. 咀嚼肌神经 分支有咬肌神经、颞深神经、翼内肌神经和翼外肌神经，支配相应的咀嚼肌。

⊕ **知识链接**

> ### 三叉神经痛
>
> 　　三叉神经痛是最常见的脑神经疾病，以一侧面部三叉神经分布区内反复发作的阵发性剧烈痛为主要表现，国内统计的发病率为182/10万，女性略多于男性，发病率可随年龄而增长。三叉神经痛多发生于中老年人，右侧多于左侧。该病的特点是：在头面部三叉神经分布区域内，发病骤发、骤停，呈闪电样、刀割样、烧灼样、顽固性、难以忍受的剧烈性疼痛。说话、洗脸、刷牙或微风拂面，甚至走路时，都会导致阵发性的剧烈疼痛。疼痛历时数秒或数分钟，疼痛呈周期性发作，发作间歇期同正常人一样。三叉神经痛分为原发性和继发性两种，原发性三叉神经痛的病因及发病机制，至今尚无明确的定论，而中医认为属于肝肾问题。继发性三叉神经痛包括脑部占位性病变和血管压迫。

六、展神经

展神经（abducent nerve）（图17-17）为运动性神经，含一般躯体运动纤维，由展神经核发出后，从延髓脑桥沟出脑，向前经海绵窦及眶上裂入眶，支配外直肌。

> ⊕ **知识链接** ---------------------------------
>
> **眶上裂综合征**
>
> 眶上裂综合征也称 Roohon – Duvinaud 综合征，常因眶上裂骨膜炎引起。眶上裂是动眼神经、滑车神经、展神经及三叉神经第一支的通路，由于损伤了上述神经，出现眼外肌全部麻痹，表现为上睑下垂和眼球固定，瞳孔括约肌麻痹导致瞳孔散大，眼神经损伤出现眼裂以上皮肤的感觉丧失和角膜反射消失。

七、面神经

面神经（facial nerve）（图 17 – 19）为混合性神经，含四种纤维：①特殊内脏运动纤维，支配表情肌；②一般内脏运动（副交感）纤维，发自脑桥的上泌涎核，终于相应副交感神经节，节后纤维支配泪腺、下颌下腺、舌下腺及鼻、腭黏膜腺；③一般躯体感觉纤维，传导耳部皮肤的躯体感觉和面部的本体感觉；④特殊内脏感觉纤维，其胞体在面神经管内聚集成膝神经节，其中枢突终于孤束核上部，周围突分布于舌前 2/3 味蕾。面神经自延髓脑桥沟外侧部出脑，经内耳门入内耳道，经内耳道入面神经管，经茎乳孔出颅。其主要分支如下。

（一）面神经管内分支

1. 鼓索（chorda nerve） 面神经在出茎乳孔之前发出，进入鼓室在鼓膜内侧向前，再穿岩鼓裂出鼓室至颞下窝加入舌神经。鼓索含两种纤维：①特殊内脏感觉纤维，随舌神经分布于舌前 2/3 味蕾，传导味觉；②一般内脏运动纤维，进入下颌下神经节内交换神经元，节后纤维支配下颌下腺和舌下腺的分泌。

2. 岩大神经（greater petrosal nerve） 为副交感神经纤维，自膝神经节处分出，沿颞骨岩部前面前行，至翼腭神经节中继，节后纤维支配泪腺和鼻、腭黏膜腺体的分泌。

3. 镫骨肌神经（stapedial nerve） 支配镫骨肌。

（二）面神经管外分支

面神经出茎乳孔后，主干向前进入腮腺，在腮腺内分支组成丛，再分支穿出腮腺前缘，放射状分布，支配面部表情肌。

1. 颞支 支配枕额肌额腹和眼轮匝肌等。

2. 颧支 支配眼轮匝肌和颧肌等。

3. 颊支 支配颊肌、口轮匝肌和其他口周围肌。

4. 下颌缘支 沿下颌骨下缘行向前，支配下唇诸肌。

5. 颈支 在颈阔肌深面行向前下，支配该肌。

翼腭神经节：属副交感神经节，位于翼腭窝内，上颌神经下方。为一不规则的扁平小结。有三个根与其相连。①副交感根，发自上泌涎核的内脏运动纤维，经面神经的岩大神经至此节内换神经元，其节后纤维分布于泪腺及鼻腭部的黏液腺，支配其分泌活动。②感觉根，来自上颌神经的翼腭神经节；③交感根，来自颈内动脉交感丛的岩深神经。后两根在神经节内不交换神经元，仅路过此节并随神经节发出的神经分布。

下颌下神经节也属副交感神经节，呈椭圆形，位于下颌下腺和舌神经之间。同样具有副交感根、交感根和感觉根。①副交感根，来自面神经的鼓索的内脏运动纤维，经舌神经至此节内换神经元。其节后纤维分布于下颌下腺和舌下腺，支配两腺分泌。②交感根，来自面神经的交感丛。③感觉根，来自舌神经。

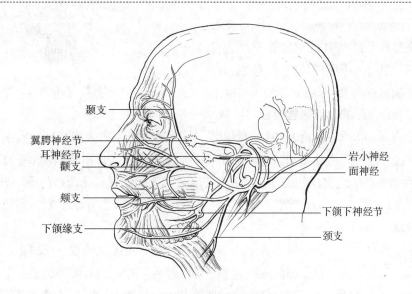

图 17 - 19　面神经的纤维成分及分布

八、前庭蜗神经

前庭蜗神经（vestibulocochlear nerve）含特殊躯体感觉纤维，包括前庭神经和蜗神经，二者都起自内耳，经内耳道、内耳门入颅，进入脑干。

1. 前庭神经（vestibular nerve）　传导平衡觉（如头部的位置觉、运动觉）冲动。其神经元胞体位于内耳道底的前庭神经节内，为双极神经元，周围突分布于椭圆囊斑、球囊斑和壶腹嵴，中枢突组成前庭神经，终于前庭神经核及小脑。

2. 蜗神经（cochlear nerve）　传导听觉。其神经元胞体位于蜗轴内的蜗神经节内，为双极神经元，周围突分布于内耳螺旋器，中枢突组成蜗神经终于蜗神经核。

九、舌咽神经

舌咽神经（glossophryngeal nerve）（图17-20）为混合性神经，有五种纤维成分。①特殊内脏运动纤维，起于疑核，支配茎突咽肌。②一般内脏运动纤维，起于下泌涎核，在耳神经节内交换神经元后，节后纤维支配腮腺分泌。③一般内脏感觉纤维，其神经元胞体内位于颈静脉孔处的下神经节，周围突分布于咽、舌后1/3、咽鼓管和鼓室等处的黏膜，以及颈动脉窦和颈动脉小球。中枢突终于孤束核下部，传导一般内脏感觉。④特殊内脏感觉纤维，其神经元胞体位于颈静脉孔处的下神经节，周围突分布于舌后 1/3 的味蕾，中枢突终止于孤束核上部，传导味觉。⑤一般躯体感觉纤维，其神经元胞体位于颈静脉孔处的舌咽神经上神经节，周围突分布于耳后皮肤，中枢突入脑后止于三叉神经脊束核。

舌咽神经的根丝连于延髓橄榄后沟上部，经颈静脉孔出颅，出颅处有上神经节、下神经节。舌咽神经出颅后，在颈内动、静脉之间下行，然后弓形转向前方，经舌骨舌肌深面至舌根。舌咽神经的主要分支如下。

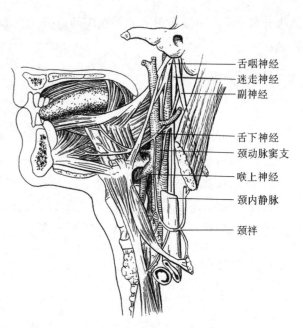

图 17 - 20　舌咽神经、迷走神经、副神经和舌下神经

1. 鼓室神经（tympanic nerve）　起自下神经节，进入鼓室与交感神经纤维共同形成鼓室丛，发出分支分布于鼓室、乳突小房和咽鼓管的黏膜；终支为岩小神经，含副交感纤维，出鼓室入耳神经节换元，经耳颞神经分布于腮腺，控制腮腺分泌。

2. 颈动脉窦支（carotid sinus branch）　1~2 支，在颈静脉孔下方发出后，分布于颈动脉窦和颈动脉小球，传导颈动脉窦内的压力和颈动脉小球感受的 CO_2 浓度变化，反射性地调节血压和呼吸。

3. 舌支　为舌咽神经的终支，分成数支，分布于舌后 1/3 的黏膜和味蕾，传导一般感觉和味觉。

4. 咽支　有 3~4 条分支，与迷走神经和交感神经形成咽丛，分支分布于咽黏膜及咽肌，传导一般感觉和支配咽肌运动。

耳神经节为副交感神经节，位于卵圆孔下方下颌神经内侧，由副交感根、交感根、运动根和感觉根组成。①副交感根，来自下泌涎核发出的内脏运动纤维，经舌咽神经的耳颞神经至此节内换神经元，其节后纤维随耳颞神经分布于腮腺，司其分泌；②交感根，来自脑膜中动脉交感丛；③运动根，来自三叉神经运动核的纤维借道下颌神经至此节，分布于鼓膜张肌和腭帆张肌；④感觉根，来自耳颞神经，随神经节的分支分布于腮腺，传导其一般感觉。

十、迷走神经

迷走神经（vagus nerve）（图 17 - 21）为混合性神经，含四种纤维成分：①一般内脏运动（副交感）纤维，起自迷走神经背核，至器官旁或壁内的副交感神经节换神经节，节后纤维分布于颈、胸、腹部的器官，支配心肌、平滑肌和腺体的活动；②一般内脏感觉纤维，胞体位于下神经节，其周围突伴随内脏运动纤维分布，分布于咽、喉黏膜和胸腹腔脏器的黏膜；③一般躯体感觉纤维，分布于耳廓和外耳道皮肤等处；④特殊内脏运动纤维，起自疑核，支配咽肌、喉肌及软腭肌等。

迷走神经根丝连于延髓橄榄后沟中部、舌咽神经的下方，经颈静脉孔出颅后，在颈部迷走神经位于颈动脉鞘内，行于颈总动脉与颈内静脉之间的后方至颈根部，经胸廓上口入胸腔。左迷走神经在左颈总动脉与左锁骨下动脉间下行，越主动脉弓前方，经左肺根后方下行至食管前面，在左肺根后方和食管前面分别与交感神经分支交织构成左肺丛和食管前丛，后者至食管下段集合成迷走神经前干；右迷走神经在锁骨下动、静脉之间下行，沿气管右侧，经右肺根后方，至食管后面，在右肺根后方和食管后面分别参与构成右肺丛和食管后丛，后者下行延为迷走神经后干。迷走神经前、后干随食管穿膈的食管裂孔入腹腔。迷走神经的主要分支如下。

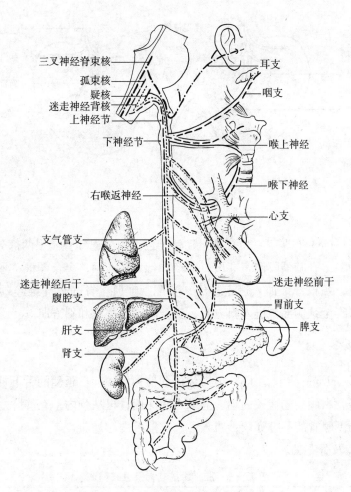

三叉神经脊束核

孤束核

疑核

迷走神经背核

上神经节

下神经节

右喉返神经

支气管支

迷走神经后干

腹腔支

肝支

肾支

耳支

咽支

喉上神经

喉下神经

心支

迷走神经前干

胃前支

脾支

图 17-21　迷走神经的纤维成分及分布

1. 喉上神经　在颈静脉孔下方发自主干，沿颈内动脉内侧下行，于舌骨大角处分为内支和外支，外支支配环甲肌，内支伴喉上动脉穿过甲状舌骨膜入喉，分布于声门裂以上喉黏膜及会厌、咽、舌根等处黏膜。

2. 颈心支　有上、下两支，分别在喉上神经起点下方和第 1 肋上方分出。在喉与气管两侧下行入胸腔，至主动脉弓下方和气管权前面与交感神经一起构成心丛。分支分布于心传导系、心肌和冠状动脉等。

3. 喉返神经（recurrent laryngeal nerve）　左喉返神经勾绕主动脉弓返至颈部，右喉返神经勾绕右锁骨下动脉返至颈部。在颈部，喉返神经沿气管食管旁沟上行，至甲状腺侧叶深面、环甲关节后方进入喉内，终支称喉下神经。运动纤维支配除环甲肌之外的所有喉肌，感觉纤维分布于声门裂以下的喉黏膜。

4. 胃前支和肝支　由迷走神经前干在贲门附近发出，胃前支沿胃小弯向右下走行，沿途发支分布于胃前壁，终支以"鸦爪"形分支分布于幽门部前壁（图 17-22）。肝支向右行于小网膜内，参与肝丛，随肝固有动脉的分支分布于肝胆的平滑肌和腺体。

5. 胃后支和腹腔支　由迷走神经后干在贲门附近发出。胃后支沿胃小弯深部走行，沿途发支分布于胃后壁，终支以"鸦爪"形分支分布于幽门部后壁。腹腔支向右行，与交感神经一起构成腹腔丛，分布于小肠、盲肠、升结肠、横结肠、肝、脾、胰、肾等。

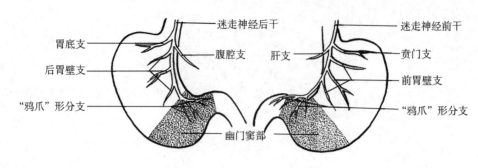

图17-22　迷走神经的胃分布

十一、副神经

副神经（accessory nerve）（图17-20）为运动性神经，由颅根和脊髓根两部分组成。颅根自延髓橄榄后沟下部出脑。脊髓根由脊髓颈段侧索穿出，上经枕骨大孔入颅，会合颅根，形成副神经，经颈静脉孔出颅。副神经出颅后，颅根纤维加入迷走神经，支配咽喉肌。脊髓根纤维经颈内动、静脉间走向外下，穿胸锁乳突肌后斜行至颈侧部，进入斜方肌，支配胸锁乳突肌和斜方肌。

十二、舌下神经

舌下神经（hypoglossal nerve）（图17-20）为运动性神经，起自延髓的舌下神经核，自延髓的前外侧沟出脑，经舌下神经管出颅。先在颈内动、静脉之间深面，再从颈内动、静脉之间穿出达舌骨舌肌的浅面，在舌神经和下颌下腺管的下方穿颏舌肌入舌，支配舌内、外肌。

12对脑神经的功能及分布见表17-2。

表17-2　脑神经的功能及分布简表

名称	分布范围	损害后主要表现
Ⅰ嗅神经	鼻腔嗅黏膜	嗅觉障碍
Ⅱ视神经	眼球视网膜	视觉障碍
Ⅲ动眼神经	上、下、内直肌，下斜肌、上睑提肌 瞳孔括约肌、睫状肌	眼外下斜视、上睑下垂 对光及调节反射消失
Ⅳ滑车神经	上斜肌	眼不能向外下斜视
Ⅴ三叉神经	额、顶及颜面部皮肤、眼球及眶内结构，口、鼻腔黏膜、舌前2/3黏膜、牙及牙龈、咀嚼肌	头面部皮肤、口鼻腔黏膜感觉障碍，角膜反射消失，咀嚼肌瘫痪
Ⅵ展神经	外直肌	眼内斜视
Ⅶ面神经	面肌、颈阔肌 泪腺、下颌下腺、舌下腺、鼻腔及腭的腺体 舌前2/3味蕾	面肌瘫痪，额纹消失、眼睑不能闭合、口角歪向健侧 分泌障碍，角膜干燥 舌前2/3味觉障碍
Ⅷ前庭蜗神经	半规管壶腹嵴、球囊斑及椭圆囊斑 螺旋器	眩晕、眼球震颤等 听力障碍
Ⅸ舌咽神经	咽肌 腮腺 咽壁、鼓室黏膜、颈动脉窦、颈动脉小球 耳后皮肤 舌后1/3黏膜及味蕾	咽反射消失 腮腺分泌障碍 咽后、舌后1/3感觉障碍 耳后皮肤感觉障碍 舌后1/3味觉障碍
Ⅹ迷走神经	咽、喉肌 胸腹腔脏器的平滑肌、腺体、心肌 胸腹脏器、咽喉黏膜 耳廓及外耳道皮肤	发音困难，声音嘶哑，吞咽困难 内脏运动障碍、腺体分泌障碍、心率加快 内脏感觉障碍 耳廓、外耳道皮肤感觉障碍

续表

名称	分布范围	损害后主要表现
XI副神经	胸锁乳突肌、斜方肌	面不能转向健侧，不能上提患侧肩胛骨
XII舌下神经	舌内肌和舌外肌	舌肌瘫痪、萎缩，伸舌尖偏向患侧

第三节　内脏神经

内脏神经主要分布于内脏、心血管和腺体。与躯体神经一样，按照纤维的性质，可分为内脏运动神经和内脏感觉神经。内脏运动神经调节内脏、心血管和腺体的分泌，通常不受人的意志控制，是不随意的，又称自主神经或植物性神经。内脏感觉神经的初级神经元位于脑神经节和脊神经节内，周围突分布于内脏和心血管等处的内感受器（图17-23）。

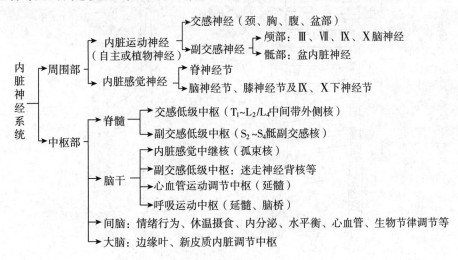

图 17-23　内脏神经系统的组成

一、内脏运动神经

内脏运动神经（visceral motor nerve）（图17-24）与躯体运动神经一样，都受大脑皮质及皮质下各级中枢的控制和调节，互相依存、互相协调、互相制约，以维持机体内环境的相对平衡。但两者在结构与功能上也有较大的差别。

（一）内脏运动神经和躯体运动神经的区别

1. **支配器官不同**　躯体运动神经支配骨骼肌并受意志控制；内脏运动神经支配心肌、平滑肌和腺体，不受意志控制。

2. **纤维成分不同**　躯体运动神经只有一种纤维成分，内脏运动神经有交感和副交感两种纤维成分，内脏和心血管大多同时受交感和副交感的双重支配。

3. **神经元数目不同**　躯体运动神经自低级中枢至骨骼肌只有一个神经元。内脏运动神经自低级中枢至效应器需要经过两个神经元。第1个神经元称节前神经元，胞体位于脑干和脊髓内，其轴突称节前纤维；第2个神经元称节后神经元，胞体位于内脏运动神经节内，其轴突称节后纤维。

4. **纤维种类不同**　躯体运动神经一般是较粗的有髓纤维；内脏运动神经是较细的薄髓（节前纤维）和无髓（节后纤维）纤维。

5. **分布形式不同**　躯体运动神经以神经干形式支配效应器；内脏运动神经的节后纤维常攀附于器官附近或血管形成神经丛，由神经丛分支至效应器。

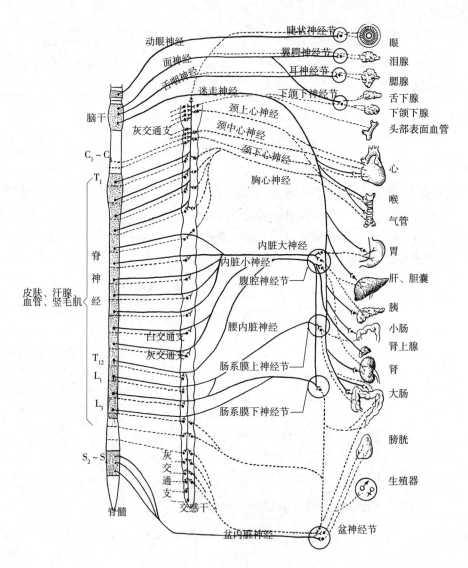

图 17 – 24　内脏运动神经概况

内脏运动神经可分为交感神经和副交感神经。

（二）交感神经（sympathetic nerve）

包括中枢部和周围部，交感神经的低级中枢位于脊髓胸 1 至腰 3 节段的灰质侧角；周围部包括交感神经节、交感干和交感神经的分支和神经丛组成（图 17 – 25）。

1. 交感神经节（sympathetic ganglia）　根据交感神经节所在位置不同，分为椎旁节和椎前节。

（1）椎旁神经节（paravertebral ganglia）　位于脊柱两旁，共有 19 ~ 24 对。借节间支连成两条串珠状的交感干（sympathetic trunk）。交感干上至颅底，下至尾骨，两干在尾骨前方合并。椎旁神经节分颈节（3 ~ 4 对）、胸节（10 ~ 12 对）、腰节（4 对）、骶节（2 ~ 3 对）和尾节（1 个，称奇神经节）。

（2）椎前神经节（prevertebral ganglia）　位于脊柱前方，腹主动脉脏支的根部。包括腹腔神经节、主动脉肾神经节、肠系膜上神经节及肠系膜下神经节等，分别位于同名动脉根部附近。

2. 交感神经纤维　交感干神经节借交通支（communicating branches）与相应的脊神经相连（图 17 – 26）。交通支分白交通支和灰交通支。白交通支（white communicating branch）主要由具有髓鞘的节前纤维组成，因髓鞘反光发亮，呈白色，故称白交通支；灰交通支（gray communicating branch）由椎旁节细胞发出的节后纤维组成，多无髓鞘，故颜色灰暗，称灰交通支。

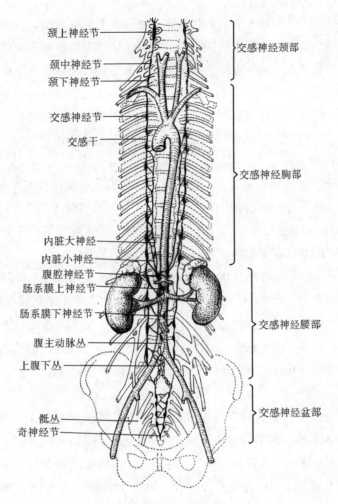

颈上神经节
颈中神经节
颈下神经节

交感神经颈部

交感神经节
交感干

交感神经胸部

内脏大神经
内脏小神经
腹腔神经节
肠系膜上神经节
肠系膜下神经节
腹主动脉丛
上腹下丛

交感神经腰部

骶丛
奇神经节

交感神经盆部

图 17 - 25　交感干和交感神经节

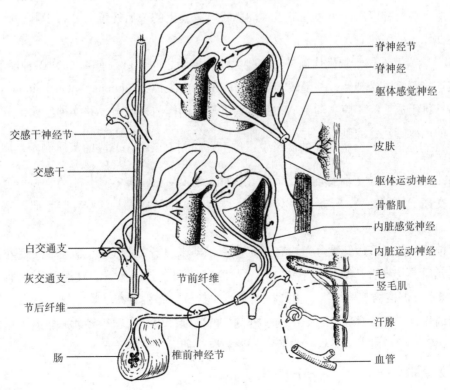

脊神经节
脊神经
躯体感觉神经

交感干神经节

交感干

皮肤

躯体运动神经
骨骼肌
内脏感觉神经

白交通支
灰交通支
节后纤维

节前纤维

内脏运动神经
毛
竖毛肌

肠

椎前神经节

汗腺

血管

图 17 - 26　交感神经走行模式图

（1）节前纤维　由脊髓胸1～腰3节段的灰质侧角细胞发出的轴突构成，经前根、脊神经、白交通支至椎旁节，白交通支的节前纤维进入交感干后可有3种去向：①终止于相应的椎旁神经节；②在交感干内上升或下降，然后终止于上方或下方的椎旁神经节；③穿过椎旁神经节终止于椎前神经节。

（2）节后纤维　发自交感神经节，节后纤维也有3种去向：①经灰交通支返回脊神经，随脊神经分布于头、颈、躯干及四肢的血管、汗腺和竖毛肌等；②攀附动脉走行，在动脉外膜处形成神经丛，并随动脉分布到支配的器官；③由交感神经节直接发支分布到所支配的器官。

3. 交感神经的分布概况

（1）颈部　颈交感干位于颈血管鞘后方，颈椎横突的前方。一般每侧有3～4个神经节，分别称颈上神经节、颈中神经节、颈下神经节。颈上神经节最大，呈梭形，位于第2、3颈椎横突前方，颈内动脉后方。颈中神经节最小，有时缺如，位于第6颈椎横突处。颈下神经节位于第7颈椎处，在椎动脉的始部后方，常与第1胸神经节合并成颈胸神经节（星状神经节）。

颈部交感干神经节发出的节后神经纤维的分布如下：①经灰交通支连于8对颈神经，并随颈神经分支分布至头、颈和上肢的血管、汗腺、竖毛肌等；②由神经节发出分支至邻近的动脉，形成颈内动脉丛、颈外动脉丛、锁骨下动脉丛和椎动脉丛等，伴随动脉的分支至头颈部的腺体（泪腺、唾液腺、口腔和鼻腔黏膜内腺体、甲状腺等）、竖毛肌、血管、瞳孔开大肌；③神经节发出的咽支，直接进入咽壁，与迷走神经、吞咽神经的咽支共同组成咽丛。3对颈交感神经节分别发出心上、心中和心下神经，下行进入胸腔，加入心丛。

（2）胸部　胸交感干位于肋头的前方，每侧有10～12个胸交感神经节。胸交感干发出以下分支：①经灰交通支连接12对胸神经，并随其分布于胸腹壁的血管、汗腺、竖毛肌等。②上5对胸交感神经节发出许多分支，参加胸主动脉丛、食管丛、肺丛及心丛等。③内脏大神经（greater splanchnic nerve）由节前纤维组成，穿经第5或第6～9胸交感神经节，向前下合成一干，穿过膈脚，终于腹腔神经节。④内脏小神经（lesser splanchnic nerve）穿经第10～12胸交感神经节的节前纤维，向前下合成一干，穿过膈脚，终于主动脉肾神经节。由腹腔节、主动脉肾节等发出的节后纤维，分布于肝、脾、肾等实质性脏器和结肠左曲以上的消化管。

（3）腰部　腰交感干位于腰椎体前外侧与腰大肌内侧缘之间，每侧有4～5对腰神经节。其分支有：①经灰交通支连接于5对腰神经，并随腰神经分布；②腰内脏神经（lumbar splanchnic nerves）由穿经腰神经节的节前纤维组成，终于腹主动脉丛和肠系膜下丛内的椎前神经节，并换神经元，节后纤维分布于结肠左曲以下的消化管及盆腔脏器，并有纤维伴随血管分布至下肢。当下肢血管痉挛时，可手术切除腰交感干以获得缓解。

（4）盆部　盆交感干位于骶骨前面、骶前孔内侧，有2～3对骶交感干神经节和一个奇神经节。其分支有：①灰交通支，连接骶、尾神经，分布于下肢及会阴部的血管、汗腺和竖毛肌；②一些小支加入盆丛，分布于盆腔器官。

全身交感神经节前、节后纤维分布均有一定规律，即来自脊髓胸1～5节段中间带外侧核的节前纤维，更换神经元后，其节后纤维分布于头、颈、胸腔脏器和上肢的血管、汗腺和竖毛肌；来自脊髓胸5～12节段中间带外侧核的节前纤维，更换神经元后，其节后纤维分布于肝、脾、肾等实质性器官和结肠左曲以上的消化管；来自脊髓上腰段中间带外侧核的节前纤维，更换神经元后，其节后纤维支配结肠左曲以下的消化管、盆腔脏器和下肢的血管、汗腺和竖毛肌。

（三）副交感神经

副交感神经（parasympathetic nerve）的低级中枢位于脑干的副交感神经核和骶髓第2～4节段的骶

副交感核；周围部包括副交感神经节和副交感神经纤维（图 17 - 27）。

1. 副交感神经节　多位于器官附近或器官壁内，分别称器官旁节和器官内节。①器官旁节：位于所支配器官附近，多数体积较小，而位于颅部的较大，如睫状神经节、下颌下神经节、翼腭神经节和耳神经节等。②器官内节：散于所支配器官的壁内，又称壁内节。

2. 副交感神经纤维　分为颅部副交感神经和骶部副交感神经。

（1）颅部副交感神经　由脑干动眼神经副核、上泌涎核、下泌涎核和迷走神经背核发出的节前纤维走在相应的脑神经中。①起自动眼神经副核的节前纤维，随动眼神经入眶后，到达睫状神经节换元，其节后纤维分布于瞳孔括约肌和睫状肌。②起自上泌涎核的节前纤维加入面神经。一部分通过岩大神经至翼腭神经节换元，节后纤维分布于泪腺、鼻腔及腭部黏膜的腺体；一部分经鼓索，加入舌神经，到下颌下神经节换元，节后纤维分布于下颌下腺、舌下腺及口腔黏膜内的腺体。③起自下泌涎核的节前纤维加入舌咽神经，经鼓室神经到鼓室丛，由该丛发出岩小神经到达耳神经节换元，节后纤维随耳颞神经分布于腮腺。④起自迷走神经背核的节前纤维，随迷走神经走行分布，在胸、腹腔器官附近或壁内的副交感神经节换元，节后纤维分布于胸、腹腔器官（降结肠、乙状结肠和盆腔器官除外）。

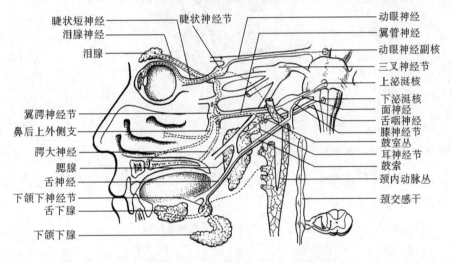

图 17 - 27　头部内脏神经分布模式图

（2）骶部副交感神经　由骶髓第 2 ~ 4 节段的副交感核发出的节前纤维组成盆内脏神经，在盆腔器官附近或壁内的副交感神经节内交换神经元，节后纤维分布于结肠左曲以下的消化管、盆腔脏器及外阴等。

3. 内脏神经丛　交感神经、副交感神经和内脏感觉神经往往互相交织在一起共同形成内脏神经丛，再发出分支至所支配的器官。主要的内脏神经丛如下。

（1）心丛　由交感干的颈上、中、下节和交感干的 T_1 ~ T_5 节发出的心支与迷走神经的心支共同组成，分布于心。

（2）肺丛　由交感干胸 2 ~ 5 节的分支和迷走神经支气管支组成，其分支随支气管和肺血管的分支入肺。

（3）腹腔丛　是最大的内脏神经丛，位于腹腔干及肠系膜上动脉起始处的周围。随腹腔干、肾动脉及肠系膜上动脉的分支，分布于肝、脾、胰、肾、肾上腺及结肠左曲以上的消化管。

（4）腹主动脉丛　是腹腔丛在腹主动脉表面向下延续的部分，并接受腰内脏神经的节前纤维。此纤维在肠系膜下神经节交换神经元，节后纤维形成肠系膜下丛，沿肠系膜下动脉分支分布于结肠左曲以下至直肠上端的消化管。

（5）腹下丛　可分为上腹下丛和下腹下丛（图17-28）。上腹下丛由腹主动脉丛向下延续的部分和腰内脏神经组成。下腹下丛（盆丛）是上腹下丛延续部分，并接受骶部交感干的节后纤维和第2~4骶神经的盆内脏神经组成。此丛伴随髂内动脉的分支分布于盆腔各脏器。

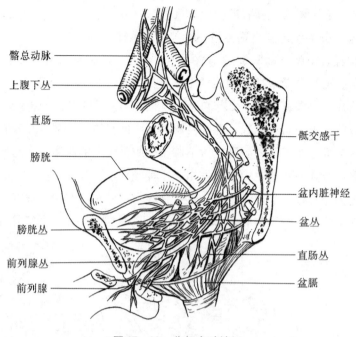

图17-28　盆部内脏神经

（四）交感神经与副交感神经的主要区别

交感神经与副交感神经都是内脏运动神经，共同支配一个器官，形成对内脏双重支配。但在形态结构和功能上，两者各有特点（表17-3）。

表17-3　交感、副交感神经比较

比较	交感神经	副交感神经
低级中枢部位	脊髓 T_1~L_3 节段灰质侧角	脑干内脏运动核、脊髓骶副交感核
神经节的位置	椎旁节和椎前节	器官旁节和器官内节
节前、节后纤维	节前纤维短、节后纤维长	节前纤维长、节后纤维短
分布范围	分布范围广泛，全身血管和内脏平滑肌、心肌、腺体、竖毛肌、瞳孔开大肌等	分布范围不如交感神经广，大部分的血管、汗腺、竖毛肌和肾上腺髓质均无副交感神经支配

二、内脏感觉神经

内脏器官除接受内脏运动神经的支配外，还布有丰富的内脏感觉神经。内脏感觉神经元的胞体位于脑神经节和脊神经节内，其发出的周围突随交感神经和副交感神经走行，分布于相应的脏器。其中枢突进入脑干和脊髓，分别终于脑干的孤束核和脊髓的灰质后角。内脏感觉神经传入中枢的神经冲动，一部分参与完成内脏反射，如排尿和排便反射；另一部分则传至大脑皮质，产生内脏感觉。内脏感觉与躯体感觉相比有以下特点。

1. 正常的内脏活动一般不引起感觉，较强烈的内脏活动才能引起感觉，如内脏痉挛性收缩可引起剧痛，胃的饥饿性收缩可引起饥饿感等。

2. 内脏对牵拉、膨胀和痉挛等刺激较敏感，而对切、割等刺激不敏感，因此，临床手术中切、割内脏时，患者无明显感觉；但当牵拉内脏时，患者则有较难忍受的感觉。

3. 内脏感觉的传入途径分散，即一个脏器的感觉冲动，可经几条脊神经同时传入脊髓的几个节段，而一条脊神经可同时含有传导几个脏器的感觉纤维。因此，内脏痛往往是比较弥散的，定位是模糊的，可出现牵涉痛。

三、牵涉性痛

当某些脏器发生病变时，在身体体表的一定部位产生疼痛或感觉过敏的现象，称为牵涉痛（referred pain）（图17-29）。例如心肌缺血时，可发生心前区、左臂或左肩的疼痛。发生牵涉痛的机制，目前并不完全清楚，一般认为，传导患病脏器疼痛冲动的内脏感觉神经和传导被牵涉区皮肤的躯体感觉神经，共同进入同一个脊髓节段。因此，从患病脏器传入的冲动，可以扩散到邻近的躯体感觉神经元，从而产生牵涉痛。临床根据牵涉痛部位，可协助诊断疾病。

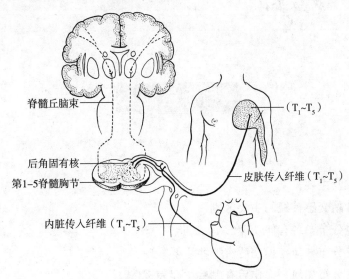

图 17-29　牵涉性痛的示意图

⚛ 护理应用解剖

1. **腕管综合征**　是指正中神经在腕管处损伤产生的系列症状。解剖特点：腕管是由腕骨沟与屈肌支持带形成的骨性纤维性管道。腕骨沟是8块腕骨构成的一掌面凹陷的沟；屈肌支持带是宽厚而致密的纤维带。腕管内通过有9条屈肌腱及其总腱鞘和1条正中神经。临床表现：任何原因引起腕管内容增加时，均可导致管内压力增高影响到正中神经的功能，出现正中神经分布区域感觉减退或缺失及拇指运动障碍。如当腕骨骨折、管内腱鞘囊肿、神经鞘膜瘤或外伤后的血肿、水肿都可占据管内容积，压迫正中神经，表现为鱼际肌瘫痪，拇指不能对掌，肌萎缩，手掌平坦，称"猿掌"，拇指、示指和中指掌面皮肤感觉障碍。

2. **颈丛阻滞麻醉术**　在实施颈部手术或疼痛治疗，常选用颈丛施行神经阻滞。颈丛皮支由胸锁乳突肌后缘中点附近穿出，位置表浅。故进针部位选在胸锁乳突肌后缘中点处。

3. **臂丛阻滞麻醉术**　临床上在实施上肢手术时，可根据手术范围，选择不同途径进行臂丛阻滞麻醉术。臂丛被包绕在连续的筋膜间隙内，在斜角肌间隙内、锁骨中点后方比较集中，位置表浅，易于穿刺，为臂丛阻滞麻醉的常用部位。

4. 三叉神经麻醉点 三叉神经的3大分支：眼神经经眶上裂入眶、上颌神经穿圆孔入翼腭窝、下颌神经经卵圆孔出颅进入颞下窝。上颌神经阻滞时，选择颧弓下方的下颌切迹处进针，针尖朝向同侧瞳孔方向刺入翼腭窝；下颌神经阻滞麻醉时，在下颌切迹中点处进针，稍向后朝向卵圆孔下颌神经出颅处。下牙槽神经阻滞，常在下颌孔处注射麻药。

5. 阴部神经阻滞麻醉点 阴部神经伴阴部内动静脉出梨状肌下孔，绕坐骨棘，穿经坐骨小孔到坐骨肛门窝，发出分支分布于肛管、会阴部及外生殖器的肌和皮肤。临床上可经肛门或阴道触摸到坐骨棘定位进行阴部神经阻滞麻醉。

6. 梨状肌综合征 是指坐骨神经在臀部受到卡压的一种综合征。坐骨神经主要经梨状肌下孔出骨盆至臀大肌深面，二者关系密切。有时坐骨神经可经梨状肌肌束之间、梨状肌上孔穿出。当任何原因引起梨状肌充血、肿胀、痉挛、肥厚等导致坐骨神经受压，产生臀区和腿部疼痛，甚至肌力下降，称为"梨状肌综合征"。

目标检测

答案解析

一、思考题

1. 简述臂丛的组成及主要分支。
2. 简述交感神经和副交感神经的主要区别。
3. 舌有哪些脑神经分布？各有何功能？
4. 坐骨神经的分支分布如何？损伤后有哪些主要表现？
5. 正中神经的分支分布如何？损伤后有哪些主要表现？
6. 三叉神经的出入颅的部位及分支分布如何？

二、综合题

患者，男，36岁，乘火车受冷风吹过后，次日晨起时感觉右侧面部麻木、发胀。右眼不能闭合，说话口齿不清，口唇闭拢不紧常有口水流出。检查发现右侧额纹消失，鼻唇沟变浅，右侧不能皱眉，眼睑闭合不全，鼓腮时右侧漏气。

问题：（1）此患者的表现是什么神经损伤所致？
　　　（2）分析该神经的走行、分支分布。说明该神经在不同部位损伤的表现有何不同？

（王海燕）

书网融合……

　　本章小结

　　微课

　　题库

第十八章　神经系统的传导通路

PPT

学习目标

知识目标

1. 掌握　躯干、四肢意识性本体感觉和精细触觉传导通路的组成；躯干、四肢的浅感觉传导通路组成；头面部的浅感觉传导通路的组成；视觉传导通路和瞳孔对光反射通路的组成；锥体束的组成、行径及其对下运动神经元的支配情况。

2. 熟悉　视觉传导通路不同部位损伤后的视野缺损表现；瞳孔对光反射通路不同部位损伤后对瞳孔对光反射的影响；听觉传导通路的组成；上、下运动神经元损伤的主要表现；锥体外系的概念和组成。

3. 了解　躯干、四肢非意识性本体感觉传导通路的组成；平衡觉传导通路的组成。

技能目标

1. 能准确描述各传导路神经元胞体所在位置、纤维束名称及交叉部位等。

2. 能结合临床症状准确分析并判断传导路损伤的具体部位。

素质目标

1. 体会对罕见病关注和救助的意义，懂得"珍爱生命，一视同仁"的道理。

2. 培植"敬佑生命、救死扶伤、甘于奉献、大爱无疆"的医者精神。

感受器接受机体内、外环境的各种刺激后，将其转变为神经冲动，通过传入神经元传递至中枢神经系统相应部位，最后传送至大脑皮质高级中枢产生感觉。高级中枢对感觉信息经过分析整合活动后，发出适当的神经冲动，沿传出纤维，经脑干或脊髓的传出神经元到达躯干和内脏效应器，作出相应的反应。由此可见，神经系统内存在两类传导通路（conductive pathway）：感觉传导通路（sensory pathway），又称上行传导通路（ascending pathway）；运动传导通路（motor pathway），又称下行传导通路（descending pathway）。

第一节　感觉传导通路 　微课18-1　　微课18-2

案例引导

患者，女，45岁，因"头痛、双眼视物模糊2个月余"前来医院就诊。查体：患者全身状况良好，神清语利。眼科检查：眼球运动灵活，视力：右眼0.5，左眼0.4。眼底检查：双眼视神经盘色泽稍苍白。视野检查：右眼颞上象限盲，左眼颞侧半偏盲。CT检查报告：垂体占位性病变。初步诊断为：垂体瘤。

提问：

1. 能否说出人体有哪些重要的感觉？这些感觉是如何传导的？

2. 结合诊断与解剖学知识，解释患者出现上述视野检查征象的原因。

3. 用箭头表示视觉传导通路。

一、本体（深）感觉传导通路

本体感觉又称深感觉，是指肌、腱、关节等器官在不同状态（运动或静止）时产生的感觉，包括位置觉、运动觉和震动觉，如人在闭眼时可感知身体各部的位置及运动状况。躯干、四肢的本体感觉传导通路可分为两条，一条是传向大脑皮质产生意识性感觉，称意识性本体感觉传导通路（pathways for conscious proprioception），该通路还传导皮肤的精细触觉（如辨别两点间距离和感受物体的纹理粗细）；另一条是传向小脑产生非意识性感觉，称非意识性本体感觉传导通路（pathways for unconscious proprioception），该通路能调节肌张力和协调肌肉运动以维持身体的平衡和姿势。

（一）躯干、四肢意识性本体感觉和精细触觉传导通路

该通路由三级神经元组成。

第一级神经元的胞体位于脊神经节内，属于假单极神经元，胞体多为大、中型，纤维较粗，有髓鞘，其周围突经脊神经分布于肌、腱、关节等处的本体感受器和皮肤的精细触觉感受器，中枢突经脊神经后根内侧部（粗纤维）进入脊髓后索，分为长的升支和短的降支。升支在后索上行，其中来自第 5 胸节以下的升支形成薄束，在第 5 胸节以下占据后索的全部，在第 4 胸节以上只占据后索的内侧部；来自第 4 胸节以上的升支形成楔束，位于后索的外侧部。两束上行至延髓分别止于薄束核和楔束核。降支至脊髓后角或前角形成突触，构成脊髓牵张反射。

第二级神经元的胞体位于薄束核和楔束核内，由此两核发出的弓状纤维向前绕过中央灰质的腹侧，在中线处与对侧的纤维交叉形成内侧丘系交叉，交叉后的纤维转折向上，在延髓中线两侧锥体后方上行，称内侧丘系。内侧丘系在脑桥居被盖的前缘，在中脑被盖居红核的背外侧，向上止于背侧丘脑的腹后外侧核。

第三级神经元的胞体位于背侧丘脑腹后外侧核内，其发出的纤维称丘脑中央辐射（central radiation of thalamus），经内囊后肢主要投射至中央后回的中、上部和中央旁小叶后部，小部分纤维投射至中央前回（图 18-1）。

此通路若出现损伤，患者闭目时不能确定肢体的位置

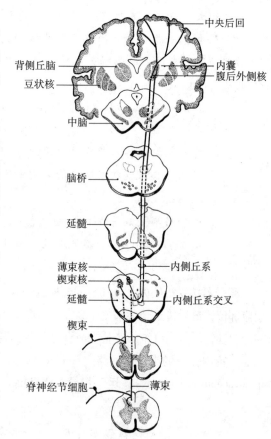

图 18-1 躯干、四肢意识性本体感觉和
精细触觉传导通路

和运动方向，站立时表现身体倾斜、容易跌倒，同时还丧失了精细触觉和震颤觉。若在内侧丘系交叉以上损伤，患者在闭眼时不能确定损伤对侧关节的位置和运动方向，两点间距离的辨别觉丧失或减退；若损伤部位在内侧丘系交叉以下，则患者在闭眼时不能确定损伤同侧关节的位置和运动方向，两点间距离的辨别觉丧失或减退。

（二）躯干、四肢非意识性本体感觉传导通路

该通路由两级神经元组成。第一级神经元的胞体位于脊神经节内，属于假单极神经元，其周围突经脊神经分布于肌、腱、关节等处的本体感受器，中枢突经脊神经后根内侧部进入脊髓，终止于 $C_8 \sim L_3$ 节段的胸核和腰骶膨大第 V ~ Ⅶ 层外侧部。第二级神经元的胞体位于 $C_8 \sim L_3$ 节段的胸核、腰骶膨大第

Ⅴ～Ⅶ层外侧部及颈膨大第Ⅵ、Ⅶ层和延髓的楔束副核。其中，胸核发出的纤维在同侧脊髓外侧索边缘后部形成脊髓小脑后束，向上经小脑下脚进入旧小脑皮质；腰骶膨大第Ⅴ～Ⅶ层外侧部发出的纤维大部分经白质前连合交叉到对侧脊髓外侧索边缘前部形成脊髓小脑前束，小部分在同侧脊髓外侧索边缘前部形成脊髓小脑前束，向上经小脑上脚进入旧小脑皮质。这两束传导躯干（除颈部外）和下肢的非意识性本体感觉。而颈膨大第Ⅵ、Ⅶ层和延髓的楔束副核发出的纤维也经小脑下脚进入旧小脑皮质，传导上肢和颈部的非意识性本体感觉（图18－2）。

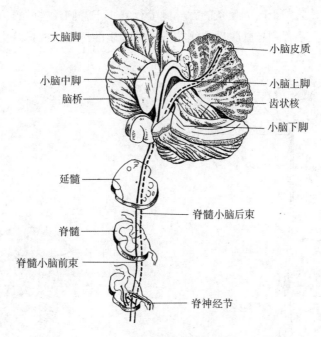

图 18－2　躯干、四肢非意识性本体感觉传导通路

二、痛温觉、粗略触觉和压觉（浅感觉）传导通路

该通路又称浅感觉传导通路，由三级神经元组成。

（一）躯干、四肢的浅感觉传导通路

第一级神经元的胞体位于脊神经节内，属于假单极神经元，胞体为中、小型，突起较细，为薄髓或无髓纤维，其周围突经脊神经分布于躯干、四肢皮肤内的感受器，中枢突经脊神经后根进入脊髓。其中，传导痛温觉的为细纤维，经后根外侧部进入脊髓，经背外侧束再终止于第二级神经元；传导粗略触觉和压觉的为粗纤维，经后根内侧部进入脊髓后再终止于第二级神经元。

第二级神经元的胞体主要位于第Ⅰ、Ⅳ～Ⅶ层，它们发出纤维上升1～2个脊髓节段经白质前连合交叉到对侧的外侧索和前索内上行，分别形成传导痛温觉的脊髓丘脑侧束和传导粗略触觉和压觉的脊髓丘脑前束，两束合称脊髓丘脑束。入脑干后合并上行称脊髓丘系。脊髓丘系在延髓下橄榄核的背外侧，脑桥和中脑内侧丘系的外侧，向上终止于背侧丘脑的腹后外侧核。

第三级神经元的胞体位于背侧丘脑腹后外侧核，它们发出的纤维组成丘脑中央辐射，经内囊后肢投射至中央后回中、上部和中央旁小叶后部（图18－3）。

在脊髓内，传导痛温觉的脊髓丘脑侧束纤维有一定的排列顺序：自外侧向内侧、由浅入深依次为来自骶、腰、胸、颈部的纤维。因此，颈髓发生病变时（如髓内肿瘤），压迫一侧的脊髓丘脑侧束，痛温觉障碍首先出现在身体对侧上半部，然后逐渐波及下半部。而脊髓外肿瘤发生时，压迫一侧的脊髓丘脑

侧束，感觉障碍的出现顺序恰恰相反。

（二）头面部的浅感觉传导通路

第一级神经元的胞体位于三叉神经节内，属于假单极神经元，其周围突组成三叉神经的三大分支，分布于头面部皮肤及口、鼻腔黏膜的感受器，中枢突经三叉神经感觉根入脑桥。其中，传导痛温觉的纤维下降形成三叉神经脊束，止于三叉神经脊束核；传导触觉和压觉的纤维上升止于三叉神经脑桥核。

第二级神经元的胞体位于三叉神经脊束核和三叉神经脑桥核内，两核发出的纤维交叉到对侧形成三叉丘脑束，又称三叉丘系，紧贴于内侧丘系的背外侧上行，止于背侧丘脑的腹后内侧核。

第三级神经元的胞体位于背侧丘脑腹后内侧核内，其发出的纤维组成丘脑中央辐射，经内囊后肢投射至中央后回下部（图18-4）。

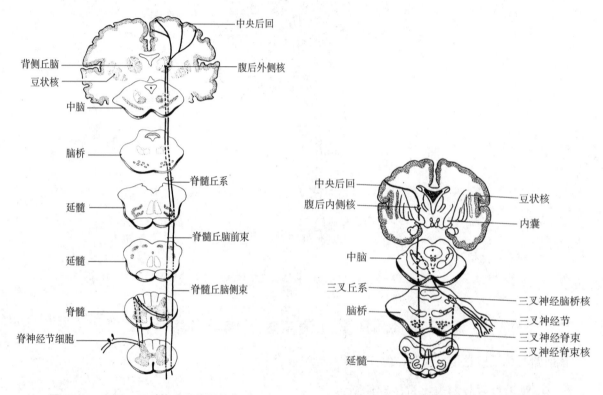

图18-3 躯干、四肢浅感觉传导通路　　图18-4 头面部浅感觉传导通路

此通路若在三叉丘系以上损伤，将导致患者对侧头面部痛温觉、触觉和压觉障碍；若损伤部位在三叉丘系以下，则患者同侧头面部痛温觉、触觉和压觉发生障碍。

三、视觉传导通路和瞳孔对光反射通路

当眼球固定向前平视时所能看到的空间范围，称为视野（visual field）。由于眼球屈光装置对光线的折射作用，使各视野物像投射到视网膜的部位与物像所在的方位恰好是相反的。如鼻侧半视野物像投射到颞侧半视网膜，颞侧半视野物像投射到鼻侧半视网膜，上半视野物像投射到下半视网膜，下半视野物像投射到上半视网膜。

（一）视觉传导通路

视觉传导通路（visul pathway）由三级神经元组成（图18-5）。

第一级神经元是视网膜神经部中层的双极细胞，其周围突至视觉感受器，即视网膜神经部最外层的视锥细胞和视杆细胞，中枢突至视网膜神经部最内层的节细胞。

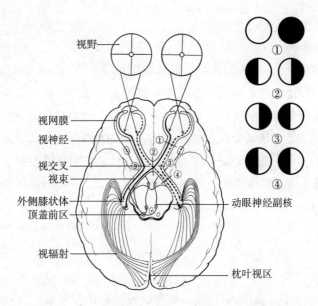

图 18 – 5　视觉传导通路和瞳孔对光反射通路

第二级神经元是节细胞，其轴突在视神经盘处集合向后穿巩膜形成视神经，向后内经视神经管入颅腔，两侧视神经形成视交叉后，延为视束。在视交叉中，只有一部分纤维交叉，即来自两眼视网膜鼻侧半的纤维交叉，加入对侧视束；而来自两眼视网膜颞侧半的纤维不交叉，进入同侧视束。故左侧视束含有来自两眼视网膜左侧半的纤维，右侧视束含有来自两眼视网膜右侧半的纤维。视束向后外绕过大脑脚，主要终止于后丘脑的外侧膝状体。

第三级神经元的胞体位于后丘脑的外侧膝状体内，由外侧膝状体核发出的纤维形成视辐射（optic radiation），经内囊后肢投射到端脑距状沟周围的枕叶皮质（视觉区），产生视觉。

视束中还有少数纤维经上丘臂终止于上丘和顶盖前区，上丘发出纤维组成顶盖脊髓束，下行至脊髓，完成视觉反射。顶盖前区是构成瞳孔对光反射通路的一部分。

当视觉传导通路的不同部位损伤时，会出现不同的视野缺损：①一侧视神经损伤，患侧眼视野全盲；②视交叉中交叉纤维损伤，双眼视野颞侧半偏盲；③一侧视交叉外侧部的不交叉纤维损伤，患侧眼视野鼻侧半偏盲；④一侧视束及以上的传导路（如视辐射、视觉区）损伤，双眼病灶对侧半视野同向性偏盲（如右侧视束损伤，右眼视野鼻侧半和左眼视野颞侧半偏盲）。

（二）瞳孔对光反射通路

瞳孔对光反射（pupillary light reflex）是指光照一侧眼的瞳孔，引起两眼瞳孔缩小的反射。其中，光照侧的瞳孔缩小称直接对光反射，光未照射侧的瞳孔缩小称间接对光反射。该反射通路为：光波→视网膜→视神经→视交叉→两侧视束→上丘臂→顶盖前区→两侧动眼神经副核→动眼神经→睫状神经节→节后纤维→瞳孔括约肌收缩→两侧瞳孔缩小（图 18 – 5）。

瞳孔对光反射在临床上具有重要意义，其消失可能预示患者病危，但视神经或动眼神经损伤，也可引起瞳孔对光反射的变化。例如，一侧视神经损伤时，由于信息传入中断，光照患侧眼的瞳孔，两侧瞳孔均不反应（患侧眼的直接对光反射和健侧眼的间接对光反射均消失）；但光照健侧眼的瞳孔，两眼瞳孔均有反应（患侧眼的间接对光反射和健侧眼的直接对光反射均存在）。一侧动眼神经损伤时，由于传出通路中断，光照患侧眼的瞳孔，患侧眼的直接对光反射消失，健侧眼的间接对光反射存在；光照健侧眼的瞳孔，患侧眼的间接对光反射消失，健侧眼的直接对光反射存在。

⊕ **知识链接**

瞳孔对光反射的检查方法

将一手竖直放于被检者两眼之间，以挡住手电筒的光线照到对侧，再用聚光较强的手电筒对准视轴照射，同时观察两侧瞳孔的变化，比较是否有异常。在觉醒状态中，瞳孔的直径随周围光线的强弱、注视物体的远近、情绪紧张与否及恐惧、疼痛等而改变。正常足月儿生后即有瞳孔对光反射，但其瞳孔较小，对光反应较弱，婴幼儿的瞳孔对光反射呈动摇性，即强光照射时瞳孔缩小，但不论持续与否瞳孔却又随即散大。瞳孔直径一般为 2.5 ~ 4.0mm，在临床上若瞳孔直径小于 2mm 则视为瞳孔缩小，直径大于 5mm 则视为瞳孔散大。

四、平衡觉传导通路

平衡觉传导通路（equilibrium pathway）第一级神经元的胞体位于前庭神经节内，属于双极神经元，其周围突分布于内耳前庭内的椭圆囊斑和球囊斑及半规管的壶腹嵴，中枢突组成前庭神经，与蜗神经一起经内耳道、内耳门进入颅腔，在桥小脑三角处入脑桥，止于前庭神经核。第二级神经元的胞体位于脑干的前庭神经核内，由此核发出的纤维向大脑皮质的投射路径尚未定论，可能是在背侧丘脑的腹后外侧核换元，其发出的纤维再投射至颞上回前方的大脑皮质。另外，前庭神经核发出的纤维还有以下走行：①至中线两侧组成内侧纵束，其中，上升的纤维止于动眼、滑车和展神经核，下降的纤维止于副神经核和上段颈髓前角细胞，分别完成眼肌前庭反射（如眼球震颤）和转眼、转头的协调运动。②组成前庭脊髓束，下行止于脊髓各节段的前角细胞，完成躯干、四肢的姿势反射（伸肌兴奋、屈肌抑制）。③与部分前庭神经直接来的纤维共同经小脑下脚入古小脑，参与平衡调节。④至脑干网状结构、迷走神经背核和疑核等，因此，当平衡觉传导通路或前庭器受刺激时，可引起眩晕、恶心和呕吐等反应。

⊕ **知识链接**

特殊内脏感觉传导

内脏感觉传导通路包括一般内脏感觉传导通路和特殊内脏感觉传导通路，一般内脏感觉传导通路是指嗅觉和味觉以外的心血管、腺体和脏器的感觉，其传入路径复杂，至今尚不完全清楚。特殊内脏感觉传导通路是指传导嗅觉和味觉的通路。

嗅觉传导通路由两级神经元组成，第一级神经元是固有鼻腔嗅黏膜的嗅细胞，其周围突分布于嗅黏膜，中枢突组成嗅丝（即嗅神经）穿过筛孔入颅腔，止于嗅球；第二级神经元为嗅球内细胞，其发出纤维形成嗅束，经外侧嗅纹投射至海马旁回、钩及其邻近皮质。

味觉传导通路由三级神经元组成，第一级神经元是膝神经节、舌咽神经下神经节、迷走神经下神经节内的节细胞，其周围突分布于舌和会厌的味蕾，中枢突止于孤束核；第二级神经元位于脑干的孤束核内，此核发出纤维通过中央被盖束投射到同侧的丘脑腹后内侧核；第三级神经元位于背侧丘脑腹后内侧核内，其发出纤维投射到顶叶岛盖和岛叶皮质。

第二节 运动传导通路

→ **案例引导**

患者，女，49 岁，因"头痛伴恶心、呕吐 1 个月余"来院就诊，查体：患者神志清醒，语言利索，右侧肢体活动不灵，肌张力增高，下肢轻度强直，伴腱反射亢进，病理反射阳性，四肢感觉正常。行 CT 检查发现，左额叶呈现孤立的等密度占位病变，其边界清楚，基底较宽，附于硬脑膜表面。诊断为左额叶脑膜瘤。

提问：

1. 大脑皮质通过什么途径来管理人体的骨骼肌？
2. 运动传导通路可分为哪几部分？结合诊断分析患者为什么会出现上述体征？
3. 什么是上、下运动神经元？它们损伤后临床表现有何区别？
4. 试分析拇指对掌动作的运动传导路径。

运动传导通路是指从大脑皮质至躯体运动和内脏活动效应器之间的神经联系，包括躯体运动传导通路和内脏运动传导通路两部分。本节仅介绍躯体运动（含特殊内脏运动）传导通路。躯体运动传导通路是自大脑皮质躯体运动中枢至全身骨骼肌（包括自鳃弓演化而来的所有骨骼肌）的神经联系，按形态和功能的不同又分为锥体系和锥体外系。

一、锥体系

锥体系（pyramidal system）主要调控骨骼肌的随意运动，由上、下两级运动神经元组成。上运动神经元（upper motor neuron）由位于中央前回和中央旁小叶前部以及其他一些皮质（如额、顶叶部分区域）的锥体细胞组成，该神经元的轴突下行共同组成锥体束（pyramidal tract），包括下行至脊髓前角细胞的皮质脊髓束和下行至脑干一般躯体运动核和特殊内脏运动核的皮质核束。下运动神经元（lower motor neuron）由位于脊髓的前角运动神经元和位于脑干的一般躯体运动核、特殊内脏运动核的神经元组成，该神经元的胞体和轴突构成传导运动冲动的最后公路（final common pathway）。

（一）皮质脊髓束

皮质脊髓束（corticospinal tract）（图 18 - 7）是由起始于中央前回上、中部和中央旁小叶前半部等处皮质内的锥体细胞轴突集合而成，是哺乳动物最大的下行传导束。该束经内囊后肢的前部、中脑的大脑脚底中 3/5 的外侧部和脑桥的基底部下行至延髓的锥体。在锥体下端，75% ~ 90% 的纤维交叉至对侧形成锥体交叉，交叉后的纤维在对侧脊髓外侧索的后部下行，形成皮质脊髓侧束。小部分不交叉的纤维在同侧脊髓前索的最内侧下行，形成皮质脊髓前束。皮质脊髓侧束在下行过程中不断发出侧支，逐节止于前角运动细胞，主要支配四肢肌。皮质脊髓前束仅达上胸节，在下行过程中，大部分纤维经白质前连合逐节交叉至对侧，止于前角运动细胞，少部分纤维始终不交叉，止于同侧前角运动细胞，这些纤维主要支配

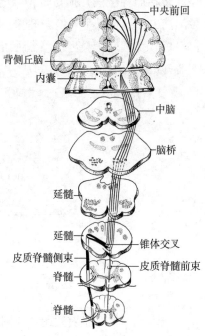

中央前回
背侧丘脑
内囊
中脑
脑桥
延髓
延髓
锥体交叉
皮质脊髓侧束
皮质脊髓前束
脊髓
脊髓

图 18 - 7 皮质脊髓束

躯干肌。由此可见，四肢肌只受对侧大脑皮质的支配，而躯干肌是受两侧大脑皮质的支配。因此，一侧皮质脊髓束在锥体交叉以上损伤时，主要引起对侧肢体的瘫痪，而躯干肌的运动不受明显影响；一侧皮质脊髓束在锥体交叉以下损伤时，主要引起同侧肢体的瘫痪。

实际上，皮质脊髓束只有10%～20%（约10万根）纤维直接终止于前角运动细胞，而大部分纤维经中间神经元的中继再与前角运动神经元联系。

（二）皮质核束

皮质核束（corticobulbar tract）（图18-8）是由起始于中央前回下部的锥体细胞轴突集合而成。该束经内囊膝、中脑的大脑脚底中3/5的内侧部，在下行过程中陆续发出纤维至脑干的一般躯体运动核和特殊内脏运动核，其中，大部分纤维终止于双侧的动眼神经核、滑车神经核、展神经核、三叉神经运动核、面神经核上部、疑核和副神经核，分别支配眼球外肌、咀嚼肌、面上部表情肌（额肌和眼轮匝肌）、咽喉肌、胸锁乳突肌和斜方肌；小部分纤维交叉到对侧，终止于面神经核下部和舌下神经核，分别支配面下部表情肌（主要是口周围肌）和舌肌。由此可见，面神经核下部和舌下神经核只接受单侧（对侧）

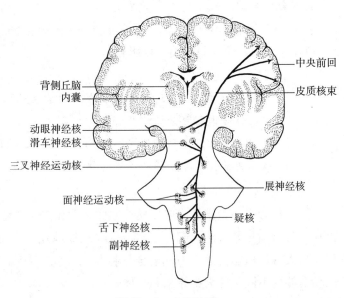

图18-8 皮质核束

皮质核束的支配，而其他脑神经运动核均接受双侧皮质核束的支配。

当一侧上运动神经元损伤时，只出现对侧眼裂以下的面肌（主要是口周围肌）和对侧舌肌的瘫痪，患者表现为病灶对侧鼻唇沟消失，口角低垂并偏向患侧，流涎，不能作鼓腮、露齿和吹口哨等动作，伸舌时舌尖偏向病灶对侧，又称为核上瘫（supranuclear paralysis）（图18-9，图18-10）。而当一侧面神经（包括面神经核）损伤时，会出现患侧所有面肌的瘫痪，患者表现为额纹消失，不能闭眼，患侧鼻唇沟消失，口角低垂并偏向健侧，流涎，不能作鼓腮、露齿和吹口哨等动作；一侧舌下神经（包括舌下神经核）受损时，会出现患侧舌肌的瘫痪，患者表现为患侧舌肌萎缩，伸舌时舌尖偏向患侧，又称为核下瘫（infranuclear paralysis）。

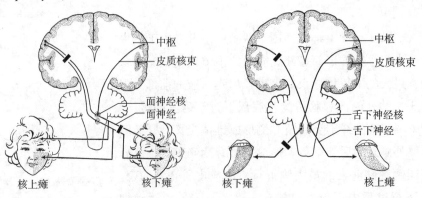

图18-9 面肌瘫痪　　　　图18-10 舌肌瘫痪

锥体系对骨骼肌随意运动的调控是通过上运动神经元和下运动神经元的完整性来实现的，锥体系任何部位的损伤都可引起其支配区骨骼肌随意运动的障碍，即瘫痪。锥体系的损伤表现可分为两类。

1. 上运动神经元损伤　包括上运动神经元及其锥体细胞轴突组成的锥体束的损伤。表现为：①随意运动障碍；②肌张力增高，故称痉挛性瘫痪（硬瘫）；③腱反射亢进；④浅反射（如腹壁反射、提睾反射等）减弱或消失；⑤出现病理反射（如 Babinski 征）；⑥早期肌萎缩不明显。

2. 下运动神经元损伤　包括下运动神经元及其轴突（脑神经和脊神经）的损伤。表现为：①随意运动障碍；②肌张力降低，故称弛缓性瘫痪（软瘫）；③腱反射消失；④浅反射（如腹壁反射、提睾反射等）消失；⑤无病理反射；⑥早期出现肌萎缩。

⊕ **知识链接**

罕见病——肌萎缩侧索硬化

罕见病指发病率极低的少见疾病。按世界卫生组织的定义，罕见病是患病人数占总人口 0.65‰~1‰的疾病。国际已确认的罕见病达七千余种，约占人类疾病的十分之一。由于认识不足，罕见病误诊率极高。即使很幸运地被确诊，也只有不到5%的罕见病有药可医。"渐冻症"即肌萎缩侧索硬化（ALS），也叫运动神经元病（MND），它是上运动神经元和下运动神经元损伤之后，导致全身肌肉渐进性的无力与萎缩，以致瘫痪，身体如同被逐渐冻住一样，故俗称"渐冻人"。手部肌肉的无力和萎缩通常是其首发症状，逐渐发展到手臂、腿部、躯干等部位的肌肉，最后可以进展到呼吸肌、咽喉肌、咀嚼肌等，有些患者还伴随着感觉障碍或痴呆症状。

该病目前为止尚无有效的治疗办法，只能对症治疗，改善症状，患者往往死于呼吸肌麻痹或者肺部感染。随着社会发展，给予罕见病的关注越来越多，国际罕见病日的成立、相关组织与法律法规的建立无不体现着社会文明、公正、进步。截至2019年1月，中国共成立了七个省级罕见病学术组织，2018年10月，中国罕见病联盟的成立，这将进一步促进罕见病临床、科研与治疗药物的协同创新，为更好地关爱与帮助罕见病群体提供了平台。关注罕见病，让爱不罕见。

二、锥体外系

锥体外系（extrapyramidal system）是指锥体系以外影响和控制躯体运动的传导通路，其结构十分复杂，主要结构包括大脑皮质（主要是躯体运动中枢和躯体感觉中枢）、纹状体、小脑、背侧丘脑、底丘脑、中脑顶盖、红核、黑质、脑桥核、前庭神经核和脑干网状结构等以及它们的纤维联系。锥体外系的纤维最后经红核脊髓束、网状脊髓束等下行，终止于脑干的脑神经运动核和脊髓的前角运动神经元。在种系发生上，锥体外系较为古老，鱼类开始出现，到了哺乳类（特别是人类），由于大脑皮质和锥体系的高度发展，锥体外系逐渐退居从属地位，协调锥体系完成运动功能。

人类锥体外系的主要功能是调节肌张力、协调肌肉运动、维持体态姿势和完成习惯性动作等。锥体系和锥体外系在运动功能上是一个互相依赖不可分割的整体，两者相互依存、互相协调，从而共同完成人体各项复杂的随意运动。锥体外系是在锥体系的主导下进行的，对锥体系有一定的依赖性，有些习惯性动作（如骑车、游泳等）是由锥体系发起的，然后才处于锥体外系的管理之下；而锥体外系为锥体系的活动提供了最适宜的背景条件，锥体系完成一切精确的随意运动（如书法、刺绣等），必须在锥体外系的参与下保持肌张力的协调与稳定才能完成。

（一）皮质-新纹状体-背侧丘脑-皮质环路

从大脑皮质（以额叶和顶叶皮质为主）发出的皮质纹状体纤维经内囊止于新纹状体，换元后发出纹状体苍白球纤维至苍白球的内侧部，继而发出苍白球丘脑纤维投射到背侧丘脑腹前核和腹外侧核，再通过丘脑皮质束返回大脑皮质运动区。此环路对发出锥体束的皮质运动区的运动有重要的反馈调节作用。

（二）新纹状体－黑质环路

新纹状体与黑质之间有往返的纤维联系，黑质神经细胞能产生和释放多巴胺，该神经递质参与调节纹状体、背侧丘脑和大脑运动皮质之间的平衡关系，当黑质变性后，纹状体内的多巴胺含量降低，纹状体、背侧丘脑和大脑运动皮质之间的平衡破坏，使背侧丘脑腹前核和腹外侧核处于释放状态，从而导致运动皮质异常兴奋，这可能是震颤麻痹（Parkinson病）的主要原因。

（三）苍白球－底丘脑环路

苍白球与底丘脑核之间有往返的纤维联系。苍白球发出纤维止于底丘脑核，后者再发出纤维经同一途径返回苍白球，对苍白球发挥抑制性反馈影响。一侧底丘脑核损伤，丧失对同侧苍白球的抑制，对侧肢体出现大幅度颤搐。

（四）皮质－脑桥－小脑－皮质环路

此环路是锥体外系中的又一重要反馈环路，人类最发达。从大脑皮质额叶发出的额桥束和顶、枕、颞叶发出的顶枕颞桥束经内囊、大脑脚下行止于脑桥核，换元后发出的脑桥小脑纤维交叉至对侧组成小脑中脚（脑桥小脑束）进入新小脑皮质，由皮质发出纤维至齿状核，中继后发出纤维经小脑上脚投射到对侧背侧丘脑腹前核和腹外侧核，由此再投射到大脑皮质运动区（图18-11）。此环路将小脑与大脑往返联系起来，小脑整合了大脑皮质及脊髓的传入信息，对肌肉的共济运动起了重要作用。上述环路任何部位损伤，都会导致共济失调，如行走蹒跚和醉汉步态等。

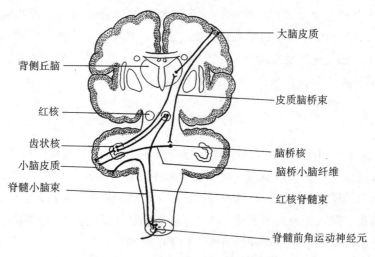

左侧标注：背侧丘脑、红核、齿状核、小脑皮质、脊髓小脑束

右侧标注：大脑皮质、皮质脑桥束、脑桥核、脑桥小脑纤维、红核脊髓束、脊髓前角运动神经元

图18-11　皮质－脑桥－小脑－皮质环路

目标检测

答案解析

一、思考题

1. 列表比较躯干、四肢意识性本体感觉和精细触觉传导通路、躯干、四肢的浅感觉传导通路、头面部的浅感觉传导通路和视觉传导通路三级神经元的组成。

2. 右侧小腿的本体感觉传入躯体感觉中枢经过的结构有哪些？

3. 比较视觉传导通路不同部位损伤产生的视野缺损。

4. 比较一侧视神经和一侧动眼神经分别损伤后，双眼瞳孔对光反射的表现。

5. 比较上、下运动神经元损伤后的主要表现。

二、综合题

1. 某男性患者，右眼外斜视，上睑下垂，瞳孔散大，对光反射消失，左侧鼻唇沟变浅，口角向右侧歪斜，伸舌偏向左侧。同时，左侧上下肢呈痉挛性瘫痪，腱反射亢进。

问题：试分析说明其病变部位，损伤了哪些结构?

2. 针刺右小指掌面皮肤，感到疼痛后手马上缩回。

问题：试从感觉和运动传导来分析其传导路径。

（陈　乔）

书网融合……

本章小结　　　　微课1　　　　微课2　　　　题库

第十九章　脑和脊髓的被膜、血管及脑脊液循环

PPT

学习目标

知识目标

1. 掌握　脊髓和脑的被膜层次；硬膜外隙、蛛网膜下隙的位置及临床意义；海绵窦的位置和穿行结构；脑的动脉来源、分支及供血范围；大脑动脉环的位置、构成及机能意义；脑脊液的产生及循环途径。

2. 熟悉　硬脑膜的构成特点和形成结构；硬脑膜窦的结构特点。

3. 了解　脊髓的血管；脑的静脉；脑屏障。

技能目标

培养学生发现问题、分析问题、自主解决问题的能力，能在标本上清晰辨认本章节知识内容。

素质目标

具有严谨的工作作风和擅于自主学习的能力，能对知识较好地融会贯通。

　　脊髓和脑有三层被膜包裹，连同椎管内面骨膜彼此间形成较为重要的硬膜外隙、蛛网膜下隙等。脊髓的动脉来源主要是脊髓前、后动脉和节段性动脉，脑的动脉来源主要是颈内动脉系和椎 - 基底动脉系，两系之间形成大脑动脉环。脑脊液主要由脉络丛产生，其最终回流入血液。

第一节　脑和脊髓的被膜

⇒ 案例引导

　　患者，男，14 岁，因"高热、头痛、频繁呕吐 2 天"于 2013 年 1 月 15 日急诊入院。询问病史得知患者一周前出现低热、咳嗽、咽痛等不适，2 天前突然高热达 39℃，伴发冷和寒战，同时出现剧烈头痛，频繁呕吐。入院后，查体：T 39.3℃，P 108 次/分，R 22 次/分，BP 118/78mmHg，急性痛苦面容，神志清楚，皮肤散在少量出血点，咽充血（+），扁桃体（-），颈项强直。血常规报告显示白细胞总数和中性粒细胞比例明显升高。医生怀疑是流行性脑膜炎，为明确诊断，拟行腰椎穿刺抽取脑脊液化验。

　　提问：

　　1. 脑和脊髓的被膜有哪些？各有什么功能？

　　2. 脑和脊髓的被膜形成了哪些重要的结构？

　　3. 腰椎穿刺的常用位置及定位标志是什么？腰椎穿刺由浅入深需经过哪些层次？

　　脊髓和脑分别位于椎管和颅腔内，由外向内依次由 3 层被膜包裹，对脊髓和脑具有支持和保护作用。外层为致密结缔组织形成的硬膜（dura mater），中层为半透明的蛛网膜（arachnoid mater），内层为包于脊髓和脑表面的软膜（pia mater）。

一、脊髓的被膜

脊髓表面的 3 层被膜自外向内依次为硬脊膜、脊髓蛛网膜和软脊膜（图 19 - 1）。

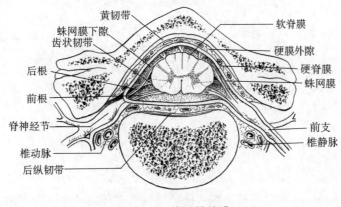

图 19 - 1　脊髓的被膜

（一）硬脊膜

硬脊膜（spinal dura mater）由致密结缔组织构成，厚而坚韧。上端附着于枕骨大孔边缘，向上延续为硬脑膜；向下至第 2 或第 3 骶椎平面逐渐变细，包裹终丝，末端附着于尾骨的背面，向外侧包绕脊神经根和脊神经形成脊神经硬膜鞘，并在椎间孔处延续为脊神经外膜。

硬膜外隙（epidural space）是位于硬脊膜与椎管内面骨膜和韧带之间的疏松间隙，略呈负压，内除含疏松结缔组织、脂肪、淋巴管和静脉丛外，还有脊神经根通过。由于硬脊膜紧密附着于枕骨大孔边缘，故此间隙向上不与颅腔相通。临床上常在此间隙进行硬膜外麻醉以阻滞脊神经根的神经传导。

（二）脊髓蛛网膜

脊髓蛛网膜（spinal arachnoid mater）位于硬脊膜和软脊膜之间，是一层半透明的薄膜，跨越脊髓表面的沟裂而不伸入其中，向上与脑蛛网膜相延续。脊髓蛛网膜外面与硬脊膜之间的潜在性间隙称硬膜下隙（subdural space），向上与颅内的硬膜下隙相通。脊髓蛛网膜内面与软脊膜之间较宽阔的间隙称蛛网膜下隙（subarachnoid space），向上与脑蛛网膜下隙相通，内有许多结缔组织小梁，称为蛛网膜小梁（arachnoid trabeculae），连于脊髓蛛网膜和软脊膜之间，隙内充满清亮的脑脊液。此间隙的下部，自脊髓下端至第 2 骶椎平面之间扩大形成终池（terminal cistern），内有马尾，为腰椎穿刺的理想部位。临床上常在第 3 ~ 4 腰椎或第 4 ~ 5 腰椎之间行腰椎穿刺，以注入药物或抽取脑脊液而不伤及脊髓。

（三）软脊膜

软脊膜（spinal pia mater）是一层富含血管的薄膜，紧贴脊髓表面，并伸入脊髓沟裂中，自脊髓下端向下延续为终丝（filum terminale）。软脊膜在脊髓两侧，脊神经前、后根之间向外突出形成锯齿状结构，称齿状韧带（denticulate ligament），该韧带数量 18 ~ 24 对，几乎占脊髓全长，其尖端跨过蛛网膜下隙，顶着脊髓蛛网膜附着于硬脊膜。齿状韧带与脊神经根、终丝、蛛网膜小梁一起具有固定脊髓的作用，使脊髓不易因外界震荡而造成损伤。此外，齿状韧带还可作为临床上椎管内手术时区分脊神经前、后根的标志。

二、脑的被膜

脑表面的 3 层被膜自外向内依次为硬脑膜、脑蛛网膜和软脑膜（图 19 - 2）。

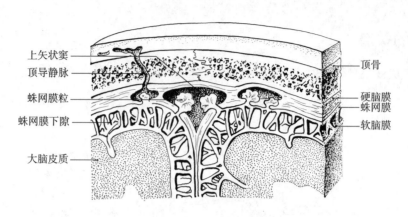

上矢状窦
顶导静脉
蛛网膜粒
蛛网膜下隙
大脑皮质

顶骨
硬脑膜
蛛网膜
软脑膜

图 19 - 2　脑的被膜、蛛网膜粒和硬脑膜窦

（一）硬脑膜

硬脑膜（cerebral dura mater）是包被于脑表面的坚韧有光泽的纤维膜，由内、外两层构成，之间有丰富的血管和神经走行。外层又称骨内膜层（endosteal layer），是颅骨内面的骨膜；内层又称脑膜层（meningeal layer），较外层厚，由硬脊膜于枕骨大孔边缘延续而来。在颅顶部，硬脑膜与颅盖骨连接疏松，易于分离，当颅顶部骨折损伤出血时，容易形成硬膜外血肿；在颅底部，硬脑膜与颅骨结合紧密，因此，颅底部骨折时，容易将硬脑膜与脑蛛网膜同时撕裂，形成脑脊液外漏。如颅前窝骨折，脑脊液可漏入鼻腔，形成脑脊液鼻漏。

硬脑膜不仅包被于脑的表面，而且在颅腔内还形成硬脑膜隔和硬脑膜窦两种特殊结构。

1. 硬脑膜隔（septum of dura mater）　是硬脑膜内层折叠形成的板状突起，伸入脑不同分部之间，以更好地支持和保护脑各部，主要包括以下结构。

（1）大脑镰（cerebral falx）　呈镰刀形伸入大脑纵裂内分隔左、右大脑半球（图 19 - 3），其下缘游离，位于胼胝体的上方，前方附着于筛骨鸡冠，后方连于小脑幕的上面。

（2）小脑幕（tentorium of cerebellum）　呈半月形伸入大脑横裂内分隔大、小脑（图 19 - 3），其后外侧缘附着于枕骨横窦沟和颞骨岩部上缘，前内侧缘游离，称为小脑幕切迹（tentorial incisure），切迹与鞍背之间形成一环形孔，称为小脑幕裂孔（tentorial hiatus），内有中脑通过。颅腔被小脑幕不完全地分割成上、下两部，当上部脑组织病变导致颅内压增高时，小脑幕切迹上方大脑半球颞叶的海马旁回和钩可能被挤入小脑幕切迹的前方，形成小脑幕切迹疝，压迫大脑脚和动眼神经。

（3）鞍膈（diaphragma sellae）　位于蝶鞍的上方，连于前床突、鞍结节和鞍背上缘之间，封闭垂体窝，中央留一小孔，有垂体柄通过。

（4）小脑镰（cerebellar falx）　位于小脑幕后部的下方，伸入左、右小脑半球之间。

2. 硬脑膜窦（sinuses of dura mater）　是硬脑膜在某些部位内、外两层分开形成的管状间隙，内面衬以内皮细胞。硬脑膜窦是一种特殊类型的静脉，窦内无静脉瓣，窦壁无平滑肌，不能收缩，因此硬脑膜窦损伤时，出血较多，容易形成颅内血肿。主要的硬脑膜窦如下（图 19 - 3）。

（1）上矢状窦（superior sagittal sinus）　位于大脑镰的上缘，在切面上呈三角形，前方起自盲孔，主要收纳大脑上静脉、板障静脉和脑膜静脉，向后流入窦汇。

（2）下矢状窦（inferior sagittal sinus）　位于大脑镰的下缘，其走行与上矢状窦一致，向后汇入直窦。在下矢状窦汇入直窦处，有大脑大静脉注入。

（3）直窦（straight sinus）　位于大脑镰和小脑幕的连接处，由下矢状窦和大脑大静脉汇合而成，向后注入窦汇。

（4）窦汇（confluence of sinuses）　位于枕内隆凸的前方，由上矢状窦和直窦汇合而成，其向两侧分出左、右横窦。

（5）横窦（transverse sinus）　位于横窦沟内，起自窦汇，弯向前外方，至颞骨岩部向前内移行为乙状窦。

（6）乙状窦（sigmoid sinus）　位于乙状窦沟内，是横窦向前内的延续，于颈静脉孔处出颅延续为颈内静脉。

（7）岩上窦（superior petrosal sinus）和岩下窦（inferior petrosal sinus）　分别位于颞骨岩部的上缘和后缘，将海绵窦的血液分别导入横窦、乙状窦或颈内静脉。

（8）海绵窦（cavernous sinus）　位于蝶鞍两侧，因窦内有许多结缔组织小梁互相交织，形似海绵因此得名（图19-4）。两侧海绵窦借横支相交通。海绵窦内侧壁有颈内动脉和展神经通过，外侧壁自上而下依次有动眼神经、滑车神经、眼神经和上颌神经通过。海绵窦主要接受大脑中静脉、眼静脉，向后经岩上窦和岩下窦分别汇入横窦、乙状窦或颈内静脉。

⊕ 知识链接

海绵窦与颅外静脉

　　海绵窦与颅外静脉有广泛的联系和交通，向前可经眶内的眼上静脉、眼下静脉与内眦静脉、面静脉相连；向下经卵圆孔的导静脉、眼下静脉、翼静脉丛、面深静脉与面静脉相交通。面静脉口角以上缺乏静脉瓣，因此，当口角以上面部感染处理不当时，致病因子可通过上述交通途径至海绵窦，引起颅内的继发性感染，即海绵窦炎。炎症若累及通过海绵窦内、外侧壁的血管、神经后，会出现相应的症状和体征。

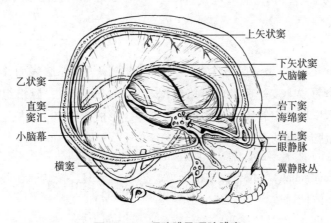

图19-3　硬脑膜及硬脑膜窦

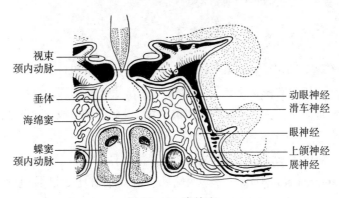

图19-4　海绵窦

硬脑膜窦的血流方向如图19－5。

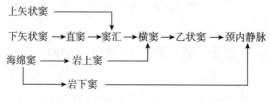

图19－5　硬脑膜窦内血液流向

（二）脑蛛网膜

脑蛛网膜（cerebral arachnoid mater）是一层透明、缺乏血管和神经的薄膜，贴于硬脑膜的内面，与硬脑膜之间有潜在的硬膜下隙，与软脑膜之间有宽阔的蛛网膜下隙，内含脑脊液和血管，并向下与脊髓蛛网膜下隙相通。脑蛛网膜下隙内也有蛛网膜小梁连于脑蛛网膜和软脑膜之间，且数量明显多于脊髓蛛网膜下隙，对脑起支持和固定的作用。脑蛛网膜疏松包裹脑的各部，除大脑纵裂和大脑横裂外，均跨过其他沟裂，因此蛛网膜下隙的大小不一，蛛网膜下隙在某些部位扩大称蛛网膜下池（subarachnoid cisterns）。脑周围的蛛网膜下池如下。

（1）小脑延髓池（cerebellomedullary cistern）　为最大的蛛网膜下池，位于延髓和小脑之间。

（2）交叉池（chiasmatic cistern）　位于视交叉前方。

（3）脚间池（interpeduncular cistern）　位于两侧大脑脚之间。

（4）桥池（pontine cistern）　位于脑桥基底部的腹侧面。

脑蛛网膜在硬脑膜窦附近，尤其是上矢状窦形成许多绒毛状突起，穿过硬脑膜的内层突入窦内，称为蛛网膜粒（arachnoid granulations）（图19－2）。脑脊液可通过蛛网膜粒渗入硬脑膜窦内，是脑脊液回流入静脉的主要途径。

（三）软脑膜

软脑膜（cerebral pia mater）是一层富含血管和神经的薄膜，紧贴脑表面并伸入沟裂中。在脑室附近，软脑膜及其血管与室管膜上皮一起构成脉络组织（tela choroidea）；脉络组织的血管反复分支形成血管丛，连同其表面的软脑膜和室管膜上皮一起突入室腔，形成侧脑室、第三脑室和第四脑室的脉络丛（choroid plexus），是产生脑脊液的主要结构。

第二节　脑和脊髓的血管

一、脊髓的血管

（一）脊髓的动脉

脊髓的动脉有两个来源（图19－6，图19－7），即椎动脉和节段性动脉。两个来源的动脉在脊髓表面相互吻合，然后发出分支进入脊髓深部，营养脊髓，但在某些部位吻合薄弱，导致这些部位的脊髓容易缺血受损，称为"脊髓危险区"。脊髓危险区多位于第1～4胸髓节段（尤其是第4胸髓）和第1腰髓的腹侧面。

1. 脊髓前、后动脉　均由椎动脉经枕骨大孔入颅后发出。

（1）脊髓前动脉（anterior spinal artery）　两侧的脊髓前动脉于延髓腹侧起自椎动脉后向内下方走行，至枕骨大孔上方附近合二为一，沿脊髓前正中裂下行至脊髓末端，沿途发出分支主要营养脊髓前角、侧角、灰质连合、后角基部、前索和外侧索。

（2）脊髓后动脉（posterior spinal artery）　两侧的脊髓后动脉于延髓腹侧起自椎动脉后斜向后内下走行，至脊髓后外侧沟后沿脊神经后根基部内侧迂曲下行至脊髓末端，沿途发出分支主要营养脊髓后角的其余部分和后索。

脊髓前、后动脉之间借横行的吻合支相连形成动脉冠，动脉冠再发分支进入脊髓内部。

2. 节段性动脉　自上而下分别来源于颈升动脉、肋间后动脉和腰动脉等的脊髓支（spinal branches），它们经相应的椎间孔进入椎管，在脊髓表面与脊髓前、后动脉吻合，同时发出升支和降支，同上面和下面的节段性动脉吻合形成动脉网，营养脊髓。

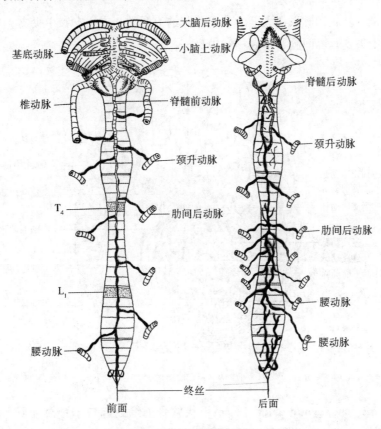

图 19 - 6　脊髓的动脉

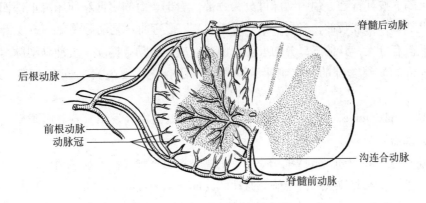

图 19 - 7　脊髓内部的动脉分布

（二）脊髓的静脉

脊髓的静脉较动脉多而粗。脊髓的静脉在脊髓表面形成静脉丛和纵行的静脉干，收集脊髓内的小静脉后逐渐汇合形成脊髓前静脉（anterior spinal veins）和脊髓后静脉（posterior spinal veins），通过前、后根静脉注入硬膜外隙的椎内静脉丛。

二、脑的血管

（一）脑的动脉

脑的动脉来源于颈内动脉和椎动脉（图19-8）。以顶枕沟为界，颈内动脉营养同侧大脑半球的前2/3、基底核和部分间脑；椎动脉营养大脑半球的后1/3、部分间脑、脑干和小脑。因此，可将脑的动脉归纳为颈内动脉系和椎-基底动脉系。

颈内动脉系和椎-基底动脉系在大脑的分支可归纳为两类：皮质支和中央支。皮质支营养大脑皮质及其深面的髓质，中央支营养间脑、基底核和内囊等。

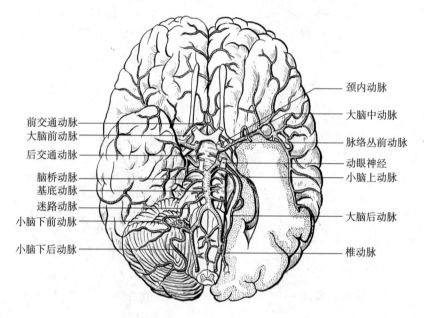

前交通动脉
大脑前动脉
后交通动脉
脑桥动脉
基底动脉
迷路动脉
小脑下前动脉
小脑下后动脉

颈内动脉
大脑中动脉
脉络丛前动脉
动眼神经
小脑上动脉
大脑后动脉
椎动脉

图19-8　脑底的动脉

1. 颈内动脉（internal carotid artery）　平甲状软骨上缘处起自于颈总动脉，沿着咽的两侧上行，经颈动脉管进入颅内，向前上穿过海绵窦的内侧壁，至视交叉的外侧又向上弯转并穿出海绵窦发出分支分布于视器和大脑。按其行程，颈内动脉可分为颈部、岩部、海绵窦部和前床突上部四部分，其中海绵窦部和前床突上部合称为虹吸部，多呈"U"形或"V"形弯曲，是动脉硬化的好发部位。颈内动脉的颈部垂直上行，没有分支，其他三部分均极度弯曲，对减轻脑动脉搏动、缓冲脑动脉内的压力具有重要作用，其中，岩部和海绵窦部的分支细小，颈内动脉的分支主要发自前床突上部。颈内动脉的分支如下。

（1）眼动脉（ophthalmic artery）　由颈内动脉在穿出海绵窦处发出，营养眼球壁、眼球外肌、泪腺和眼睑等（详见视器）。

（2）大脑前动脉（anterior cerebral artery）　在视交叉的外侧起自于颈内动脉，在视神经上方行向前内，经视交叉的背侧进入大脑纵裂，借前交通动脉（anterior communicating artery）与对侧的大脑前动脉相连，前交通动脉的出现率是88%，是动脉瘤的好发部位。此后大脑前动脉沿胼胝体沟向后走行，达胼胝体压部的稍前方呈直角弯曲向上（图19-9，图19-10）。皮质支分布于顶枕沟以前的大脑半球内侧面、额叶底面的一部分和额、顶两叶上外侧面的上部；中央支自大脑前动脉的近侧端发出，经前穿质入脑实质，营养尾状核、豆状核前部和内囊前肢。

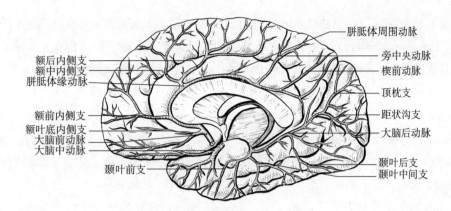

额后内侧支
额中内侧支
胼胝体缘动脉
额前内侧支
额叶底内侧支
大脑前动脉
大脑中动脉
颞叶前支

胼胝体周围动脉
旁中央动脉
楔前动脉
顶枕支
距状沟支
大脑后动脉
颞叶后支
颞叶中间支

图 19-9　大脑半球的动脉（内侧面）

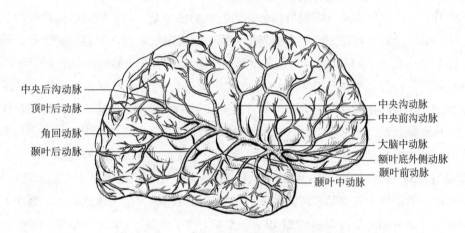

中央后沟动脉
顶叶后动脉
角回动脉
颞叶后动脉

中央沟动脉
中央前沟动脉
大脑中动脉
额叶底外侧动脉
颞叶前动脉
颞叶中动脉

图 19-10　大脑半球的动脉（外侧面）

（3）大脑中动脉（middle cerebral artery）　是颈内动脉分支中最为粗大的一支，可视为颈内动脉的直接延续；也是最易出现血管意外的动脉。大脑中动脉发出后在视交叉外下方向外侧走行，横过前穿质进入大脑外侧沟，沿外侧沟向后上走行，分为数条皮质支，分布于岛叶和大脑半球上外侧面的大部（图 19-7 至图 19-11）。

大脑半球 80% 的血供来自于大脑中动脉，包括第一躯体运动中枢、第一躯体感觉中枢和语言中枢在内的功能区，因此，若该动脉发生阻塞，将出现严重的功能障碍。

大脑中动脉在横过前穿质时，还发出一些细小的中央支，又称豆纹动脉，营养尾状核、豆状核、内囊膝部和后肢前部。豆纹动脉行程呈 "S" 形弯曲，管径细小，行径

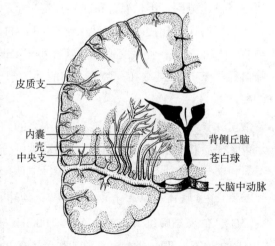

皮质支
内囊
壳
中央支

背侧丘脑
苍白球
大脑中动脉

图 19-11　大脑中动脉的皮质支和中央支

较长，在动脉硬化和高血压时该动脉容易破裂出血形成 "脑溢血"，是内囊出血的主要原因，常导致严重的功能障碍。

（4）后交通动脉（posterior communicating artery）　比较细小，在动眼神经上方起自于颈内动脉末端的后壁，在视束下面向后走行，与大脑后动脉吻合，构成颈内动脉和椎-基底动脉之间的交通（图19-8）。

（5）脉络丛前动脉（anterior choroidal artery）　此动脉管径细小、行程长，在后交通动脉附近发自颈内动脉，经大脑脚和海马旁回的钩之间向后走行进入侧脑室下角，终于侧脑室脉络丛，并与脉络膜后

动脉吻合。沿途发出分支营养外侧膝状体、内囊后肢的后下部、大脑脚底的中1/3和苍白球等结构。

2. 椎动脉（vertebral artery） 在前斜角肌的内侧起自锁骨下动脉，向上依次穿经第6~1颈椎的横突孔后，经枕骨大孔入颅腔，在延髓的腹侧行向前内上方，至延髓脑桥沟两侧椎动脉合二为一，形成基底动脉（basilar artery），后者沿脑桥腹侧面的基底沟继续上行，于脑桥上缘处分为左、右大脑后动脉两大终支（图19-8）。

（1）椎动脉的主要分支有 ①脊髓前、后动脉：主要营养脊髓（详见脊髓的动脉）。②小脑下后动脉（posterior inferior cerebellar artery）：是椎动脉最大的分支，在橄榄下缘发出，向后外行经延髓与小脑扁桃体之间，主要营养小脑下面的后部、延髓后外侧部和第四脑室脉络丛。

（2）基底动脉的主要分支有 ①小脑下前动脉：自基底动脉起始段发出，供应小脑下面的前外侧部，并与小脑下后动脉的分支吻合。②迷路动脉：细长，80%由小脑下前动脉发出，与面神经和前庭蜗神经伴行进入内耳，营养内耳迷路。③脑桥动脉：为数条细小分支，从基底动脉后面或两侧发出，营养脑桥基底部。④小脑上动脉：自基底动脉末端发出，绕大脑脚向后走行，营养小脑上部。⑤大脑后动脉（posterior cerebral artery）：是基底动脉的终末支，在脑桥上缘由基底动脉向两侧分出，与小脑上动脉平行绕大脑脚向后走行，沿海马旁回的钩至颞叶和枕叶内侧面。皮质支分布于颞叶的内侧面和底面及枕叶；中央支由大脑后动脉起始部发出，由脚间窝穿入脑实质，营养背侧丘脑、内外侧膝状体、下丘脑和底丘脑等。大脑后动脉起始部与小脑上动脉之间有动眼神经穿过，当颅内压增高时，海马旁回钩被挤至小脑幕切迹下方，使大脑后动脉向下移位，压迫、牵拉动眼神经，可致动眼神经麻痹。

（3）大脑动脉环（cerebral arterial circle） 又称Willis环，由前交通动脉、两侧大脑前动脉起始段、两侧颈内动脉末端、两侧后交通动脉和两侧大脑后动脉起始段构成，位于脑底下方、蝶鞍上方的脚间池内，围绕视交叉、灰结节和乳头体周围（图19-8）。此环使两侧颈内动脉系和椎-基底动脉系互相吻合，以调节两系间的血流，对脑血液供应的调节与代偿具有重要作用。正常情况下，大脑动脉环两侧血液各有供应范围，不相混合；在异常情况下，如某一动脉阻塞或痉挛时，血液可经此动脉环重新分配，起到一定的代偿作用。据统计，约有48%的国人大脑动脉环发育不全或异常，其中较常见的变异有：约有27%的国人一侧后交通动脉管径小于1mm；约有14%的国人大脑后动脉起于颈内动脉；前交通动脉口径小于1mm或缺如；两侧大脑前动脉起于一侧颈内动脉等。发生变异的动脉环，动脉瘤的发生率较高。

⊕ **知识链接**

大脑组织最怕缺氧

脑是体内代谢最旺盛的器官，其血液供应非常丰富。正常成人脑重约1500g，占体重的2%~3%，但流经脑组织血液为750~1000ml/min，占心搏出量的20%。脑组织耗氧量占全身总耗氧量的20%~30%，能量主要来源于糖有氧代谢，几乎无能量储备，因此脑组织对血液供应的依赖性很强，对缺血、缺氧非常敏感，氧分压显著下降或血流量显著减少都会出现脑功能严重损害。当脑血流中断30秒后，脑代谢发生改变，脑细胞就会受到损害，但尚可恢复；血流中断1分钟后，细胞功能活动停止；血流中断超过5分钟，脑细胞就会发生坏死、功能丧失，即发生脑梗死。

（二）脑的静脉

脑的静脉无静脉瓣，不与动脉伴行，因管壁较薄，缺乏平滑肌和弹力组织，缺乏弹性。脑的静脉可分为两类，一是收集大脑血液的静脉，二是收集间脑、脑干和小脑血液的静脉。

1. 大脑的静脉　分为大脑浅、深静脉两组，之间有广泛的吻合。浅组主要收集大脑半球的皮质和皮质下髓质的静脉血，注入上矢状窦和颅底的静脉窦；深组主要收集大脑半球深部的髓质、基底核、内囊、间脑及脑室脉络丛等处的静脉血，最后汇合形成大脑大静脉注入直窦。

（1）大脑浅静脉（superficial cerebral veins）　皮质和皮质下浅层髓质的小静脉在软脑膜内吻合成网，逐级汇合成较大的、彼此间广泛吻合的大脑浅静脉（图19-12）。大脑浅静脉以大脑外侧沟为界分为上、中、下三组。①大脑上静脉：每侧大脑半球8~12支，收集大脑半球上外侧面和内侧面的静脉血，注入上矢状窦。②大脑中静脉：又分为浅、深两组，大脑中浅静脉收集大脑半球上外侧面外侧沟附近皮质的静脉血，注入海绵窦；大脑中深静脉收集部分岛叶的静脉血，与大脑前静脉和纹状体静脉汇合成基底静脉，注入大脑大静脉。③大脑下静脉：很小，收集大脑半球上外侧面下部和半球下面的静脉血，注入横窦和海绵窦。

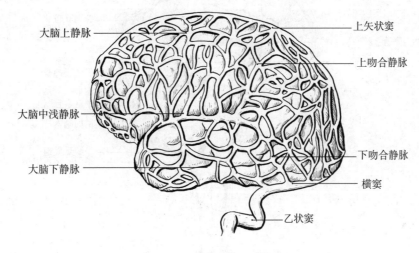

图19-12　脑的静脉（浅组）

（2）大脑深静脉（deep cerebral veins）　包括大脑内静脉和大脑大静脉。大脑内静脉由脉络丛静脉和纹状体静脉在左、右室间孔后上缘合成，收集大脑半球深部髓质、基底核、内囊、间脑及脉络丛的静脉血，两侧的大脑内静脉在松果体后方汇合成一条大脑大静脉（great cerebral vein），又名Galen静脉，长约1cm，向后在胼胝体压部的后下方以锐角注入直窦。

2. 间脑、小脑和脑干的静脉　间脑的静脉与大脑深静脉关系密切。小脑的静脉位于小脑表面的软膜内，包括小脑上静脉和小脑下静脉。中脑静脉注入大脑大静脉或基底静脉；脑桥、延髓的静脉注入邻近的硬脑膜窦。

第三节　脑脊液及其循环 🔲微课19

脑脊液（cerebrospinal fluid，CSF）是一种无色透明、呈弱碱性的液体，充满于脑室系统、蛛网膜下隙和脊髓中央管内（图19-13）。脑脊液的比重为1.004~1.007，渗透压与血浆大致平衡，内含多种浓度不等的无机离子、葡萄糖、微量蛋白质和少量细胞（主要为淋巴细胞和单核细胞），功能上相当于外周组织中的淋巴，可作为中枢神经系统内的信息载体，具有缓冲、保护、进行物质转运、提供理化环境和维持颅内压等作用。成人脑脊液的总量平均为150ml，脑室内的脑脊液约占全部脑脊液的25%。在生理情况下，脑脊液的产生、循环和回流处于平衡状态，以维持颅内压的稳定。其循环途径如下。

脑脊液主要由侧脑室、第三脑室和第四脑室的脉络丛产生，少量由室管膜上皮和毛细血管产生，每分钟产生 0.3 ~ 0.4ml，每天 600 ~ 700ml。侧脑室脉络丛产生的脑脊液首先进入侧脑室，然后经室间孔流入第三脑室，汇合第三脑室脉络丛产生的脑脊液，一起经中脑水管流入第四脑室，再汇合第四脑室脉络丛产生的脑脊液，一起经第四脑室的正中孔和两个外侧孔进入蛛网膜下隙的小脑延髓池，进而迅速扩散到整个蛛网膜下隙，蛛网膜下隙内的脑脊液经蛛网膜粒渗入硬脑膜窦（主要是上矢状窦），经硬脑膜窦回流至血液中。

任何原因造成的脑脊液循环受阻或生成过多、回流减少，均可使脑脊液总量增加，导致脑积水和颅内压增高，使脑组织受压移位，甚至形成脑疝而危及生命。另外，如果腰椎穿刺抽取脑脊液过多会导致颅内压明显降低，也会引发脑疝。

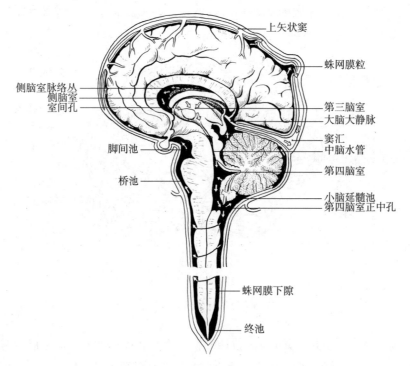

图 19 - 13　脑脊液循环模式图

第四节　脑屏障

脑和脊髓神经元功能活动的正常进行，需要适宜的微环境，这个微环境的轻微变化都会影响神经元的活动。中枢神经系统内有维持微环境稳定性的结构，称为脑屏障（brain barrier），它能对物质在毛细血管或脑脊液与脑组织间转运过程中进行一定的限制或选择。目前，确定的脑屏障有血 - 脑屏障、血 - 脑脊液屏障和脑脊液 - 脑屏障三部分。

一、血 - 脑屏障

血 - 脑屏障（blood - brain barrier，BBB）是血液与中枢神经系统神经组织之间有选择性阻止某些物质进入神经组织的屏障，其结构基础为：①脑和脊髓内的无窗孔毛细血管内皮细胞以及内皮细胞间的紧密连接；②毛细血管内皮的外面有一层连续完整的基膜；③毛细血管基膜外有一层由星形胶质细胞突起构成的胶质膜。

二、血-脑脊液屏障

血-脑脊液屏障（blood-CSF barrier，BCB）位于脑室脉络丛处，是血液和脑脊液之间有选择性阻止某些物质进入脑脊液的屏障，由脉络丛的有窗孔毛细血管内皮细胞、基膜、结缔组织和脉络丛上皮细胞共同构成，脉络丛上皮细胞之间有闭锁小带（属于紧密连接）相连。

三、脑脊液-脑屏障

脑脊液-脑屏障（CSF-brain barrier，CBB）是位于脑室或蛛网膜下隙的脑脊液与中枢神经系统神经组织之间，有选择性阻止某些物质由脑脊液进入神经组织的屏障，由室管膜上皮、软膜和软膜下胶质膜构成。但室管膜上皮细胞之间主要是缝隙连接，不能有效地阻止大分子物质通过，软膜上皮有上皮孔，屏障作用也很低。因此，脑脊液的化学成分与中枢神经系统神经组织细胞外液的化学成分大致相同。

✵ 护理应用解剖

1. 硬膜外隙麻醉　是指将麻醉药物注入硬膜外隙，麻醉该隙内的脊神经根。随着硬膜外隙麻醉操作技术的不断提高、麻醉药品的筛选以及给药量控制的改进，使许多患者越来越愿意接受硬膜外隙麻醉术。硬膜外隙麻醉最常选择的体位是侧卧位，要求患者向一侧卧，双肩的连线以及双侧髂嵴的连线与手术台垂直，大腿屈曲靠向躯干，头和颈向胸部弯曲，这样可以使腰椎达到最大的屈曲，使棘突彼此分开，有利于操作。穿刺入路有两种，入路方法和穿刺经过为①后正中穿刺法：皮肤→浅筋膜→深筋膜→棘上韧带→棘间韧带→黄韧带→硬膜外隙；②旁正中穿刺法：皮肤→浅筋膜→深筋膜→背阔肌腱膜→竖脊肌→椎板间隙→黄韧带→硬膜外隙。

2. 小脑延髓池穿刺术　小脑延髓池位于颅后窝的最下部，延髓背面与小脑腹侧面之间，是蛛网膜下隙在小脑和延髓之间的扩大部分，其深度约10mm，第四脑室内的脑脊液经正中孔和两个外侧孔流入该池。腰部有感染、畸形或蛛网膜下隙有阻塞的患者需抽取脑脊液化验时，常行小脑延髓池穿刺。穿刺时，要求患者采取侧卧位或坐位，于枕外隆凸与第2颈椎棘突连线之间的凹陷处作为进针点，穿刺由浅入深依次经过：皮肤→浅筋膜→深筋膜→项韧带→寰枕后膜→硬膜外隙→硬脊膜→硬膜下隙→蛛网膜→小脑延髓池。

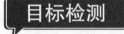

答案解析

一、思考题

1. 从解剖学角度比较硬膜外麻醉和腰穿麻醉的不同。
2. 硬脑膜形成的结构有哪些？硬脑膜窦有何结构特点？
3. 试述大脑动脉环的位置、组成及其机能意义。
4. 试述脑脊液的产生及循环途径。

二、综合题

患者，女，20岁。3年前曾患过亚急性细菌性心内膜炎，用抗生素治疗后痊愈。4天前，患者突然晕倒，神志不清约半小时，当意识恢复后，不能说话。检查发现：①右睑裂以下面肌麻痹；②吐舌时舌尖伸向右侧，舌肌无萎缩；③右上肢痉挛性瘫痪，无肌萎缩；④右下肢和左上、下肢活动正常，视、听觉正常，全身躯体感觉正常；⑤唇、舌能够运动，但吐字不清，不能说出完整的句子；问话时只能回答简单的几个字，如"行"或"不行"。考虑是由于血栓阻塞大脑半球外侧面的动脉血管所致。

问题：（1）发生栓塞的血管可能是哪个？

（2）若是左心房的血栓脱落，血栓怎样运行到达所阻塞的血管处？

（3）根据上述情况，患者表现出"失语症"。请问运动性语言中枢位于何处？

（4）如果进行溶栓治疗，药物自手背静脉注入，要经过哪些血管才能到达血栓的部位？

（周正丽）

书网融合……

本章小结

微课

题库

第六篇
内分泌系统

　　内分泌系统（endocrine system）是人体内除神经系统以外的另一重要的功能调节系统。主要由内分泌腺和内分泌组织所构成。内分泌腺（endocrine gland）是分布在人体各部的一些特殊腺体，包括甲状腺、甲状旁腺、肾上腺、垂体、松果体和胸腺等。结构上的特点是腺体没有排泄管，故又称无管腺。分泌的物质称激素（hormone），直接进入血液或淋巴，随血液循环运送到靶器官，影响其活动。内分泌组织（endocrine tissue）是分散在其他器官或组织内的内分泌细胞团，如在胰腺内的胰岛、睾丸内的间质细胞、卵巢内的卵泡和黄体以及消化道、呼吸道、神经组织内的内分泌细胞等。

　　内分泌系统与神经系统共同调节机体的各种功能活动，两者相辅相成，协调完成对人体代谢、生长、发育和生殖及行为、情绪、记忆和睡眠等活动的调节和控制。

第二十章　内分泌腺

PPT

📖 学习目标

知识目标

1. 掌握　甲状腺的形态和位置；肾上腺的位置和形态结构；垂体的形态、分部和功能；松果体的位置。

2. 熟悉　甲状旁腺的形态和位置；胸腺的位置和作用。

3. 了解　松果体的位置；胰岛的功能。

技能目标

1. 能够准确触认甲状腺。

2. 能够准确描述重要内分泌腺的位置。

素质目标

1. 体会碘缺乏病防治的意义，倡导积极的医学生职业理想和职业精神。厚植爱国情怀和树立健康中国理念。

2. 培植严谨的科学态度及坚持不懈的科学精神和创新精神。

本章仅对人体内一些重要内分泌腺的位置、形态进行简要描述（图 20 - 1）。

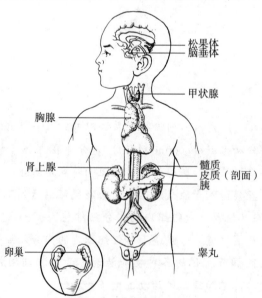

图 20 - 1　人体内分泌腺分布概况

⇒ **案例引导**

患者，女，32岁，半年前，无意中扪及左侧颈前区包块，约鹌鹑蛋大小，随吞咽上下活动，不伴有压痛、声嘶、饮水呛咳、吞咽困难等不适。未予重视。患者自我感觉包块进行性增大，半月前出现声音嘶哑，未诉饮水呛咳、吞咽困难等不适。体格检查：T 36.8℃，P 74 次/分，R 20 次/分，Bp 116/70mmHg。左侧颈前区可扪及一大小约 4cm×4cm 包块，质地硬，边界欠清楚，形态尚规则，随吞咽上下活动。左侧颈侧区可扪及肿大淋巴结，最大约 1cm×1cm，质韧，边界清楚，形态规则，活动度可。多普勒超声检查：甲状腺左叶中份探及一低回声肿块，大小约 3.5cm×3cm，肿块形态不规则，内部可见强回声。经细针穿刺抽吸细胞学检查显示为：甲状腺乳头状癌。治疗：甲状腺切除术及淋巴结清扫术。

提问：

1. 甲状腺的位置和形态如何？

2. 甲状腺切除术后护理需要重点观察患者有无呼吸困难的症状、有无低钙抽搐的症状，为什么？

一、甲状腺

甲状腺（thyroid gland）（图 20 - 2，图 20 - 3）是人体内最大的内分泌腺，呈 "H" 形，分为左、右两个侧叶，中间以甲状腺峡相连。甲状腺侧叶呈锥体状，贴附在喉下部和气管上部的侧面，上至甲状软骨中部，下达第 6 气管软骨环；后方一般平对第 5~7 颈椎高度。甲状腺峡多位于第 2~4 气管软骨环的前方。甲状腺峡上缘常有一向上伸出的锥状叶，有时可达舌骨平面，为胚胎时甲状舌管退化而成。甲状腺外周包有两层被膜，内层为纤维囊，称甲状腺囊（真被膜），随血管、神经伸入腺组织，将腺分为大小不等的小叶；外层是由颈深筋膜膜包绕形成，即甲状腺鞘（假被膜）。两层被膜之间为囊鞘间隙，内有甲状腺的血管、神经及甲状旁腺等。甲状腺鞘内侧部增厚形成甲状腺悬韧带，使甲状腺侧叶内侧和峡部连于喉和气管，对甲状腺的位置有固定作用，故吞咽时甲状腺可随喉、咽的位置改变而上、下移动。临床上常利用此点作为判断甲状腺的位置和病变依据之一。

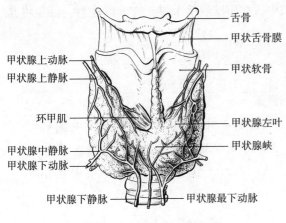

图 20 - 2　甲状腺（前面观）

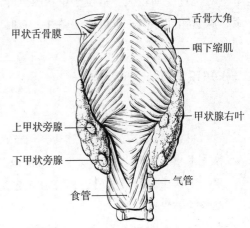

图 20 - 3　甲状腺和甲状旁腺（后面观）

⊕ **知识链接** --

甲状腺素及碘缺乏病

甲状腺分泌的激素称甲状腺素,可调节机体的基础代谢并影响机体的生长发育。甲状腺素的合成需要碘,缺碘时可引起甲状腺组织增生而导致腺体增大。某些地区饮食或饮水中缺碘,若不能得到适当的补充,可引起甲状腺代偿性增生,造成甲状腺肿大,称为地方性甲状腺肿。

碘缺乏病是一个古老的疾病,也是世界上分布最广泛、侵犯人群最多的一种地方病。长期以来,碘缺乏病一直危害着人类的身体健康。在我国古代就有关于"瘿"的记载,所谓瘿就是现在所说的甲状腺肿或大脖子病。

我国是世界上碘缺乏危害比较严重的国家之一,涉及地域广阔,威胁人口众多,尤其是对孕妇、婴幼儿的危害更为突出。妇女在怀孕期间缺碘,会导致流产、早产、死产、胎儿先天畸形;儿童生长过程中一旦缺碘,则严重影响智力发育。碘缺乏病是目前已知的导致人类智力损害的最主要原因,同时碘缺乏病直接引发地方性甲状腺肿、克汀病(聋、哑、呆、小)等,严重危害人们身心健康,影响社会经济的发展与繁荣。实际上,人们普遍存在对碘缺乏危害及预防知识的不足,因此,作为医学生,宣传和普及防病知识、提高自我保健意识,是我们义不容辞的责任。1949 以来,党和国家对碘缺乏病等地方病防治十分重视,陆续开展了很多调查研究和防治工作。1994 年起我国将每年的 5 月 15 日定为全国碘缺乏病宣传日,以此加大宣传,提高人们对碘缺乏病的认识。由于自然环境缺碘是造成碘缺乏病的主要原因,巩固防治碘缺乏病的成果、预防新的病例发生依然任重道远。我们要持续普及碘缺乏病防治措施和科学补碘相关知识,进一步增强全社会对碘缺乏病防治工作的科学认识,筑牢人民群众的健康基础。科学补碘,健康中国!

二、甲状旁腺

甲状旁腺(parathyroid gland)(图 20-3)为黄豆粒大小的扁椭圆形小体,呈棕黄色。通常为上、下两对,均贴附在甲状腺侧叶的后面,其上一对位置较恒定,位于甲状腺侧叶后缘上、中 1/3 交界处;下一对位置变动较大,常位于甲状腺侧叶后缘近下端、甲状腺下动脉进入腺组织的附近。甲状旁腺常在甲状腺囊鞘间隙内,也可位于鞘外,有时埋于甲状腺组织中,在甲状腺手术时,应予以注意,以免将其切除。

⊕ **知识链接** --

甲状旁腺分泌的激素

甲状旁腺分泌甲状旁腺素,调节机体钙磷代谢,维持血钙平衡。甲状旁腺素分泌不足或甲状腺手术中误将甲状旁腺切除,可使血钙浓度降低,可出现手足抽搐,肢体出现对称性疼痛与痉挛。甲状旁腺功能亢进,则可引起骨质内钙离子被过度吸收入血液,使血钙浓度升高,导致骨质疏松,易发生骨折。

三、肾上腺

肾上腺(suprarenal gland)(图 20-4)人体重要的内分泌腺之一。位于腹后壁腹膜之后,脊柱两侧,左右各一,贴附于肾的内上端,与肾共同包于肾筋膜内。左肾上腺近似半月形,比右侧略高。右肾上腺呈三角形。腺的前面有不显著的门，是血管神经出入之处。肾上腺外包有独立的纤维囊和脂肪囊，因此，肾下垂时肾上腺不随之下降。

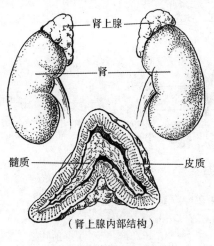

（肾上腺内部结构）

图 20－4　肾上腺

🌐 知识链接

肾上腺的结构与功能

　　肾上腺质软，在新鲜肾上腺的切面观察，其浅层呈浅黄色而较厚的部分称为皮质；深层的、呈棕褐色的部分称为髓质。腺体外周包有结缔组织被膜，并向实质内伸入形成许多小隔。

　　肾上腺皮质分泌的激素主要有三大类：①可调节水盐代谢的盐皮质激素；②调节碳水化合物代谢的糖皮质激素；③影响性行为和第二性征的性激素。肾上腺皮质激素被誉为"激素之王"的美称，是关乎着生命存活与否的关键激素。当肾上腺皮质功能亢进（如库欣综合征）时皮质激素分泌过多，可因体内水钠潴留而导致水肿、血量增加、血压升高、高血糖、低钾血症等；若肾上腺皮质功能不足，糖及矿物质的代谢紊乱，引起青铜色病，称为"阿狄森病"，表现出肌肉无力、血压下降、皮肤色素沉着和血糖过低、血中钠减少而钾增多，严重时可危及生命。当肾上腺皮质功能异常使这类激素分泌过多时，可产生第二性征的异常改变。如雄性激素分泌过量可使女性男性化。

　　肾上腺髓质含嗜铬细胞，分泌肾上腺素和去甲肾上腺素，能使心率加快、心肌收缩力增强、心排出量增高、小动脉收缩、血压增高等。肾上腺素和去甲肾上腺素，与交感神经系统紧密联系，作用非常广泛。当机体遭遇紧急情况时，如恐惧、惊吓、焦虑、创伤或失血等，交感神经活动加强，髓质分泌肾上腺素和去甲肾上腺素急剧增加。使心搏加强加快，心输出量增加，血压升高，血流加快；支气管舒张，以减少改善氧的供应；肝糖原分解，血糖升高，增加营养的供给。

四、垂体

　　垂体（hypophysis）（图 20－5，图 20－6）位于颅底蝶骨体上的垂体窝内，呈一个椭圆形小体，灰红色，借漏斗与下丘脑相连。垂体分腺垂体和神经垂体两部分。腺垂体包括远侧部、结节部和中间部；神经垂体由神经部和漏斗组成。漏斗包括漏斗柄和正中隆起。

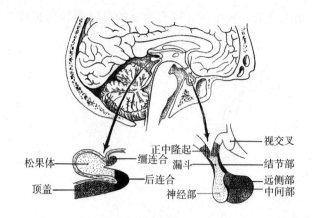

图 20-5　垂体（右）和松果体（左）

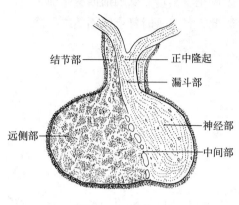

图 20-6　垂体

现将垂体的分部总结于下（图 20-7）。

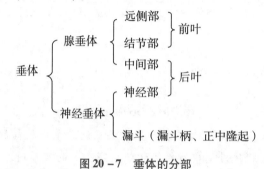

图 20-7　垂体的分部

腺垂体是垂体的主要部分，约占垂体的 75%。能分泌生长激素、促甲状腺激素、促肾上腺皮质激素、促性腺激素。神经垂体主要由无髓神经纤维、散在的神经胶质细胞和丰富的毛细血管组成。是贮存和释放下丘脑（视上核、室旁核等）所形成激素（催产素、加压素等）的部位。

⊕ 知识链接

垂体的生理及临床意义

　　垂体前叶分泌的生长素可促进骨和软组织的生长，促进机体的生长和代谢，特别是刺激骺板软骨细胞增殖，促进骨骼增长。在骨发育成熟前，分泌生长激素过多，可致巨人症；生长激素分泌过少时，可造成侏儒症。在成人，生长素分泌过盛，则发生肢端肥大症。垂体肿瘤时，可引起视神经压迫症状，致视野偏盲，甚至完全失明。

　　加压素又称抗利尿激素，可促进肾远端小管和集合管系对水的重吸收，使尿量减少。当超过一定含量时，可使小血管平滑肌收缩，血压升高。当加压素分泌减少，肾小管重吸收的功能减弱，大量的水分由尿排出，引发尿崩症。催产素有促进子宫收缩和乳腺泌乳功能。

五、松果体

　　松果体（pineal body）（图 20-5）为一灰红色椭圆形小体，形似松子而得名。其位于上丘脑后方，借细柄附于第三脑室顶的后部。在儿童时期比较发达，一般自 7 岁后开始退化，成年后可部分钙化形成钙斑，常在 X 线片上见到，称为脑砂，临床上可作为颅片定位的标志。

　　松果体细胞分泌褪黑激素，参与调节机体的昼夜生物节律、睡眠、情绪等生理活动，可抑制促性腺激素的释放而抑制性成熟。儿童时损伤松果体（如肿瘤），则出现性早熟和第二性征的异常发育、生殖器官巨大症等；若分泌过剩，可导致青春期延迟。松果体的内分泌活动与环境的光照有密切关系，呈明显的昼夜周期变化。

六、胸腺

胸腺（thymus）（图 20 - 8）位于胸骨柄后方，上纵隔前部，心包的上方及出入心脏的大血管前面。少数胸腺上端可突入颈根部。胸腺呈锥体形，通常由不对称的左、右两叶组成，左、右叶多互相重叠，借结缔组织相连。每叶多成前后稍扁的条状，质软。新生儿和幼儿的胸腺相对较大，性成熟后胸腺发育达到最高峰。随后逐渐被脂肪组织替代。

胸腺功能较为复杂，既是淋巴器官，又兼有内分泌功能。胸腺分泌胸腺素和促胸腺生长素。胸腺素促使骨髓产生的 T 淋巴细胞成熟，转化为具有免疫活性的 T 淋巴细胞，再经血液迁入周围淋巴器官，参与机体的免疫反应。

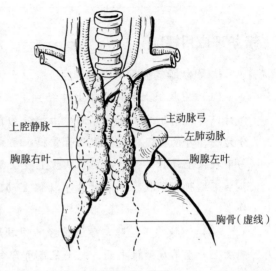

上腔静脉 ——
胸腺右叶 ——

—— 主动脉弓
—— 左肺动脉
—— 胸腺左叶

—— 胸骨（虚线）

图 20 - 8　胸腺

七、胰岛

胰岛（pancreatic islets）是存在于胰内的许多大小不等和形状不一的细胞团，散布于胰的各处，通常认为胰尾最多。胰岛有 100 万 ~ 200 万个，是胰腺的内分泌组织，属于胰的内分泌部，胰岛 B 细胞产生的胰岛素，胰岛 A 细胞分泌胰高血糖素等，可水解糖原，调节血糖浓度。

⊕ 知识链接

胰岛与胰岛素

1869 年，德国病理学家保罗·兰格尔翰斯首次在显微镜下观察到胰腺的外分泌腺及导管组织间分布着一些很小的细胞团，形状类似小岛状，但当时对这些岛状细胞的作用尚不清楚，直至1893 年，爱德华·拉格斯将胰腺内的小细胞团块群命名为"胰岛"。

1889 年，德国的 Oscar Minkowski 和 Joseph von Mering 通过实验证实胰腺与糖尿病有关联。1909 年，比利时医生 Jean de Meyer 将胰岛分泌的具有降低血糖作用的物质命名为胰岛素"isle-tin"。1921 年 5 月班廷和他的助手贝斯特在多伦多大学开始进行提取胰岛素的试验。几经挫折，终于用牛的胰腺成功提取出胰岛素。这种动物身上提取出来的胰岛素能否用在人的身上呢？两人给自己试验注射了牛胰岛素，验证了牛胰岛素应用在人体是安全的。1923 年 10 月，诺贝尔生理学或医学奖颁发给班廷和麦克莱德。

1965 年 9 月，中国科学院生物化学研究所等单位经过 6 年多的艰苦探索，第一次用人工方法合成了具有生物活性的蛋白质——结晶牛胰岛素。20 世纪 80 年代，诺和诺德公司利用重组 DNA 技术合成人胰岛素，并用于临床。1998 年，通化东宝公司研制出中国第 1 支重组人胰岛素。同时胰岛素的注射方式也发生了变化，从普通注射器到胰岛素专用注射器，从胰岛素笔到胰岛素泵，再到目前最为先进的无针注射器。

虽然现在我们已知道，最初让班廷勇往直前的"灵感"实际上根本就是错误的。给狗的胰腺导管做结扎手术及后来用酸化酒精处理牛胰脏都是没必要的。尽管如此，班廷及合作伙伴的勤于思索，积极解决问题，甚至不惧危险"以身试药"的追求真理的献身精神，依然给了我们很多启迪。

❀ 护理应用解剖

1. 甲状腺的血管与喉的神经

（1）甲状腺上动脉与喉上神经　甲状腺上动脉起自颈外动脉起始部前壁，与喉上神经外支伴行，行向前下方至甲状腺侧叶上端分为前、后两支，分布于甲状腺。喉上神经沿咽侧壁下行，分为内、外两支。内支穿甲状舌骨膜入喉，分布于声门裂以上的喉黏膜、会厌、舌根等处。外支与甲状腺上动脉伴行，在距甲状腺上极 0.5～1.0cm 处，离开动脉弯向内侧，发肌支支配环甲肌和咽下缩肌。甲状腺手术结扎甲状腺上动脉时，应紧贴甲状腺上极处进行，以免损伤喉上神经外支。

（2）甲状腺下动脉与喉返神经　甲状腺下动脉起自锁骨下动脉的甲状颈干，沿前斜角肌内侧缘上升至第 6 颈椎平面，几乎呈直角弯向内侧，经颈动脉鞘的后方，入腺体的后面，以上、下两支分别与甲状腺上动脉吻合。左、右喉返神经的起始和行程不同，但二者均在食管气管旁沟上行，在环甲关节后方进入喉内。其运动纤维支配除环甲肌以外的全部喉肌，感觉纤维分布于声门裂以下的喉黏膜。在甲状腺侧叶中、下 1/3 交界处的后方甲状腺下动脉与喉返神经交叉走行，位置关系较为复杂。故甲状腺手术时，结扎甲状腺下动脉应远离甲状腺下端，防止损伤喉返神经。

甲状腺最下动脉较小，出现率约 10%，主要起自头臂干或主动脉弓，沿气管颈部前方上行，行低位气管切开或甲状腺手术时应注意，以避免损伤造成出血。

（3）甲状腺的静脉在腺体表面和气管前面形成静脉丛，由丛上汇合成甲状腺上、中、下静脉。前两者注入颈内静脉，后者汇入左头臂静脉。两侧甲状腺下静脉在气管颈部的前方常吻合成甲状腺奇静脉丛，在行低位气管切开术时，应注意止血。

此外，还有来自食管、喉、气管等处的小动脉分布于甲状腺，在甲状腺次全切除时，虽然甲状腺主要血管已结扎，还会有渗血，应当严密观察。

甲状腺手术后，要严密观察生命体征的变化，有无声音嘶哑、呛咳、呼吸困难等症状。双侧甲状腺次全或全切术后要长期服用甲状腺素片，观察有无甲状腺危象征兆。观察有无手足抽搐，有无面部、口唇周围和手心、足底肌肉强直性抽搐和麻木现象。

2. 垂体的周围关系　垂体外包有坚韧的硬脑膜，上方有鞍膈覆盖，鞍膈中央的孔有漏斗通过。垂体窝的两侧有海绵窦，垂体借此与经过海绵窦内或壁的颈内动脉、动眼神经、滑车神经、展神经及三叉神经的眼神经等相毗邻。若垂体出现病理性肿大，有可能压迫这些结构而产生相应的临床表现；鞍膈的前上方有视交叉，距垂体前叶约为 8mm。垂体前部肿大时，能将鞍膈的前部推向上方，压迫视交叉致使出现视觉障碍；垂体窝的下方和前方是蝶窦，二者之间仅有一薄层骨壁相隔，有时候病变的垂体可侵蚀周围骨质，甚至侵及蝶窦。

答案解析

目标检测

一、思考题

1. 人体的主要内分泌腺有哪些？

2. 试述甲状腺的位置、分叶及被膜。

二、综合题

患者，女，35 岁。2021 年 6 月左右，自觉视物模糊，视物有重影（复视）现象。由于工作忙，未及时就医。后来出现头昏、头痛、恶心、呕吐、步态不稳等症状，并呈现进行性加剧趋势。同年 8 月，不得不因为双眼视力下降，行动不稳等症状加剧住进县医院。起初在眼科接受治疗，3 周后，病情没有明显好转，反而持续恶化。于是转院至省医院，考虑是脑部问题，经 CT 和 MRI 证实其为垂体瘤，瘤体 2cm×3cm，已压迫视交叉。

问题：（1）简述垂体的位置。

（2）简述垂体的分部。

（3）请分析，若瘤体压迫视交叉中央部可能出现的视觉障碍。

（徐旭东）

书网融合……

本章小结

微课

题库

参考文献

［1］丁文龙，刘学政. 系统解剖学［M］. 9 版. 北京：人民卫生出版社，2018.

［2］崔慧先. 系统解剖学［M］. 7 版. 北京：人民卫生出版社，2014.

［3］纪荣明，张传森. 护理临床解剖学［M］. 上海：第二军医大学出版社，2000.

［4］徐达传，唐茂林. 系统解剖学［M］. 北京：科学出版社，2012.

［5］王效杰，徐国成. 人体解剖学［M］. 北京：中国医药科技出版社，2015.

［6］〔英〕Susan Standing，主编. 丁自海，刘树伟，主译. 格氏解剖学［M］. 41 版. 济南：山东科学技术出版社，2018.